GOLDMANN
RATGEBER

Buch

Sehr viele Menschen leiden heute unter Kopfweh, Nacken- oder Rückenschmerzen, unter Rheuma oder Arthritis, unter Schlaflosigkeit, Erschöpfung, Depression. Die häufigste Ursache all dieser Übel: Wir »gebrauchen« unseren Körper nicht richtig. F. M. Alexander, früherer Schauspieler, der durch Haltungs- und Stimmprobleme zeitweise berufsunfähig war, hat herausgefunden, daß ein grundlegender Faktor die falsche Ausrichtung von Kopf, Hals und Schultern ist. Sie erfolgt unbewußt und ist in westlichen Ländern schon bei Elfjährigen die Regel. Die Folge ist ein Ungleichgewicht, durch das sich das ganze Muskelsystem verschiebt, mit dem Endresultat unserer angeblichen »Altersgebrechen«.
Dieses Buch ist die erste und reich illustrierte Darstellung der Alexander-Technik, die umfassend über Grundlagen, Praxis und Wirksamkeit dieser inzwischen weltbekannten Methode der Körperdynamik informiert.

Autor

Dr. med. Wilfred Barlow studierte Medizin in Oxford, spezialisierte sich auf rheumatische Erkrankungen und hielt akademische Vorlesungen. 1937 wurde er Alexanders Schüler, später sein Schwiegersohn. Er verfügt über langjährige Erfahrung als niedergelassener Arzt und Direktor des Londoner Alexander-Instituts und als Ausbilder von Alexander-Lehrern.

WILFRED BARLOW

DIE ALEXANDER-TECHNIK

Gesundheit und Lebensqualität durch richtigen Gebrauch des Körpers

Aus dem Englischen
von Rüdiger Retzlaff

GOLDMANN VERLAG

Die Originalausgabe erschien unter dem Titel »The Alexander Technique« bei Victor Gollancz, Ltd., London. Diesem Buch liegt die erweiterte Taschenbuchausgabe zugrunde, erschienen unter dem Titel »The Alexander Principle« bei Arrow Books, Ltd., London, 2. Auflage 1979.

Umwelthinweis:
Alle bedruckten Materialien dieses Taschenbuches
sind chlorfrei und umweltschonend.

Der Goldmann Verlag
ist ein Unternehmen der Verlagsgruppe Bertelsmann

Vollständige Taschenbuchausgabe Juli 1993
Wilhelm Goldmann Verlag, München

Umschlaggestaltung: Design Team München
Druck: Presse-Druck Augsburg
Verlagsnummer: 13696
Ba · Herstellung: Sebastian Strohmaier/Sc
Made in Germany
ISBN 3-442-13696-2

10 9 8 7 6 5 4 3 2

Für Marjory

Inhalt

1 Das Alexander-Prinzip

Kurz vor dem Krieg, im Jahr 1938, begegnete ich zufällig einem ganz außergewöhnlichen Mann. Als ich siebzehn Jahre später seinen Nachruf in der *Times* schrieb, bezeichnete ich ihn als Genie, und bis heute habe ich keinen Anlaß, dieses Urteil zurückzunehmen. Unglücklicherweise hatte Alexander auch etwas von einem Schelm an sich. Seine Schelmereien waren harmlos und offenkundig, und jeder konnte sich an ihnen freuen. Er war nämlich nicht nur Wissenschaftler, sondern auch Unterhaltungskünstler, ausgebildet als Bühnenschauspieler, und diese Tätigkeit verzögerte zu seinen Lebzeiten die uneingeschränkte Anerkennung seiner Theorie.

Es ist nicht notwendig, an dieser Stelle näher auf die komplexe Persönlichkeit dieses faszinierenden Mannes einzugehen, außer darüber zu staunen, daß ein so weltlicher Charakter wie er ein wissenschaftliches Prinzip herausfinden konnte. Ein Bauernfänger, der ein Verfahren entdeckt, echtes Gold herzustellen, wird die wissenschaftliche Welt gegen sich haben, wenn er sie davon überzeugen will, daß seine Methode fundiert ist. Dies wird besonders dann der Fall sein, wenn er keine wissenschaftliche Sprache gebraucht, sondern nur die Ausdrucksweise der gewöhnlichen Welt.

Alexanders »Gold« war die *Gesundheit.* Zu seinen Lebzeiten hatten seine Bemühungen, die wissenschaftliche Welt von seinem Prinzip zu überzeugen, keinen Erfolg; inzwischen finden seine Ideen aber in fast allen Bereichen Anerkennung, in denen Menschen tätig sind. Männer und Frauen, die sich in verschiedenen Fachgebieten, wie Medizin, Naturwissenschaft, Erziehung, Religion, Musik, Politik, Kunst und Architektur, Industrie, Literatur, Philosophie und Psychologie, auf der Bühne oder im Fernsehen hervortun, haben bereitwillig die Hilfe angenommen, die ihnen das Alexander-Prinzip bieten konnte. Noch wichtiger vielleicht, daß junge Menschen, die mit dem Prinzip früher in ihrem Leben in Berührung gekommen sind, durch ihre erfolgreiche Lebensweise zeigen, was es zu bieten hat.

Dieses Buch ist ein Kommentar der dreißigjährigen Arbeit, die ich geleistet habe, seit ich Alexander begegnet bin. Es entstand aus dem Eindruck heraus, daß Alexanders Prinzip bei dem heutigen allgemeinen Durcheinander und Chaos, in dem wir uns befinden, vielen Menschen eine neue Orientierungshilfe geben kann. Das Alexander-Prinzip bietet ein Kriterium nicht nur für die Beurteilung der eigenen Handlungsweise, sondern auch für die Einschätzung der Handlungen anderer Menschen und neuer populärer Strömungen und Führer. Es ermöglicht aber auch eine andere Betrachtungsweise jener etablierten und altehrwürdigen Dogmen, die – mit den Worten des Paracelsus – »nicht einen Gänsedreck« wert sind.

Alexanders Hauptproblem war es, Menschen davon zu überzeugen, daß er ihnen mit seinem Prinzip etwas zu bieten hatte. Dieses Problem existiert bis zu einem gewissen Grad noch immer, aber das Pendel schlägt heute in die andere Richtung aus, und den meisten Menschen stellt sich das Problem, jemanden zu finden, der das Prinzip kennt, aber nicht in jener Goldmacher-Atmosphäre groß geworden ist, die Alexander sein ganzes Leben hindurch Abbruch getan hat. Mit manchen seiner Anhänger war Alexander nämlich schlecht bedient; vielen von ihnen war das Eisen zu heiß, um es wirklich anzupacken. Eigentlich hat das Prinzip erst in den zurückliegenden Jahren in Medizin und Pädagogik den ihm gebührenden Platz gefunden, und erst jetzt steht auch langsam eine ausreichende Zahl von Lehrern mit guter Ausbildung in der Alexander-Methode zur Verfügung.

Hier einige Zahlen: In dem Zeitraum von 75 Jahren, nachdem Alexander im Alter von 30 Jahren zu arbeiten begonnen hatte, sind in Großbritannien mehr als 100 Lehrer und Lehrerinnen seiner Methode ausgebildet worden. Von diesen sind in dieser Zeit nur vier gestorben, darunter Alexander selber im Alter von 87 Jahren und seine erste Assistentin, Ethel Webb, 94jährig. Bei allen sind keine Herzerkrankungen aufgetreten, keine Krebserkrankungen, keine Schlaganfälle, keine rheumatische Gelenksentzündung, keine Bandscheibenschäden, keine Geschwüre, keine neurologischen Krankheiten, keine ernsthaften geistigen Störungen, nur gelegentlich etwas sonderbares Verhalten. Natürlich gab es einige Unfälle, jedoch mit guter Wiederherstellung der Funktionsfähigkeit; Unfallneigung bestand nicht. Alles in allem ein Maß an dauerhafter Gesundheit und Zufriedenheit, das die meisten Leute nur im frühesten Lebensalter erreichen!

Diese Statistik ist fast unglaublich. Das »Gold« wirkt zu schön, um wahr zu sein, aber es stimmt wirklich, und es ist daher nicht arrogant zu sagen, daß dieses Prinzip ein *Muß* ist. Inzwischen ist es eine nackte, harte Tatsache, daß das Alexander-Prinzip tatsächlich funktioniert. Und es ist auch eine nackte, harte Tatsache, daß über

99 Prozent der Bevölkerung diese Methode benötigen, aber nichts von ihr wissen. Ich hoffe, daß ich den Lesern einiges von der Bedeutung der Alexander-Methode vermitteln kann.

Das Prinzip

Soviel als einleitende ermutigende Bemerkungen. Um die Dinge auf eine völlig andere Weise zu betrachten, wird man noch eine ganze Menge Mut brauchen. Was besagt nun das Alexander-Prinzip? Das Alexander-Prinzip sagt:

Der Gebrauch bestimmt die Funktionsweise

Ein alter farbiger Prediger, der nach dem Geheimnis seines Erfolges befragt wurde, antwortete: »Zuerst sage ich ihnen, was ich ihnen gleich sagen werde –, dann sag' ich es ihnen – und dann sag' ich ihnen, was ich gerade gesagt habe«. Also noch einmal:

Der Gebrauch bestimmt die Funktionsweise

Welche Art von Gebrauch? Welche Art von Funktionsweise? Darum geht es in diesem Buch.

Der Gebrauch des Körpers

Sie sitzen oder vielleicht liegen Sie irgendwo und lesen dieses Buch. Ist Ihnen bewußt, wie Ihre Hand das Buch hält? Wenn Sie Ihre Aufmerksamkeit auf Ihre Hand richten, werden Sie sich der Spannung Ihrer Finger, die das Gewicht des Buches halten, bewußt werden. Wie sitzen Sie? Haben Sie Ihre Beine überschlagen? Ruht das Gewicht Ihres Körpers mehr auf einer Gesäßbacke als auf der anderen? Wo sind ihre Ellenbogen? Bewegt sich Ihr Kopf mit, wenn sie mit Ihren Augen die Seiten überfliegen, um die Position der Augen zu verändern, oder bewegen sich nur Ihre Augen? Wo sind Ihre Schulterblätter? Wie stark ist die Muskelspannung in Ihrem Brustkasten und in Ihren Unterarmen, und wie groß die Spannung im übrigen Körper?

Der Begriff *Gebrauch* bezeichnet die Weise, wie wir unseren Körper im alltäglichen Leben von Augenblick zu Augenblick einsetzen. Nicht nur, wenn wir uns bewegen, sondern auch wenn wir ausruhen. Nicht nur beim Sprechen, sondern auch beim Denken. Nicht nur beim Lieben, sondern auch wenn wir fühlen oder uns sträuben, Lust zu empfinden. Nicht nur beim Kommunizieren durch Gebärden und durch die Körperhaltung, sondern auch dann, wenn die ganze körperliche Stimmung und Laune, die unser Körper – ohne daß wir es wissen – ausdrückt, anderen Menschen zu erkennen gibt, wer wir sind, und die uns dann auch so bleiben lassen, ob es uns nun gefällt oder nicht. Nicht nur, wenn wir uns eine Umgebung aussuchen und sie manipulieren, sondern auch dann, wenn wir uns von der Umwelt wie eine Marionette manipulieren lassen – wenn wir das mögen, was wir bekommen, statt daß wir bekommen, was wir eigentlich möchten.
Um den *Gebrauch* des Körpers geht es in diesem Buch. In den folgenden Kapiteln wird die Vielfalt der verschiedenen Gebrauchsweisen des Körpers beschrieben.

Die Funktionsweise

Die Funktionsweise ist ein weiteres Thema dieses Buches. Wir alle funktionieren – besser oder schlechter, glücklich, unglücklich, gesund, ungesund. Einige Fallgeschichten können eine Vorstellung davon geben, wie eine falsche *Funktionsweise* mit einem falschen *Gebrauch* des Körpers einhergehen kann. Vielleicht wird nicht unmittelbar deutlich, warum gerade am *Gebrauch* dieser Menschen zuerst gearbeitet werden mußte; dieses Buch hat es sich zum Ziel gesetzt, diese Beziehung aufzuzeigen und Lösungswege anzudeuten.

Der Arzt

Dr. James P., ein Thoraxspezialist, wird seit einiger Zeit von zunehmender Depression mit anhaltenden Schmerzen im Nacken geplagt. Er findet Erleichterung im großzügigen Konsum von Alkohol und in den Dankesbezeigungen seiner Patienten. Er ist ein gelehrter Mann, der alles über Depression und psychosomatische Nackenschmerzen weiß. Sein eigener Nacken schmerzt jedoch noch immer, und das macht ihn fertig.

Vor ungefähr zwanzig Jahren, als er ein schüchterner Medizinstudent war, hatte er sich ein wichtigtuerisches Gebaren angewöhnt, das darin bestand, daß er seinen Nacken gerade machte, sein Kinn hinunter bis zur Kehle zog und gelegentlich aufstieß, und zwar produzierte er jenes vornehme Aufstoßen, das in den Aristokraten-Clubs eine verbreitete Ausdrucksweise ist und dem ein geringfügiges Schlucken von Luft vorausgeht, um die notwendige »Munition« bereitzustellen.

Einige Jahre später verfeinerte er die Haltung seines Kopfes, indem er ihn wie mißbilligend nach einer Körperseite hin verdrehte und den Brustkasten nach vorne aufblähte. Einige Jahre später machte er diese Bewegung auch, wenn er allein war oder ruhig dasaß. Das Aufstoßen war zu einer Gewohnheit geworden, und zwischen dem Aufstoßen versteifte er seine Kehle und blockierte seinen Atem.

Dr. P. hatte bereits seine psychiatrischen Kollegen zu Rate gezogen und widerstrebend sein Arbeitspensum beträchtlich reduziert, weil es ihm unmöglich war, sich zu konzentrieren. Es bestand für ihn nicht die entfernteste Möglichkeit, seine Nackenschmerzen loszuwerden, bevor sein eigentümlicher Muskelgebrauch nicht aufgeklärt worden war. Einige seiner Probleme werden im Kapitel 6 (Gebrauch und Krankheit) behandelt.

Die Studentin

Jane B., eine hübsche Neunzehnjährige, studierte englische Literatur an einer der neuen Universitäten. In der Schule bestand sie beinahe nicht ihr Abitur. – Im Grunde war sie »ein braves« Mädchen, und in ihrer Abschlußklasse war sie eines der beiden Mädchen gewesen, die noch nie geraucht und auch ihre Jungfräulichkeit noch nicht verloren hatten. Nach den ersten beiden Tagen an der Universität erschien sie zu Hause und erklärte, sie halte es nicht aus. Nur widerstrebend willigte sie ein, doch wieder an die Universität zurückzugehen – ihre Eltern wünschten später, daß sie sich mit der instinktiven Ablehnung ihrer Tochter abgefunden hätten.

Jane bemerkte, daß sie auf schmerzliche Weise unfähig war, mit anderen Menschen zu sprechen, und zog sich immer mehr in sich zurück. An diesem Punkt hätte sie sich wie viele andere junge Menschen dazu entschließen können, mit ihrer allgemeinen permissiven Umgebung konform zu gehen, und hätte es ihrem Temperament entsprochen, wäre sie wie viele andere dessen nach einiger Zeit überdrüssig geworden und hätte stabile, gute Bezie-

hungen eingehen können, und die sozial anerkannten depressiven Drogen wären als gelegentliches Vergnügen und nicht als ein ständiges Fluchtmittel gebraucht worden.
Jane B. drehte stattdessen durch. Sie weinte fast ununterbrochen – nicht nur mit Tränen, sondern mit quälenden Verkrampfungen des ganzen Körpers. Ihr Magen verkrampfte sich, ihre Hände verdrehten und verspannten sich, ihre Augen traten hervor und ihr Kopf sackte vor auf ihre Brust, ihre Schultern hoben sich bis hinauf zu ihren Ohren. Die Psychiater erklärten, es sei eine »reaktive Depression« und behandelten sie mit Elektroschock-Therapie und antidepressiven Medikamenten. Aber erst als ihr Gebrauch berücksichtigt wurde, war ein Durchbruch zu einer verbesserten Funktionsweise möglich. Die Beziehung zwischen Gebrauch und dem geistigen Funktionieren wird in den Kapiteln 7 (Psychische Gesundheit) und 12 (Die Anwendung des Alexander-Prinzips) beschrieben.

Die Journalistin

Hermione X. war in der Welt der Frauenzeitschriften als geistreiche, informierte und menschliche Persönlichkeit wohlbekannt, und wurde dabei offensichtlich von den gleichen Problemen wie ihre ebenfalls geistreichen, informierten und menschlichen Leserinnen geplagt. Ihre gute akademische Ausbildung hatte sie nicht im Bann der Akademien halten können und sie auch nicht in die Welt der wichtigtuerischen Revolutionäre geführt. Mit fünfundvierzig Jahren – verheiratet, die Kinder groß geworden und mit Zeit für sich selbst –, stellte sie sich mit einem Mal die Frage, wozu das alles gut sei. Sie kam zunächst zu mir, weil sie bei ihrem Hobby – dem Flötenspielen – Hilfe benötigte –, ihre Atmung und ihr Fingersatz waren völlig unberechenbar. Aber schon bald trug sie mir eine ganze Reihe von psychomatischen Symptomen zur Begutachtung vor. Nach einer kurzen Zeit wurde deutlich, daß ihr Hauptproblem ihr Sexualleben war. Es wurde einmal gesagt, daß man sich immer in Schwierigkeiten befindet, weil man sich über sein Sexualleben Gedanken macht – oder man ist wirklich in Schwierigkeiten, weil man sich gerade keine Gedanken über sein Sexualleben macht.
Hermiones Problem war ziemlich klar. Sie fühlte sich ständig total scharf und wurde schon durch Kleinigkeiten sexuell erregt. Aber wenn es wirklich zum sexuellen Verkehr kam, wurde sie kalt und empfindungslos. Je mehr sie auf einen Orgasmus hinarbeitete, desto ungehaltener und empfindungsloser wurde sie.

Der gesamte Bereich sexueller Probleme, für die der muskuläre Gebrauch eine vorrangige Bedeutung spielt, wird im Kapitel 8 (Die Psychomechanik der Sexualität) behandelt. Man sollte im übrigen nicht meinen, daß es sich bei sexuellen Schwierigkeiten nur um das Problem eines verspannten Beckens handelt – W. Reichs sogenanntes »Totes Becken«. Alle Menschen haben nicht nur im Bereich des Beckens, sondern in ihrem gesamten Körper eine ganz individuelle Gebrauchsweise ihrer Muskulatur entwikkelt, die sich im unpassendsten Augenblick plötzlich bemerkbar macht und die harmonische Funktionsweise, die man eigentlich von seinem Körper erwartet, stört.

Der Schuljunge

Edward P. ist elf Jahre alt. Vor zwei Jahren spürte er ein merkwürdiges Pochen in seinem Hinterkopf. Als sich seine Mutter wegen seiner Äußerungen Sorgen machte, geriet Edward ziemlich durcheinander. Die Schulärzte konnten das Symptom nicht erklären, genausowenig wie eine ganze Schar von Neurologen, orthopädischen Chirurgen und Hals-, Nasen- und Ohrenspezialisten, die zu Rate gezogen wurden. Der Junge wurde äußerst hypochondrisch und stritt sich mit seiner Mutter ausführlich über seine früheren Aussagen darüber, wie sich das Symptom zu diesem oder zu jenem Zeitpunkt bemerkbar gemacht habe. Der Hausarzt wurde des Ganzen reichlich überdrüssig, und ein neuer Hausarzt hatte wenig mehr zu bieten. Ein naher Freund hatte von einem Chiropraktiker gehört, der Wunder wirken könnte, und so ließ sich der arme Junge Woche für Woche von einem Chiropraktiker seinen Hals verrenken. Das »Pochen« war für ihn ein recht bequemer Vorwand, um nichts für die Schule tun zu müssen, wenn Streß zu erwarten war. Wie so oft in solchen Fällen – und was schon von Anfang an hätte passieren können – verschlechterte sich Edwards muskulärer Gebrauch auf alarmierende Weise.
Als er mich zusammen mit seiner jungen Mutter aufsuchte, konnte er seinen Hals und seine Schultern nur für wenige Sekunden still halten. Ich beobachtete fasziniert, wie seine Mutter an diesem Spiel von muskulären Verdrehungen und Zappeleien beteiligt war. Die beiden kommunizierten miteinander über allmähliche Verschiebungen ihrer muskulären Reaktionen, bei denen der eine den Andeutungen oder Vorschlägen des anderen mit einer Bewegung folgte, auf die ihrerseits reagiert werden mußte. Dieses muskuläre Pingpongspiel war unbewußt und erinnerte mich an eine Jungianische Psychotherapeutin, die die Gewohnheit hatte, mit ihren

Patienten über eine Reihe von hin- und herpendelnden Bewegungen und einem Nicken ihres Kopfes eine Beziehung aufzunehmen. Sie selbst betrachtete das Ganze als einen Ausdruck von Freundlichkeit, aber auf ihre Patienten mußte es irritierend und aufdringlich wirken. Die Psychotherapeutin, die ich wegen Verspannungen behandelte, äußerte, als ich ihr einen ausgeglichenen körperlichen Ruhezustand beibrachte, sie habe nun das Gefühl, zu ihren Patienten keine richtige Beziehung aufnehmen zu können, obwohl es diesen in Wirklichkeit leichter fiel, mit ihr zu sprechen.

Edward P. war nicht untypisch für Jungen seines Alters; ähnlich geartete Entwicklungsstörungen werden im Kapitel 9 (Persönliches Wachstum) beschrieben. Im Alter von elf Jahren zeigen bereits 70% aller Jungen und Mädchen ausgeprägte Muskel- und Haltungsschäden. Die meisten dieser Schäden äußern sich in einer vorübergehenden eingeschränkten Leistungsfähigkeit und in Lernbehinderungen. In emotional belastenden Situationen treten sie deutlich hervor. Sie kündigen eine unruhige Jugendzeit an, in der aus Mängeln der Kindheit ausgereifte Haltungsschäden werden. Im Alter von achtzehn Jahren sind nur 5% der untersuchten Stichprobe ohne Haltungsschäden, 15% haben leichte, 65% recht schwere und 15% sehr schwere Schäden. Diese Zahlen beruhen auf meinen eigenen veröffentlichten Untersuchungen über Jungen und Mädchen aus höheren Schulen und über Studenten und Studentinnen der Leibeserziehung, der Musik und der Schauspielkunst, von denen man eigentlich einen besseren körperlichen Zustand als von der übrigen Bevölkerung erwarten dürfte. Es ist fast sicher, daß Sie, der Leser dieses Buches, ziemlich ausgeprägte Haltungsschäden haben, die Ihnen selbst nicht bewußt sind, die Ihre Ärzte, Lehrer oder Eltern nicht bemerkt, über die Sie sich keine Gedanken gemacht, oder die Sie als unvermeidlichen Teil Ihrer selbst akzeptiert haben.

Diese Fallgeschichten weisen alle auf das Gleiche hin – auf die Tatsache, daß der Gebrauch des Körpers die Funktionweise beeinflußt. Der Arzt mit seinen Schmerzen im Nacken, die Studentin mit ihrer Depression, die Journalistin mit ihrer muskulären Frigidität, der Schuljunge mit seinen gewohnheitsmäßigen Muskelspasmen waren alle auf beklagenswerte Weise von ihren Ärzten falsch behandelt worden. Die Diagnose war in ihrem Fall unzutreffend, nicht allein wegen einer falschen Auffassung davon, was bei einer Diagnose berücksichtigt werden muß, sondern auch deshalb, weil nicht beobachtet und verstanden wurde, was als

Gebrauch bezeichnet wird. In den Kapiteln 5 (Die medizinische Diagnose) und 6 (Gebrauch und Krankheit) wird aufgezeigt, wie sich das Alexander-Prinzip in medizinische Vorstellungen einfügt, und zwar nicht nur bei den einzelnen Beispielen, die ich oben zitiert habe, sondern auch in dem großen Bereich des schlechten Allgemeinbefinden, von dem wir alle betroffen sind.
Die meisten Menschen haben mit dem Erreichen des Erwachsenenalters – wenn nicht gar früher – schädliche, gewohnheitsmäßige Verspannungen entwickelt. Diese Gewohnheiten zeigen sich zunächst nur als unbedeutende Unstimmigkeiten bei der Koordination von Bewegungen oder vielleicht als gelegentlicher muskulärer Schmerz oder als Ungeschicklichkeit. Häufiger äußern sich diese Verspannungen als ärgerliche Blockaden, die uns gerade dann daran hindern, Höchstleistungen zu erbringen, wenn wir sie am nötigsten hätten – sei es bei den alltäglichen Gegebenheiten der persönlichen Beziehungen, oder in einer herausfordernden Situation wie bei einem sportlichen Wettkampf, bei öffentlichen Vorträgen, beim Musizieren oder beim Lieben; also eigentlich in allen Situationen, in denen die Funktionsweise vom Gebrauch bestimmt wird.

Matthias Alexander

Das Alexander-Prinzip klingt zunächst täuschend einfach. Ich habe es als das Alexander-Prinzip bezeichnet, weil Alexander es meines Wissens als erster formuliert hat. In diesem Buch versuche ich, sein Prinzip so darzustellen, daß auch jemand davon profitieren kann, der noch nie etwas davon gehört hat.
Über Matthias Alexander wurde viel Unzutreffendes geschrieben. Ich habe Alexander mehr als zehn Jahre persönlich gekannt, ich habe in seine Familie eingeheiratet und das *Alexander-Journal* herausgegeben. In seinen späteren Lebensjahren hat er meine Frau und mich gebeten, die Verantwortung für die Zukunft seiner Arbeit zu übernehmen, und in diesem Sinne habe ich auf seinen Wunsch die »Alexander Society of Teachers« gegründet. Wie kein anderer kannte ich seine persönlichen Eigentümlichkeiten – sie klingen heute, da er nicht mehr am Leben ist, ganz nett, obwohl sie zu seinen Lebzeiten gewiß viele Menschen verärgert haben. Nach meiner Vermutung würde Alexander, wenn er heute noch am Leben wäre, sehr klar über unsere gegenwärtigen Lebensbedingungen reden. Seine Voraussagen über unser derzeitiges persönli-

ches und soziales Unglück sind ganz so eingetroffen, wie er es vorhergesehen hat.

Ich sollte vielleicht kurz die erste Begegnung erwähnen, die ich mit ihm und seinen Ideen vor und nach dem Krieg hatte. Er war 1904 im Alter von vierunddreißig Jahren von Sydney, wo er zuvor Direktor der Opern- und Schauspielschule gewesen war, nach London gekommen. Sein Konzept des Gebrauchs war zu jener Zeit noch nicht weit ausgearbeitet. Zwischen 1904 und 1955 veröffentlichte er vier Bücher, von denen das kürzeste, *The Use of the Self* (Methuen 1932), seinen Schlüsselgedanken vielleicht am nächsten kommt. Dieses Buch erweckte vor allem in den dreißiger Jahren bei Ärzten und Lehrern und bei vielen anderen Menschen ein erhebliches Interesse. Beispielsweise gehörten G. B. Shaw, Aldous Huxley, Stafford Cripps und der Erzbischof William Temple zu seinen Schülern.

Ich hörte zuerst von Alexander, als ich 1937 *Ziele und Wege* von Aldous Huxley las. Fast alles, was er schrieb, erschien mir plausibel, und ich beschloß, mich von ihm ausbilden zu lassen, um seine Methode zu unterrichten. Wir gingen eine sehr feste Verbindung ein, und er ernannte mich 1940 zum Lehrer, kurz vor Ausbruch des Krieges.

Die Arbeit im London während der Kriegsjahre gestaltete sich schwierig, und im Sommer 1940 emigrierte er mit seiner Schule nach Amerika. Zu jener Zeit schien es, als ob seine Arbeit und sein Prinzip leicht untergehen könnten – fast alle seiner Lehrer waren bei den Streitkräften. Ich selbst verbrachte einige langweilige Jahre als Regimentsarzt, wobei ich weder vom Feind noch von medizinischer Tätigkeit viel zu sehen bekam. Für mich war dies jedoch eine Gelegenheit, Untersuchungen mit großen Gruppen junger Männer und Frauen durchzuführen, die unter starkem emotionalen und körperlichen Streß standen. Dabei konnte ich viele Beobachtungen von Alexander über den Gebrauch bestätigen.

Die breite Anwendungsmöglichkeit und die Bedeutung des Alexander-Prinzips wurde in der ersten Hälfte dieses Jahrhunderts nicht sofort erkannt. Alexander hatte das Prinzip ursprünglich bei seiner Untersuchung über den *Akt des Sprechens* entdeckt, und die ziemlich banale Beobachtung gemacht, daß die Weise, auf die Menschen ihre Muskeln gebrauchen, beeinflußt, wie ihre Stimmen funktionieren. Das ist deshalb banal, weil sich heute viele Schulen zur Sprecherziehung, die Logotherapie sowie Theaterschulen mit genau solchen Untersuchungen über die Mechanik der Stimmfunktion befassen. Nicht banal war jedoch die Sorgfalt seiner

Analyse von körperlichen und psychologischen Faktoren, die am Gebrauch von Muskeln beteiligt sind, und seine Erkenntnis, daß durch seine detaillierte Analyse eine große Zahl von psychischen und körperlichen Störungen – die keine Beziehung zum Sprechen haben – in einem völlig neuen Licht erscheinen. Alexander erkannte, daß er zu seinen Lebzeiten nur einen Bruchteil der Möglichkeiten gestreift hatte, die sein neuer Ansatz eröffnet.

Eine evolutionäre Hypothese

Das Alexander-Prinzip ist eine Hypothese. Als solche erhebt es nicht den Anspruch, eine verbürgte absolute Wahrheit zu sein, sondern es ist vielmehr eine neuartige Betrachtungsweise der Dinge und eine andere Weise, mit sich selbst zurechtzukommen. Es ist möglich, daß sich diese Hypothese als falsch erweisen wird. Die menschliche Entwicklung wird von einer Reihe von erfolgreichen und erfolglosen Versuchen geprägt. Es könnte aber auch sein, daß sich das Alexander-Prinzip als eine der wichtigsten evolutionären Hypothesen erweist, die von Menschen jemals aufgestellt wurden.

Das Prinzip macht einen völlig neuen Lebensstil erforderlich und verlangt eine andere Betrachtungsweise des eigenen Lebenswandels – anders nicht in dem Sinne, daß die Menschen, die es befolgen, zu eigenartigen Persönlichkeiten werden, sondern anders insofern, als die Personen, die nach dem Alexander-Prinzip leben, einen anderen Maßstab an sich und an die Menschen, mit denen sie zusammenleben, anlegen. Anders auch deshalb, weil die Menschen, die das Alexander-Prinzip befolgen, in den dreißig Jahren, die ich beobachten konnte, sich anscheinend erfolgreicher als die meisten übrigen Menschen an ihre soziale, künstlerische und biologische Umgebung anpassen konnten; und was am allerwichtigsten ist – sie scheinen länger und gesünder zu leben.

Das Alexander-Prinzip besagt,

- daß man seinen Körper auf verschiedene Art und Weise gebrauchen kann; es gibt eine, die besser ist, als alle anderen;
- daß Ihre Funktionsweise in einigen wichtigen Aspekten zu leiden beginnt, wenn Sie Ihren Körper nicht auf diese bessere Weise gebrauchen;
- daß es sinnvoll ist, andere Menschen danach zu beurteilen, wie sie mit sich selbst umgehen;

- daß gleichgültig, wie klug oder mächtig ein Mann auch wirken mag, mit wieviel Schönheit und Charme eine Frau auch ausgestattet sein mag und wie reich manche Menschen auch an Geld und Beziehungen sein mögen, mit ihnen trotzdem etwas nicht stimmt, wenn die Art, wie sie ihren Körper gebrauchen, nicht in Ordnung ist.

Dieser Ansatz gehört nicht zur Außenseitermedizin, es ist keine neoprogressive Erziehungsmethode, kein religiöser Fluchtweg und keine Pseudowissenschaft. Es ist eine schwierige disziplinierte Herangehensweise an das eigene Leben, mit der durch Disziplin persönliche Freiheit und Gesundheit erlangt werden, was bis zu einem gewissen Grad für die meisten Menschen fast jeden Alters möglich ist.

Es gibt nur wenige Menschen, die nicht von dem, was Alexander vertreten hat, profitieren könnten. Er hatte dem Individuum viel zu sagen und genauso den Pädagogen. Indem er die Grundlage für eine neue Wissenschaft vom Gebrauch des Körpers schuf, eröffnete er ein neues Feld für die medizinische Forschung.

In den nun folgenden Kapiteln 2, 3 und 4 werden Alexanders grundlegende Prinzipien, – der Gebrauch, das Gleichgewicht und die Ruhe – näher ausgeführt.

2 Der Gebrauch des Körpers

Die meisten von uns haben eine fatalistische Einstellung zu ihrem Körper. Unserem Schicksal entsprechend erwarten wir, groß, klein, plump, dünn, schwach, muskulös, grazil oder unförmig zu werden. In der Jugend erwarten wir, groß und älter zu werden. Wir nehmen an, daß wir körperlich abbauen werden, wenn wir ein mittleres Lebensalter erreicht haben. Wir geben den Tierkreiszeichen oder den Eltern und nicht uns selbst die Verantwortung für Haltungsschäden, wir glauben, daß das genetische Erbe den Entwicklungsmöglichkeiten des Körpers unabänderliche Schranken auferlegt.

Zu einem gewissen Ausmaß ist das natürlich auch richtig, aber das heißt nicht sehr viel mehr, als etwa zu sagen, daß dem Schachspiel durch die schwarzen und weißen Felder auf dem Schachbrett langweilige Schranken auferlegt würden.

Das Alexander-Prinzip geht davon aus, daß der Mensch potentiell Willensfreiheit besitzt, und daß es für die zukünftige Struktur des Körpers und für die Leistungen in fast allen Bereichen, die von Bedeutung sind, darauf ankommt, was man aus seinem genetischen Erbe macht. Das Prinzip setzt auf einer relativ groben Betrachtungsebene an; die Aufmerksamkeit wird darauf gelenkt, wie wir unseren Körper bei so einfachen Tätigkeiten wie dem Stehen, dem Sitzen und dem Hinlegen gebrauchen und mißbrauchen. Selbst auf dieser groben Ebene könne eine Art, den Körper zu gebrauchen, festgestellt werden, die gesund ist, und eine, die schädlich ist. Ausgehend von dieser relativ groben Ebene, auf der mechanisch ungünstige Körperhaltungen betrachtet werden, kann man weiterzeigen, wie die grundlegende Struktur der Persönlichkeit bis in ihre feinsten und persönlichsten Bereiche vom Gebrauch des Körpers abhängig ist.

William Harvey beschrieb 1616 den Blutkreislauf und löste dadurch eine Revolution des medizinischen Denkens aus. Das bedeutet jedoch nicht, daß das Blut vor Harveys Zeit nicht zirkulierte und nun plötzlich in jenem Augenblick zu zirkulieren begann. Es hatte schon Ewigkeiten zirkuliert, bevor Harvey erstmals, wenn auch unvollkommen, beschrieb, was da vorgeht. Auch den Gebrauch des Körpers, wie Alexander ihn beschrieben hat, gibt es bereits seit Ewigkeiten. Schon vor Alexanders Zeiten

war darüber einiges bekannt, allerdings nicht in einer Form, die eine Übertragung auf die gesundheitlichen Belange von Menschen möglich gemacht hätte.
Seit William Harvey ist eine ganze Menge geschehen, bis ein Christiaan Barnard möglich war. Zweifellos wird das, was in diesem Buch beschrieben wird, in einigen hundert Jahren zum einfachen Grundlagenwissen gehören, und seit Alexanders Tod wurden seine Verfahren bereits ständig weiter entwickelt. Zweifellos müssen noch viele weitere Wege erprobt und jene, die sich als verkehrt erweisen, wieder aufgegeben werden. Es sollte deutlich gesagt werden, daß die Art, den Körper zu gebrauchen, die ich in diesem Buch beschreibe, nicht *die einzig richtige* ist. Der Gebrauch des Körpers, den ich hier beschreibe, ist der beste, den ich entdecken konnte, und so wie ich ihn beschreibe, funktioniert er gut. Aber es kann kein Zweifel daran bestehen, daß schließlich einmal sehr viel bessere Wege gefunden werden, um diesen neuen Ansatz zu beschreiben und zu verbessern.

Alexanders Entdeckung des falschen Gebrauchs

Alexander wurde 1868 im ländlichen Australien geboren. Nach seinen Kritiken zu schließen war er ein erfolgreicher junger Schauspieler in Sydney, bis er zunehmend an Sprachstörungen litt. Im 19. Jahrhundert war über Sprecherziehung und Logopädie, wie wir sie heute kennen, wenig bekannt, und deshalb bereitete der wiederholte Verlust seiner Stimme Alexanders Bühnenkarriere ein vorzeitiges Ende.
Mit geringen medizinischen oder physiologischen Kenntnissen ausgestattet beschloß er, in seiner Verzweiflung, in einem Spiegel sorgfältig zu beobachten, wie er beim Sprechen seine Muskeln gebrauchte. Es läßt sich allgemein beobachten, daß Menschen beim Sprechen dazu neigen, mit dem übrigen Körper ziemlich überflüssige Bewegungen zu machen. So kann man beispielsweise im Fernsehen häufig Ansagerinnen und Berichterstatter sehen, die beim Sprechen gewohnheitsmäßige Bewegungen machen. Alexander war besonders von den merkwürdigen Bewegungen beeindruckt, die beim Sprechen um seinen Hals und seinen Kopf herum auftraten. Es gibt zahlreiche Varianten solcher eigentümlichen Bewegungen, die in dieser Region auftreten können, er griff sich die am häufigsten auftretende Bewegung heraus, die aus einer

Versteifung des Kopfes vom Hals aus nach hinten und abwärts zum Brustkasten hin besteht.
Zu diesem Zeitpunkt und genau genommen für den Rest seines Lebens begann Alexander, sich mit den muskulären Reaktionsweisen zu befassen, die auftreten, wenn Menschen auf Reize reagieren. Er war ein Kind seiner Zeit mit ihrer Stimulus-Response-Psychologie und dem Behaviorismus, zu der Pavlov und seine Hunde ihren Beitrag geleistet hatten. Glücklicherweise enthielten Alexanders erste Beobachtungen genügend Schwungkraft, um es ihm zu ermöglichen, seine Methode bis zu seinem Lebensende weiter zu entwickeln und zu verbessern. Man muß die Überschwenglichkeit verstehen – und sich nicht von ihr abschrecken lassen –, die Alexander hinsichtlich seiner ursprünglichen Entdekkung an den Tag legte. Diese Begeisterung ist durchaus verständlich, wenn man bedenkt, daß seine Sprachstörung sich legte, als er lernte, wie er das Zurückziehen des Kopfes nach hinten und unten einstellen konnte.

Die Primäre Kontrolle

Alexanders Beobachtung, daß er unbewußt seinen Nacken und seinen Hals schlecht gebrauchte, bewegten ihn dazu, den verbesserten Gebrauch dieser Region als »Primäre Kontrolle« zu bezeichnen. Er schrieb in *The Lancet:* »Als ich bei dem Versuch, die Funktion meiner Stimmorgane zu verbessern, damit experimentierte, meinen Körper auf verschiedene Weise zu gebrauchen, entdeckte ich, daß ein bestimmter Gebrauch des Kopfes und des Halses (im Verhältnis zum Rumpf) ... eine *Primäre Kontrolle* über den Organismus als Ganzen ausübt«.
Eine gewisse Zeit lang schienen Alexander und ein Teil seiner Anhänger der »Primären Kontrolle« fast magische Bedeutung beizumessen. Einige ärztliche Freunde gaben ihm Informationen über »Kontrollzentren« im Mittelhirn, wonach es eine subjektive Bewußtheit eines solchen Zentrums zu geben schien, das eine »Primäre Kontrolle« über den Rest des Körpers ausüben könnte. Nachwirkungen von Descartes und seiner Zirbeldrüse!
Wenige Menschen halten es heute für zweckmäßig, von »Primärer Kontrolle« zu reden, obwohl dieser Ausdruck in der Vergangenheit die vorrangige Bedeutung eines richtigen Gebrauchs von Kopf und Hals unterstrich, in einer Zeit, als Anatomen und Physiologen keine besonders klaren Aussagen über die Faktoren machen konnten, die dem Körpergleichgewicht zugrunde liegen. Und glücklicherweise behinderte die Hypothese der »Primären Kon-

trolle« nicht die Entwicklung von Alexanders praktischen Lehrmethoden, obwohl sie sicherlich den Schwerpunkt seiner Lehre beeinflußte.

Zurückziehen des Kopfes

Alexander schrieb über seine Beobachtungen weiter[1]:
»Wenn Sie jemanden bitten, sich hinzusetzen, und genau auf seine Handlungen achtgeben, können Sie beobachten, daß es eine Veränderung der Position des Kopfes gibt, welcher zurückgeworfen wird, während sich der Hals versteift und verkürzt.«
Dieser Punkt kann so gut wie jeder andere als Einstieg genommen werden. Kurz nachdem ich mich für Alexander zu interessieren begann, glaubte ich herausfinden zu können, ob die oben zitierte Aussage wirklich richtig ist. Ich hatte die Gelegenheit, mit 105 jungen Männer zwischen siebzehn und zweiundzwanzig ein Experiment durchzuführen. Es ist ein Experiment, das jeder nachprüfen kann. Bei der Untersuchung der 105 jungen Männer befestigte ich ein Zentimetermaß an der Rückseite des Kopfes und markierte mit Tinte die Stelle auf den hervorstehenden Rückenwirbeln, an der der Hals in den Brustkasten übergeht (Abb. 1a.)
Ich bat die Probanden dann, sich hinzusetzen, und während sie sich setzten, beobachtete ich, wie weit sich das Zentimeterband über die Tintenmarkierung hinaus nach unten schob (Abb. 1b).
Von den 105 Probanden zog nur einer den Kopf nicht ein und bewegte das Zentimetermaß nicht nach unten; 56 bewegten es 5 cm oder mehr, 43 zwischen 2,5 cm und 5 cm und 9 weniger als

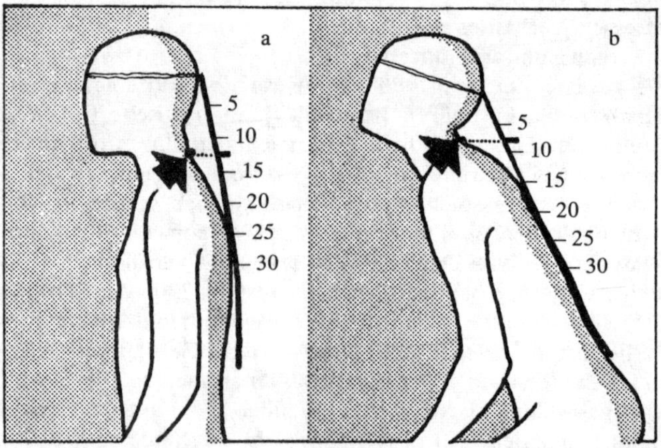

Abb. 1.

2,5 cm. Die Jüngeren zogen ihre Köpfe weniger als die Älteren nach hinten und unten. Noch interessanter ist jedoch, daß auf meine Bitte, diese Bewegung zu unterlassen, nur 11 der Probanden in der Lage waren damit aufzuhören, ihre Köpfe zwischen die Schultern einzuziehen, sosehr sie sich auch bemühten.
Sir Charles Sherrington, der in den dreißiger Jahren Alexanders Arbeit ermutigende Aufmerksamkeit schenkte, wies darauf hin, wie kompliziert selbst ein so einfacher Bewegungsablauf wie das Hinsitzen ist[2]:
»Die Ausführung erfordert den richtigen Aktivierungsgrad von sehr vielen Muskeln und Nervenbahnen, von Hunderttausenden von Nervenfibern und vielleicht hundert mal mehr Muskelfasern. Verschiedene Teile meines Gehirnes sind an der koordinativen Steuerung dieses Vorganges beteiligt, und die Richtigkeit der Entscheidungen meines Gehirnes hängt dabei von dem Empfang und dem Aussenden von Tausenden von Nervenimpulsen, dem Erfassen und der Regulation von Kräften und Spannungsverhältnissen in verschiedenen Körperteilen ab.«
Es überrascht nicht, daß die meisten dieser jungen Männer ihre gewohnheitsmäßigen Kopfbewegungen nicht einfach durch den Versuch, sie nun zu unterlassen, zu ändern vermochten. Man kann gewohnheitsmäßige Bewegungsmuster nicht einfach ändern, indem man sich entscheidet, sie ab sofort auf eine andere Weise auszuführen. Der Mensch besitzt zwar potentielle Willensfreiheit, aber um wirklich frei handeln zu können, benötigt man bestimmte Prinzipien für den Gebrauch des Körpers, auf denen die Handlungen beruhen können.

Der Gebrauch des Kopfes

Von den 105 jungen Männern zeigten 104 diesen besonderen Gebrauch des Kopfes, bei dem der Schädel vom Hals aus nach hinten gezogen wird. Zunächst einmal muß man entscheiden, ob solch ein gewohnheitsmäßiger Gebrauch des Kopfes und des Halses überhaupt von Nachteil ist. Gehen wir einfach einmal davon aus, daß nach dem Alexander-Prinzip Abbildung 2a einen schlechten Gebrauch des Körpers darstellt. Im Grunde genommen ist es eine Geschmacksfrage, ob Menschen einen anderen Gebrauch bevorzugen als den von Alexander vorgeschlagenen – ob sie krank oder gesund sein wollen, ob sie lieber Schmerzen haben, als sich wohl zu fühlen.

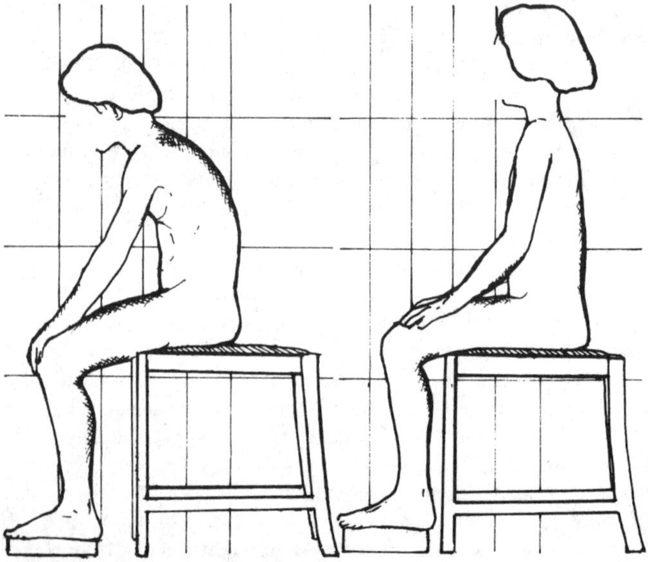

Abb. 2b, 2c. Zusammengesackter gegenüber harmonischem Gebrauch.

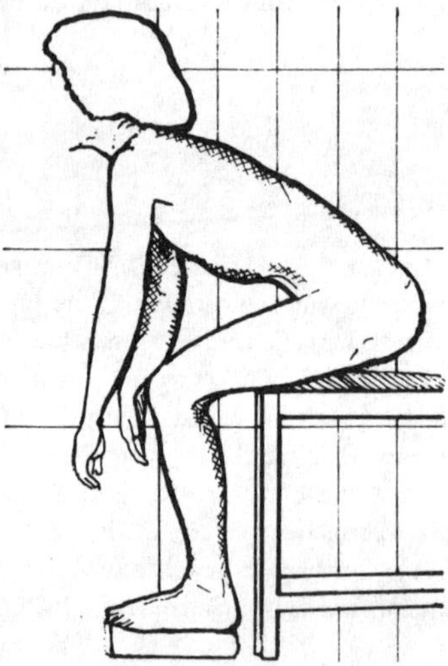

Abb. 2a. Kopf zurückgezogen, Körper nach vorne geschoben, Becken nach hinten geschoben wie in Abb. 17.

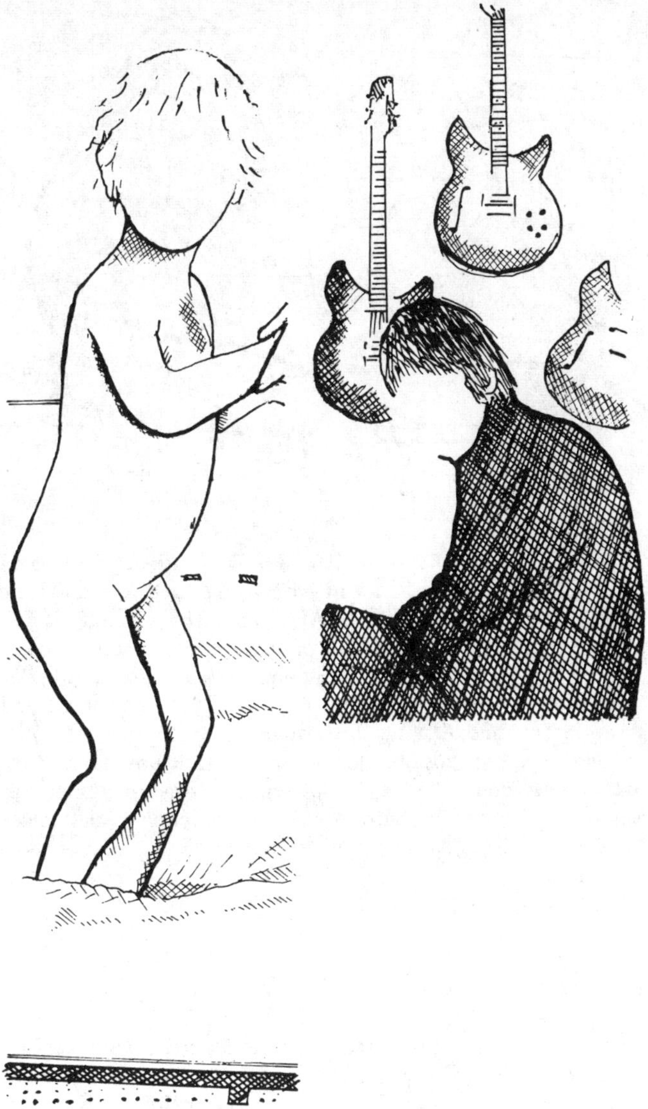

Abb. 3a, 3b. Munterkeit eines kleinen Kindes gegenüber der zusammengesackten Haltung eines Jugendlichen.

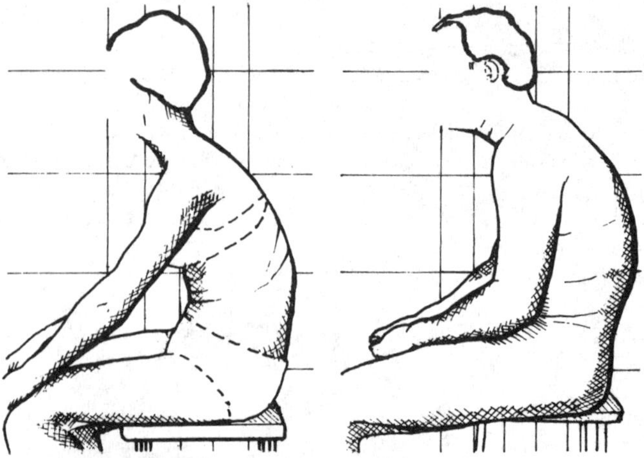

Abb. 4. Typische zusammengesackte Sitzhaltungen.

Für mich ist es offensichtlich, daß der Zustand des Kindes in Abbildung 2c besser ist als der in Abbildung 2b; daß Abbildung 21c (vgl. S. 57) besser aussieht als Abbildung 21a (vgl. S. 57); daß etwas fehlt, wenn Kinder nach ihrer Jugendzeit aussehen wie in Abbildung 3b, und daß die zusammengesackte Erscheinung der beiden Studenten in Abbildung 4 ästhetisch nicht schön ist und unter anderem ihre Atmung beeinträchtigt. Dennoch sind Zustandsbilder wie eine zusammengesackte Haltung und das Einziehen des Kopfes heute die Regel – daheim, in Klassenzimmern, in Hörsälen, im Theater, in Autos und im öffentlichen Verkehrswesen, und natürlich in Nervenkliniken, im Parlament und auch in den Kirchen.

Die sitzende Lebensweise

Kaum einer von uns verbringt mehr als eine Stunde am Stück, ohne sich zu setzen. Viele Menschen sitzen während ihres Arbeitstages mehr als daß sie sich bewegen, mit Ausnahme von jungen Kindern, die, sobald sie einmal laufen können, nur für kurze Zeit durch hohe Stühle oder Sitzgurte oder die Hände und Arme ihrer Mutter dazu gebracht werden können, still zu sitzen. Sobald das junge Kind wach ist, bewegt es sich und erkundet und kommuniziert instinktiv, bis es ermüdet oder bis es zu einer für die anderen bequemeren Ruhe gezwungen oder gemaßregelt wird. Solche Einschränkungen sind auch ein unweigerliches Merkmal des schulischen Lebens. Es kommt durchaus vor, daß ein noch wachsendes Kind stundenlang hinter der Schulbank sitzt, vielleicht in einer Klasse mit vierzig weiteren Kindern. Die meisten Kinder im Klassenzimmer sitzen krumm da, wobei sie das Gewicht ihres Rumpfes mit den Ellbogen und den Schultern abstützen. Damit hat die sitzende Lebensweise begonnen.

Wenn wir also einen so großen Teil des Lebens sitzend verbringen – und auch die meisten »Spitzen«-Männer und -Frauen in der Regierung, der Industrie, der Medizin, der Musik, im Rechtswesen und im Erziehungswesen usw. haben viele Jahre sitzend verbracht, als sie sich auf ihren Beruf vorbereiteten –, dann sollte es doch wichtig sein, wie wir unseren Körper in diese Haltung bringen.

Das Hinsetzen

Wie setzen wir uns eigentlich hin? Wie das Beispiel der 105 Männer zeigt, und wie Studien aller Altersgruppen von der Pubertät aufwärts bestätigen, ziehen über 99 Prozent von uns beim Hinsetzen und beim Aufstehen den Schädel nach hinten und zum Hals hin. Meistens sind wir uns – Schauspieler oder Tänzer ausgenommen – relativ wenig bewußt, wie wir unseren Körper bei den täglichen Aktivitäten gebrauchen. Wenn wir uns hinsetzen wollen, gehen wir meistens auf den nächsten freien Sitzplatz zu, taxieren kurz die Höhe der Sitzfläche und pflanzen das Hinterteil ohne weitere Umschweife auf den Sitz, dabei weichen wir anderen Leuten und irgendwelchen Hindernissen aus und entblößen nicht allzuviel von den Beinen. Bei diesem Vorgang wird der Kopf meist nach hinten gezogen und das Rückgrat gebeugt. Hat man sich dann auf den Sitz niedergelassen, rutscht und schiebt man ein wenig hin und her, um die Falten und Knitter in der Kleidung zu glätten, und dann darf der Körper in sich zusammensinken, während der Kopf und der Hals in einer Position gehalten werden, die sozialen Kontakt oder Lesen oder Schreiben ermöglicht. Häufig werden die Arme oder Schultern als Streben gebraucht, um den zusammengesackten Körper seitlich abzustützen. Beim Essen weist das Gesicht nach unten zum Teller hin. Zum Fernsehen sackt der Körper, sobald die erste Hypnose eingetreten ist, in die tiefste noch mögliche Lage, aus der die Augen noch aus ihren Höhlen schauen können. Es ist ein Wunder, daß Menschen das alles überleben; es ist eine Tragödie, daß sie es wirklich nicht besser wissen, wenn ihre Körper zu schreien beginnen »genug, genug«. Sie sind in ihren Gewohnheiten und in ihren sozialen Verpflichtungen gefangen.

Verkrümmung des Halses

Das Hinsetzen wurde zuerst behandelt, weil wir zuviel Zeit sitzend verbringen und weil eine schlechte Haltung in dieser Position so besonders offensichtlich ist. In jener Zeit, als Alexander seine eigenen Kopfbewegungen und seine Haltung beim Sprechen untersuchte, waren Haltungsschäden insgesamt noch nicht so weit verbreitet wie heute, obwohl die Abbildungen 5a und 5b nur allzu deutlich zeigen, wie kraß falsch Kopfhaltungen sein können. Wenn man die Gestalt des Zahnarztes in Abbildung 6 betrachtet und auf die Haltung seines Kopfes und seines Halses achtet, wenn er sich über Patienten beugt, kann man erkennen, daß sich seine schlechte Haltung daraus ergibt, daß sein Hals nach vorne fällt und der obere Rücken zu einem Bogen verkrümmt ist. Diese Haltung läßt sich mit Hilfe einer Hand und eines Handgelenks (Abb. 7a) darstellen. Das Nach-vorne-Fallen des Handgelenkes entspricht dem Nach-vorne-Fallen des Halses, dies ist am Schädel in Abbildung 7b zu erkennen. Noch deutlicher vielleicht ist es auf Röntgenaufnahmen

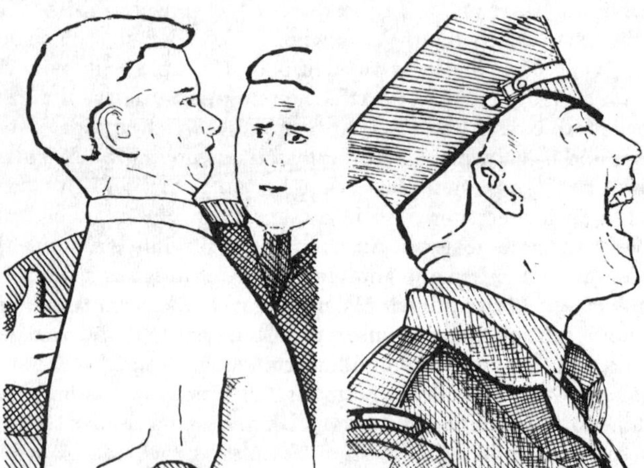

Abb. 5. Zwei Beispiele für das Zurückziehen des Kopfes.

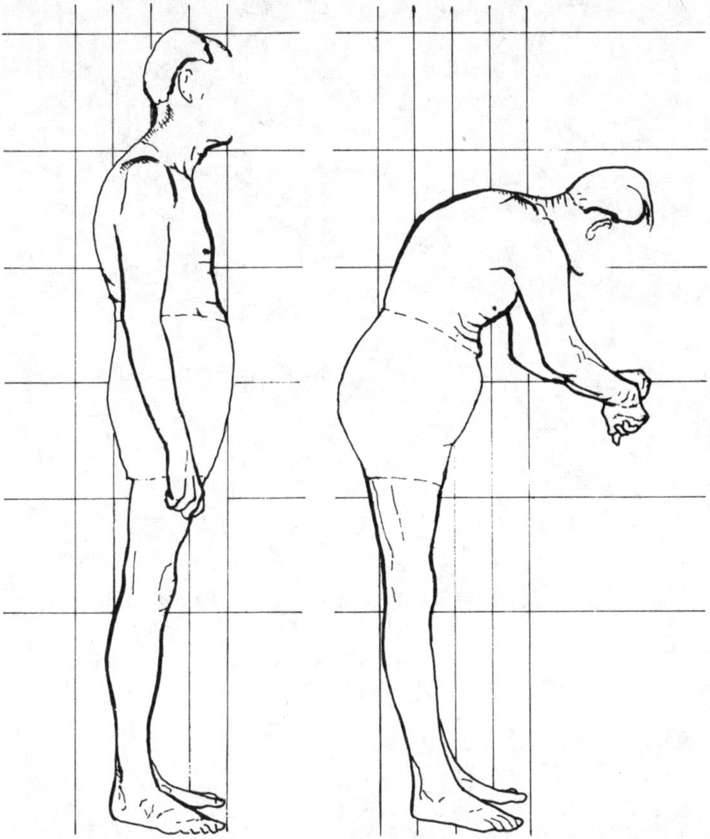

Abb. 6. Zahnarztbuckel, der durch die jahrelange gebeugte Haltung über Patienten und ein Zurückziehen des Kopfes verursacht wird.

vom Hals zu sehen (Abb. 8a und Abb. 8b). Es gibt unzählige Spielarten, wie Muskeln gebraucht werden können; zunächst sollen jedoch die häufigsten Formen von schlechten Haltungen behandelt werden. Denn in unserem Kulturkreis ist das Zurückziehen des Kopfes nach hinten und unten fast die Regel.
Wozu führt nun diese Verkrümmung des Halses und des oberen Rückens? Bei dieser Haltung bildet sich allmählich am Ansatzpunkt des Halses ein bleibender »Buckel« aus, und der übrige Körper gleicht das mit einer ungünstigen Haltung aus, um das Gleichgewicht zu wahren. Durch den verkrümmten Hals wandert

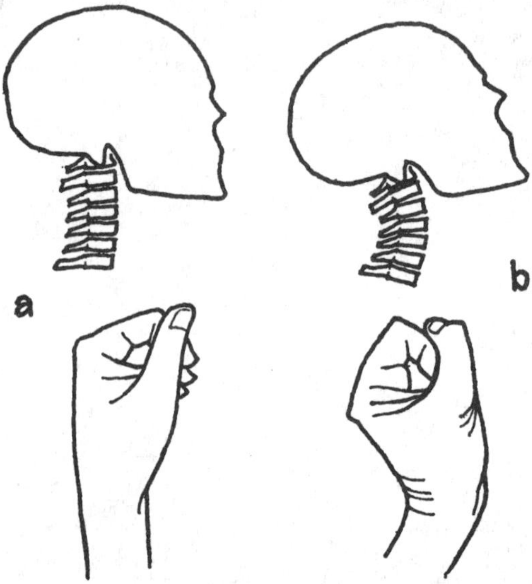

Abb. 7.

die Mitte des Rückens nach vorne und bildet das Hohlkreuz (Abb. 9), das bei einigen farbigen Menschen sehr ausgeprägt ist, und das Heilgymnastinnen so vergeblich bei Schulkindern zu korrigieren versuchen (Abb. 10). Die weit verbreiteten Rückenschmerzen

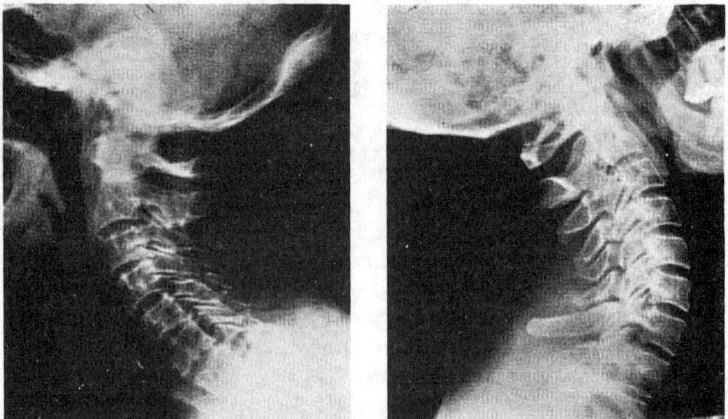

Abb. 8a, 8b. Röntgenaufnahmen von zurückgezogenen Köpfen und einem ständig zu sehr nach vorne durchgebeugten Hals, wie in Abb. 2a.

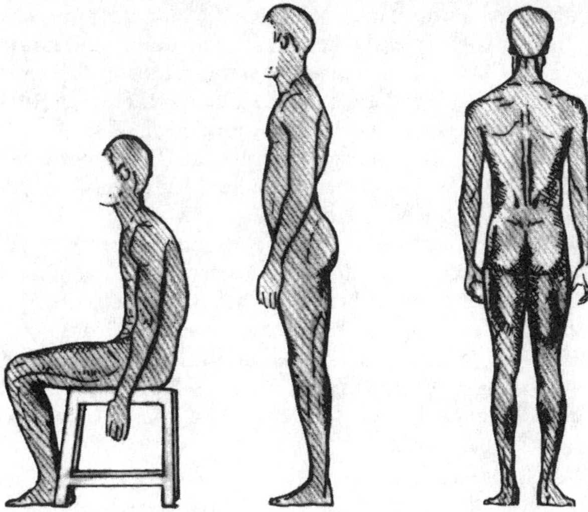

Abb. 9. Sportler mit zusammengesackter Rückenhaltung beim Sitzen und einem zu starken Hohlkreuz beim Stehen; zu starke Spannung der Rückenmuskeln.

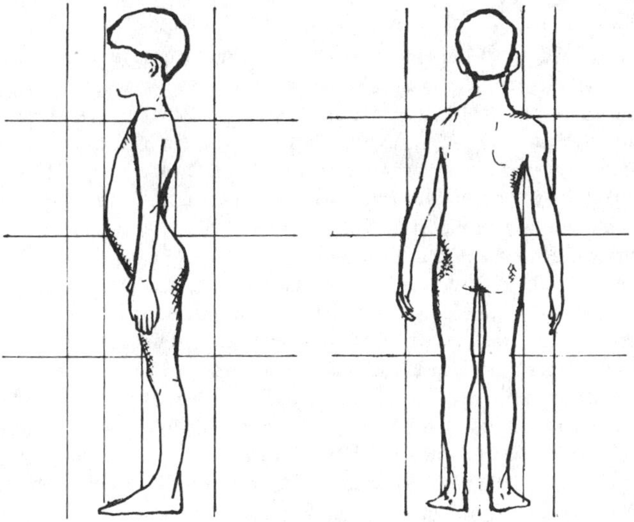

Abb. 10. Hohlkreuz bei Schulkind. Beachten Sie die Verbiegung des Halses des Jungen (siehe auch Röntgenaufnahme Abb. 38).

(vom Hexenschuß bei Hausfrauen bis hin zum ausgesprochenen Bandscheibenvorfall) lassen sich nicht allein durch gezielte Arbeit im unteren Rückenbereich ausreichend behandeln. In den allermeisten Fällen entsteht die schlechte Haltung des unteren Rückens aus einer schlechten Haltung im Schulterbereich. Daraus folgt, daß eine wirksame Stabilisierung des unteren Rückenbereichs nur möglich ist, wenn die schlechte Haltung des oberen Rückens korrigiert wird (siehe auch Abb. 42f, S. 178–179).

Als Alexander seinerzeit die falsche Haltung seines Kopfes und seines Halses entdeckte, beobachtete er ein Phänomen, das eine viel weiterreichende Tragweite hatte, als nur sein eigenes Sprechverhalten zu beeinflussen. Er entdeckte eine Störung, die den grundlegenden Aufbau des Körpers betrifft und er machte die Korrektur dieser Störung zur Grundlage seines Prinzips, demzufolge der Gebrauch des Körpers seine Funktionsweise bestimmt.

Was ist ein Prinzip?

In diesem Buch ist vom Alexander-*Prinzip,* die Rede, und deshalb mag eine Äußerung von Gilbert Ryle darüber, was in diesem Zusammenhang allgemein unter einem Prinzip zu verstehen ist, angebracht sein[3]. Gilbert Ryle schrieb:

»Eine Frage ist dann eine prinzipielle Frage, wenn sie wichtiger ist als die meisten übrigen Fragen. Die relative Bedeutung von Fragen läßt sich etwa folgendermaßen erklären: Wenn es, sobald die Antwort auf eine Frage gegeben wird, mit einem Mal klar wird, wie die Antworten auf einen *erweiterten Fragenkomplex* lauten (während die Antworten auf jede einzelne dieser anderen Fragen nicht in gleicher Weise die erste Frage klären), dann ist die erste Frage im Verhältnis zu den anderen eine *prinzipielle Frage.* Oder wenn sich bei einer Reihe von Fragen herausstellt, daß keine von ihnen beantwortet oder vielleicht nicht einmal deutlich formuliert werden könnte, bevor eine bestimmte, vorausgehende Frage beantwortet worden ist, dann ist diese vorausgegangene Frage im Verhältnis zu ihnen eine prinzipielle Frage. Ein Prinzip ist einfach eine Frage, die einer Reihe von anderen Fragen logisch vorgeordnet oder von grundsätzlicher Bedeutung für sie ist. Es ist verlockend, aber es wäre verfrüht zu folgern, daß es eine einzige, allererste Frage gibt.«

Ich habe Ryle deshalb ausführlich zitiert, weil diese Textstelle für das Primat der »Primären Kontrolle« im Alexander-Prinzip von

Bedeutung ist. Die schlechte Haltung von Kopf und Hals ist nach Alexander grundlegend für schleche Haltungen anderer Körperteile. Die schlechte Haltung irgendeines anderen Körperteils kann nur nach einer Korrektur der schlechten Haltung von Kopf und Hals angemessen behandelt werden. Oder, mit den Worten von Ryle, »wenn sich bei einer Reihe von Problemen mit schlechten Körperhaltungen herausstellt, daß keine von ihnen behandelt oder vielleicht nicht einmal deutlich formuliert werden kann, bevor ein bestimmtes vorrangiges Problem behandelt worden ist, kann man die Notwendigkeit, dieses vorrangige Problem zuerst zu beheben, als Prinzip bezeichnen«. Es sollte deutlich geworden sein, daß bei unserer Arbeit zuerst die *richtigen Fragen* über den Zustand des Körpers gestellt werden müssen, und danach müssen Antworten auf den erweiterten Bereich von Fragen gefunden werden, die sich daraus ergeben. Alexanders Entdeckung des schlechten Gebrauchs seiner Muskulatur beim Sprechen eröffnete genau einen solchen erweiterten Fragenkomplex.

Der Buckel

Für die meisten Körperteile gibt es zwei Bezeichnungen – eine alltägliche, allgemein verwendete und eine oder eine Gruppe von anatomischen Bezeichnungen. Zum Beispiel versteht man ohne weiteres die Begriffe »Ellbogen« oder »Handgelenk« oder »Schultern«, obwohl sie als anatomische Bereiche nicht sehr klar definiert sind: Das Handgelenk ist für die meisten Leute eine vage Region zwischen der Hand und dem Unterarm, die man sich leicht verstaucht; die Schulter stellt man sich manchmal als das Schulterblatt oder als den obersten Teil des Oberarms oder als das eigentliche Schultergelenk vor. Das gleiche gilt für die meisten anderen allgemeinen Körperbezeichnungen – das Knie, der Bauch, die Brust, der Rücken, der Nacken und so weiter – und für die meisten Belange kommen wir mit diesen vagen Bezeichnungen auch ganz gut zurecht und wären ohne sie verloren.
Es ist erstaunlich, daß es für die meisten Bereiche des Körpers, die für die Alexander-Methode wichtig sind, keine allgemein gebräuchlichen Namen gibt. Meine Aufgabe, den Gebrauch des Körpers zu beschreiben, wäre erheblich einfacher, wenn es für die Region, in der Alexander zuerst elementare Haltungsschäden entdeckte, einen allgemein anerkannten Begriff gäbe, für eine

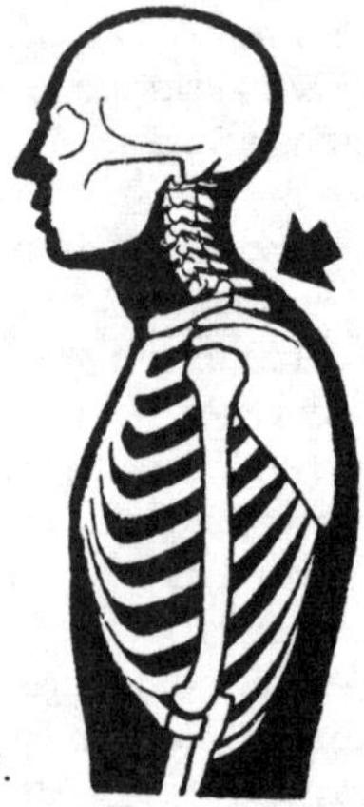

Abb. 11.

Region, die wahrhaftig ein zentraler Ansatzpunkt für verschiedene Muskeln ist.

Es handelt sich hierbei um jene, in welcher der Nacken in den oberen Teil des Rückens übergeht. Bei allen Menschen ist diese Region markant, weil sich hier die Form der Halswirbel ändert und die Wirbeldorne deutlich hervortreten. Abbildung 11 zeigt sie im

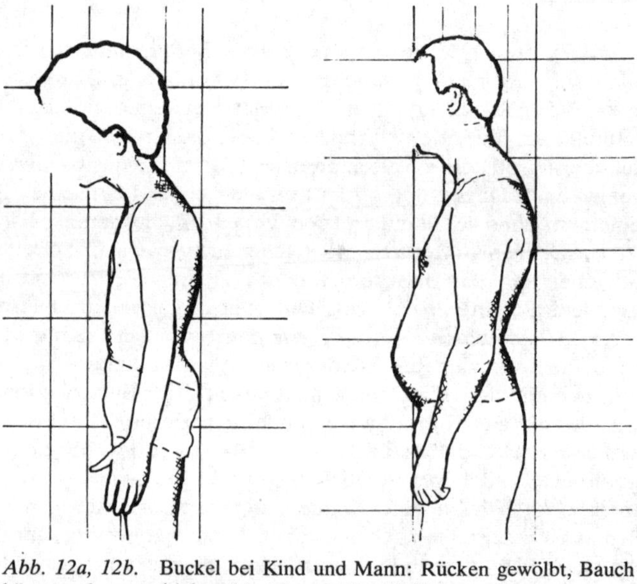

Abb. 12a, 12b. Buckel bei Kind und Mann: Rücken gewölbt, Bauch hängt nach vorne (siehe Abb. 16 und Abb. 42e).

Profil, und die Abbildungen 12a und 12b zeigen diese Region bei einem jungen Kind und einem Mann im mittleren Alter.

Die ganze Region am unteren Ende des Halses, sowohl hinten als auch vorne, ist ein richtiggehender Knotenpunkt muskulärer Koordination. Gerade hier üben die am stärksten von der Fehlentwicklung betroffenen Körperteile – Schultern und Oberarme – ihren schädigenden Einfluß während unserer vielen Aktivitäten aus. Hier bewirken verschiedene Formen falschen Atmens, daß sich die tiefergelegenen Hals- und die oberen Rippenmuskeln übermäßig verkrampfen. An dieser Stelle erfordern die Mechanismen beim Sprechen und Schlucken eine ziemlich gute Haltung der Wirbelsäule, wenn die Speiseröhre, die Luftröhre und die zugehörigen Stimmorgane gut funktionieren sollen. Nahe an diesem Bereich führen sehr wichtige und komplizierte Blutgefäße und Nerven vorbei, und zwar Blutgefäße zum untersten Teil des Gehirns, Nervenganglien, die Atmung, Herzschlag und Blutdruck beeinflussen, sowie Nervenausgangspunkte, die mit zunehmendem Alter immer mehr Gefahr laufen, zusammengedrückt zu werden. In diesem Bereich werden 85 Prozent der Leser und Leserinnen dieses Buches, wenn sie 55 geworden sind (und viele noch weitaus früher), Arthritis haben, und von diesem Bereich aus muß der Kopf – der Körperteil, der Träger der wichtigsten Sinnesorgane des Menschen, nämlich der Organe für das Sehen, Hören, Schmecken, Riechen und den Gleichgewichtssinn, ist – sowohl in Ruhe als auch in der Bewegung koordiniert werden.

Und es ist diese Region, in der Haltungsschäden am häufigsten beginnen. An dieser Stelle müssen wir auch ansetzen, wenn wir die mannigfaltigen Formen schlechter Haltungen des übrigen Körpers korrigieren wollen. In Begriffen des Alexander-Prinzips ausgedrückt: erst wenn diese zentralen Haltungsschäden behandelt sind, können Lösungen für umfangreichere Probleme gefunden werden.

In der Vergangenheit wurde der Buckel als eine träge, unbewegliche muskulöse Region angesehen, die nicht weiter interessant war, außer für Maler oder Kugelstoßer oder Perlenketten tragende ältere Damen; und dabei ist es in der Tat so, daß die Region des Buckels, wenn der Körper besser gebraucht wird, einfach Voraussetzungen schafft, unter denen andere muskuläre Funktionen reibungslos ablaufen können.

Wie kommt es zu einem Buckel? Die knappe Antwort lautet: durch übermäßige und ungleichmäßig verteilte Muskelspannungen. Die Körperkonstitution verändert sich allmählich durch einen gewohnheitsmäßigen Gebrauch des Körpers in einer bestimmten Weise. Der Gebrauch des Körpers bei Bewegungen und im

Ruhezustand hinterläßt sichtbare Spuren aller wichtigen Gewohnheiten, die im Laufe der Jahre entstanden sind. Bei den meisten Menschen ist der Buckel ein sichtbares Zeichen für einen lebenslangen schlechten Gebrauch des Körpers.

Das Phänomen, daß der Kopf zwischen die Schultern eingezogen wird, das zuerst von Alexander bemerkt wurde, ist ein Symptom für bereits bestehende Muskelspannungen und nicht etwa ihre Ursache. Alexander vermutete schlicht und einfach, daß alles gut werden würde, wenn Menschen nur aufhören könnten, bei jeder Reaktion ihren Kopf zurückzuziehen. Er bemühte sich gezielt darum, sich und seine Schüler darin zu schulen, gerade diese Bewegung zu unterlassen. Glücklicherweise enthielt diese Erkenntnis genügend Neues und Wahres, um ihm, den Alexander-Lehrern und seinen Schülern ein Leben lang weiter zu helfen. Diese Erkenntnis reichte aus, um die Funktionsweise seiner Anhänger nachhaltig zu verbessern. Sie reichte auch aus, um einige Mitglieder der Ärzteschaft und Erzieher und andere Akademiker zu verärgern, weil sie sich nicht im klaren waren, was Alexander eigentlich machte. H. G. Wells nannte seine Übungen verständnislos »herumschwanen«, andere bezeichneten es als Quacksalberei und waren überrascht, daß Menschen vom Kaliber eines Professors Dewey, Professor Raimond Dart, Erzbischof Temple, Stafford Cripps und eine große Anzahl von Ärzten so begeisterte Anhänger von Alexander sein konnten.

Obwohl die wesentlichen Merkmale des von Alexander vorgeschlagenen Körpergebrauchs beschrieben sind, war es unvermeidlich – und ist es noch immer –, daß sich einige Menschen in hoffnungslose Sackgassen verrannten, die als solche erst erkannt werden mußten, bevor andere bessere Wege beschritten werden konnten. In der Anfangsphase von Alexanders Arbeit mußten erst die Erkenntnisse der frühen Anatomen und Anthropologen überwunden werden, die sich mit dem Körpergleichgewicht und dem aufrechten Gang beschäftigt hatten. Im nächsten Kapitel müssen wir unsere Aufmerksamkeit eben diesen Problemen des Körpergleichgewichts und des aufrechten Ganges zuwenden.

3 Gleichgewicht

Unter all den Postkarten von Badestränden mit Busen und Popos gab es eine, die einen klapprigen alten Mann zeigte: unsicher und mit breitgespreizten Beinen steht im Sprechzimmer eines Arztes, hält sich an den Möbeln fest und sagt: »Nun, Herr Doktor, wie steh ich denn?«, und er erhält die unvermeidliche Antwort: »Ehrlich gesagt, ich kann's mir auch nicht erklären«. Wenn ich mir all die krummen Rücken, die verbogenen Wirbelsäulen, die steifen Becken und die hoffnungslos schwächlichen Beine und Füße anschaue, die in meine Praxis kommen, dann fällt es auch mir schwer, mir vorzustellen, wie diese Menschen es schaffen, überhaupt noch aufrecht zu gehen!

Dabei kommt es für die meisten Menschen gar nicht darauf an, ein ebenso perfektes Körpergleichgewicht wie ein Seiltänzer, ein Skischanzenspringer, ein Tänzer oder die Sicherheit eines Bergsteigers zu erlangen. Man kann sitzen, stehen und gehen, und die genannten, eine hochgradige Geschicklichkeit erfordernden Leistungen vollbringen und trotzdem eine unausgeglichene Körperhaltung haben. Die Eiskunstläuferin (Abbildung 13) vollbringt etwas, was den meisten Menschen unmöglich wäre. Sie verdient ihren Lebensunterhalt damit, daß sie sich nach hinten beugt und dann rückwärts Schlittschuh läuft, und dabei mit ihren Zähnen ein Taschentuch vom Eis aufhebt. Für diese und ähnliche Aktivitäten hat sie zweifellos ihre Körperkoordination extrem entwickelt, aber sie gebraucht ihren Körper nicht harmonisch. Eine eingehende Analyse der Photographien zeigt, daß ihr Brustkasten auf eine Körperseite hin verdreht ist, und zwar nicht nur, wenn sie sich beugt, sondern auch wenn sie stillsteht. Hätte sie beim Eislaufen nicht schließlich Rückenschmerzen bekommen, wäre ihr die unausgeglichene Haltung ihres Rückens völlig entgangen. Ihr Tanzlehrer, ihr Arzt und ihr orthopädischer Facharzt hatten die Verdrehung ebenfalls nicht bemerkt. Ihre Schmerzen hielten an, bis sie erkannte, wie sie ihren Rücken symmetrisch und harmonisch gebrauchen konnte. Wie die meisten Menschen ging auch diese Tänzerin davon aus, daß ihr Körper ein verläßliches Werkzeug ist, das seine eigene unbewußte »Weisheit« besitzt, und daß ihr Körper sich in einem harmonischen Zustand befindet, solange sie der Arbeit nachgehen konnte, für die sie ausgebildet war.

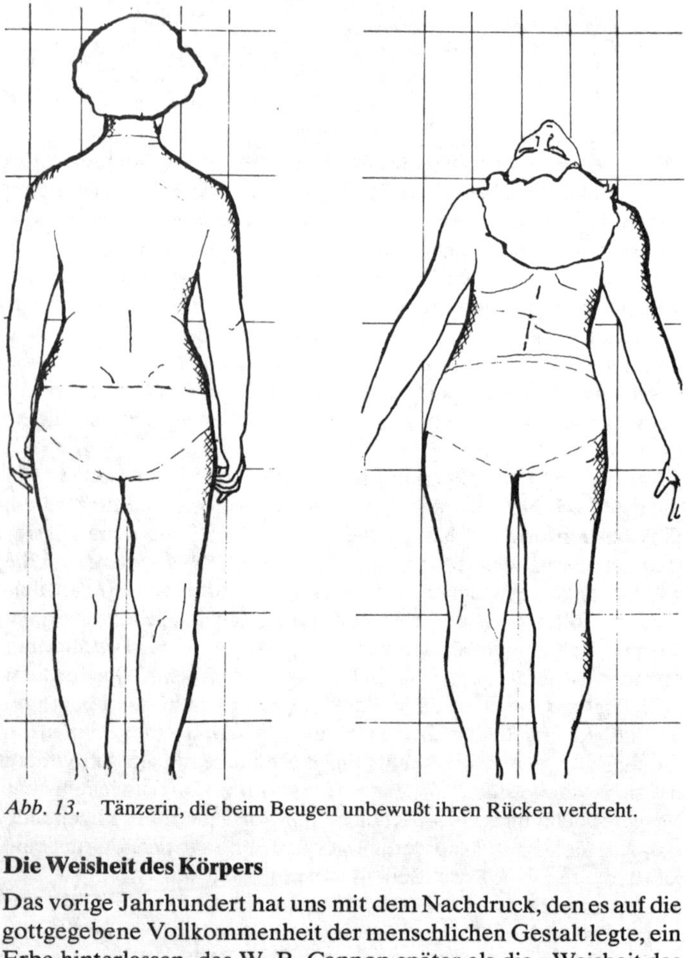

Abb. 13. Tänzerin, die beim Beugen unbewußt ihren Rücken verdreht.

Die Weisheit des Körpers

Das vorige Jahrhundert hat uns mit dem Nachdruck, den es auf die gottgegebene Vollkommenheit der menschlichen Gestalt legte, ein Erbe hinterlassen, das W. B. Cannon später als die »Weisheit des Körpers«[4] bezeichnete. Cannon behauptete, daß es im Körper bestimmte Gleichgewichtszustände gibt, die natürlich und normal sind, und zu denen der Körper nach Störungen und Streß aufgrund der ihm innewohnenden Weisheit zurückzukehren strebt. Diese »Weisheit des Körpers« sollte nicht nur für die muskuläre Koordination gelten, sondern auch für die Funktionen der Körperorgane. Krankheiten gehen dieser Analyse zufolge mit Störungen des Gleichgewichts von Körperzuständen einher – beispielsweise ist der Blutzuckerspiegel ständig erhöht, die Blase

ständig überfüllt, die Vitalkapazität der Lunge ständig verringert. Aus dieser Sichtweise muß die physiologische Weisheit des Körpers durch eine geeignete medizinische Behandlung und Versorgung wiederhergestellt werden, bis mit oder ohne Medikamente ein normaleres Ruhegleichgewicht aufrecht erhalten werden kann. Immer mehr Medikamente sind nötig, um den Blutdruck niedrig zu halten, damit das Herz regelmäßig schlägt oder damit der Schlaf erträglich bleibt. Ein psychisches »Ruhegleichgewicht« wird ebenfalls durch immer mehr Medikamente, die Angst und Depression beseitigen sollen, erreicht, oder durch die Kultivierung eines Nirwanazustandes bei Meditationen oder anderen spirituellen Übungen.
Inzwischen hat sich herausgestellt, daß es sich bei der vermeintlichen »Weisheit des Körpers« um einen Trugschluß handelt. Die zunehmende Abhängigkeit von therapeutischen Medikamenten – so vernünftig und klug sie auch verodnet werden – ist der Beweis dafür, daß die meisten Menschen ihre Körperweisheit verloren haben. Irgendwie ist die Sache mit der physiologischen Weisheit insgesamt fehlgeschlagen.
Nirgendwo ist dies deutlicher als bei den Mechanismen, die ein harmonisches Zusammenspiel von Muskeln bewirken, die dem gesamten Gebrauch des Körpers zugrunde liegen. In den vergangenen Jahren haben verdienstvoller Weise populärwissenschaftliche Bücher wie *Der nackte Affe* von Desmond Morris[5] auf die mechanischen Probleme aufmerksam gemacht, die durch die aufrechte Haltung des Menschen verursacht werden. Im neunzehnten Jahrhundert haben viele Anatomen dem aufrechten Gang und den mit ihm verbundenen Vorteilen unterschiedliche Bedeutungen beigemessen. Für einige von ihnen besaß der aufrechte Gang etwas Göttliches – »die majestätische Haltung, welche die Überlegenheit des Menschen über alle Geschöpfe der Erde verkündet«. Der »nackte Engel« statt des »nackten Affen«! Zu Beginn dieses Jahrhunderts glaubte man noch immer, daß das menschliche Rückgrat für den aufrechten Gang perfekt gestaltet, die Welt aber, in der wir leben, zu tadeln sei. Sir Arthur Keith[6], in den zwanziger Jahren eine Autorität auf dem Gebiet der Körperhaltung, meinte, Haltungsschäden würden durch »die monotonen und ermüdenden Haltungen, die die moderne Erziehung und die moderne Industrie mit sich bringen« verursacht.
Seit Mitte der zwanziger Jahre gelangte man in der neu entstandenen Disziplin der Orthopädie immer mehr zu der Auffassung, daß der Fehler nicht in der Umwelt des Menschen, sondern in seiner unvollkommenen Anpassung an diese liege. Der Mensch wurde

zunehmend als ein überzüchtetes Tier angesehen, mit Muskelgruppen, die ihm durch unnatürliche Haltungen enorm ungleichmäßige Belastungen auferlegen[7].
In der zweiten Hälfte dieses Jahrhunderts wandte sich ein neuer, Ergonomie genannter Forschungszweig dem Problem zu, wie man Maschinen an die Bedürfnisse von Menschen anpassen könnte. Stühle, Autos, Sitze, Betten, Schreibtische und alle Arten von komplizierten Maschinen wurden so konzipiert, daß sie den richtigen Ellbogenfreiraum und Platz für die Beine gaben; Pedale, Hebel und Kontrollschirme wurden in einer besseren Position angeordnet und Sitzen die richtige Dimension gegeben. Man hoffte, dadurch die Ermüdungen und Belastungen durch unnötige Bewegungen in unzweckmäßigen Körperhaltungen auf ein Minimum herabsetzen zu können.
Dem ergonomischen Ansatz fehlt jedoch ein geeignetes Konzept der muskulären Harmonie, und deshalb hat er auch nicht zu den erhofften Erfolgen geführt. Der arbeitende Mensch kommt noch immer müde nach Hause. Den größten Teil der Bevölkerung quälen oft unerträgliche Rückenschmerzen. 45 Prozent der Zahnärzte bekommen Rückenschmerzen und über 80 Prozent der Sekretärinnen Kopfschmerzen. Durch die besser konzipierten Arbeitsplätze wurde ihnen nicht wesentlich geholfen. Für den Gebrauch ihres Körpers muß eine neue Konzeption erstellt werden.
Die Körperhaltungen der Menschen daheim und am Arbeitsplatz sind heute noch genauso schlecht wie seit eh und je. Meine Zahlen über Jugendliche zeigen sogar eine Verschlechterung im Verlauf der letzten zwanzig Jahre. Selbst in der perfektesten Umwelt, die Arbeitswissenschaftler überhaupt entwickeln können, langt die »Weisheit des Körpers« offenbar nicht aus, um den Konflikt zwischen den Körperteilen, die für eine bestimmte Aufgabe benötigt werden und jenen, die für die allgemeinen Funktionen des Körpers gebraucht werden, auszugleichen. Schlechte Körperhaltungen gibt es auch in der heutigen Zeit, und ihre Häufigkeit nimmt sogar zu.

Anatomie des Lebendigen

Das Fehlen eines geeigneten Konzeptes muskulärer Harmonie hat seinen Ursprung im Sezierraum. Die Anatomie, wie sie an Leichnamen studiert wird, läßt die Komplexität eines schlechten Gebrauchs von Muskeln beim lebenden Menschen nicht erkennen.

Die funktionelle und anatomische Gleichheit der Muskeln eines jeden Mannes und einer jeden Frau läßt sich in der Tat im Sezierraum zweifelsfrei demonstrieren. Bis ins Detail lernen die Studenten die Namen und Reaktionsweisen von Hunderten von Muskeln, die an verschiedenen Hebelpunkten am gesamten Körper ansetzen. Aber dies ist die Anatomie von Toten, eine alles gleichmachende Anatomie.

Eine Anatomie des Lebendigen muß am lebenden Körper und an der unendlichen Vielfalt eines jeden von uns ansetzen. Der Fairness halber sollte anerkannt werden, daß die Arbeitswissenschaftler bereits die Notwendigkeit erkannt haben, die Muskelreaktionen von lebenden Menschen zu untersuchen. Aber leider haben sie als Norm Menschen gewählt, deren Körperhaltung schlecht ist. Ein großer Teil der Gegenstände, die von Arbeitswissenschaftlern entwickelt wurden, sind für Menschen mit schlechten Körperhaltungen konzipiert. Nur selten wird durch diese Gegenstände ein wirklich guter Körpergebrauch angeregt, und selbst dann nur in einem sehr oberflächlichen Sinn. Die Stenotypistin mag theoretisch gesehen auf einem perfekten Stuhl sitzen, aber ihre grundlegenden schlechten Gewohnheiten werden davon nicht berührt.

Die Anatomen und Arbeitswissenschaftler der Vergangenheit haben den Weg zu einem besseren Verständnis des Problems geebnet. Wir wissen heute, daß der Körper des Menschen nicht majestätisch oder göttlich ist. Der »nackte Affe« ist an die Stelle von Rousseaus »Edlem Wilden« und Wordsworths »Priester der Natur« getreten. Wir wissen heute, daß wir vor dem entwicklungsgeschichtlich entstandenen Problem stehen, die Entwicklungsmöglichkeiten eines intelligenten Engels mit den Impulsen eines jähzornigen Affens zu vereinigen.

Alexander wurde im letzten Viertel des neunzehnten Jahrhunderts geboren, und er wurde von der Auseinandersetzung um die Evolutionstheorie unmittelbar beeinflußt. Als Darwin und Huxley einen Angriff gegen das Erste Buch Genesis unternahmen, mußte der Mensch ihrer Evolutionstheorie noch immer mit dem Bild eines von Gott geschaffenen Menschen konkurrieren. Der Mensch durfte deshalb nicht einfach die tierische Natur des Affen besitzen, sondern mußte eine eigene Herrlichkeit und Anmut haben. Sein Körper mußte mit naturgegebenen Vorzügen und einer inneren Weisheit ausgestattet sein. So konnte sich Wordsworths »Priester der Natur« (»Der in seiner herrlichen Erscheinung/Auf seinem Weg Beachtung fand«) durchaus mit dem Bild des von Gott geschaffenen Menschen messen.

Es ist interessant, daß Alexanders erstes Buch den Titel *Man's Supreme Inheritance* (Das höchste Erbe des Menschen) trug. Zwangsläufig war auch er dem Glauben an eine grundlegende menschliche Vollkommenheit verhaftet, die erst durch eine Kombination von Umweltbelastungen und persönlicher Dummheit verloren geht. Zeit seines Lebens widmete er sich dem für ihn zentralen Problem, wie die biologische Ausstattung des Menschen mit an und für sich richtig funktionierenden Körperreflexen durch die »Sünde« eines schlechten Gebrauchs des Körpers (bedingt durch die überreizende Neuartigkeit der Umwelt) belastet wird. Bei dieser Sichtweise geht es folglich darum, ein System perfekter und an sich sinnvoller Reflexe wiederherzustellen, indem man lernt, irrtümlicherweise erworbene konditionierte Reflexe zu unterlassen, oder – mit den Worten eines zeitgenössischen Geistlichen – die »häßlichen Widersprüche in der wahren Natur des Menschen« zu versöhnen.

Die »herrliche Erscheinung« hat heute jedoch keinen Anlaß mehr, eine perfekte gottgegebene oder genetisch bedingte Natur als selbstverständlich anzunehmen – dies entspräche der Vorstellung von einer einzigen wahren menschlichen Gestalt, die allein der menschlichen Haltung gerecht würde. Wir haben keine »wahre Natur«, die von »häßlichen« Widersprüchen verstellt wird. Um zu erkennen und zu sein, was wir »wirklich« sind, müssen wir erst *herausfinden,* was wir sind, und wir müssen aus uns das machen, was wir sein sollen.

Dem Alexander-Prinzip zufolge haben wir eine Chance für eine neue persönliche Entwicklung, wenn wir den Gebrauch des Körpers verbessern. Es besteht kein Grund für die Annahme, daß man mit perfekten, aufeinander abgestimmten vorgeprägten natürlichen Reflexmustern geboren wird, und daß sich alles zum Guten wenden wird, wenn diese Reflexe nicht gestört werden. Der nächste Schritt in der menschlichen Entwicklung muß von jedem Einzelnen erlernt werden. *Die natürliche Selektion muß durch eine persönliche Entscheidung ersetzt werden.* Anstatt sich auf das zu verlassen, was die Umwelt durch natürliche Selektion aus den individuellen Möglichkeiten herausholen kann, stellt sich die Frage, was *wir* aus unseren eigenen Entwicklungsmöglichkeiten durch eine persönliche Entscheidung für einen bestimmten Lebenswandel herausholen können.

Für welche Körperhaltung sollen wir persönlich uns entscheiden?

Der aufrechte Gang

Die frühesten menschlichen Geschöpfe hatten einen kurzen Hals und einen ausgeprägten Buckel. Abbildung 14 zeigt im Diagramm die Entwicklung vom (a) Prokonsulus-Menschen vor zwei Millionen Jahren, zum (b) Peking-Menschen vor fünfhunderttausend Jahren, zum (c) Neanderthaler vor hunderttausend Jahren, zum (d) Mount-Carmel-Menschen vor vierzigtausend Jahren über den (e) modernen Menschen zu dem, was ich vielleicht als (f) den Alexander-Menschen bezeichnen möchte! Eine der auffallendsten Veränderungen ist der allmählich länger werdende Hals und das allmähliche Zurücktreten des »Buckels«. Bei dieser Entwicklung hat sich der Schwerpunkt des Körpergewichts rückwärts verlagert, und der Punkt der Schädelbalance (in den beiden Condylus occipitalis) ist nach hinten gerückt, bis er über dem Zentrum des Körperschwerpunktes liegt[8, 9].

Infolge dieser Entwicklung ist der Hals des modernen Menschen freier beweglich, aber leider gestattet ihm sein frei beweglicher Hals – obwohl er ihm mehr Spielraum gibt, um seinen Blick und seine Aufmerksamkeit umher und um sich herum schweifen zu lassen – auch, die Wirbel des Halses und des Rückgrates gegeneinander zu verschieben. Sein längerer Hals gibt ihm einen größeren Bewegungsspielraum, aber dies erlaubt es ihm auch, bestimmte Muskeln bei Tätigkeiten und in verschiedenen Körperhaltungen zu aktivieren, die eigentlich nicht beteiligt sein sollten. Beim Sprechen, Schlucken und selbst beim normalen Atmen sind häufig Muskelgruppen im Hals und im Bereich der Schultern beteiligt, die für diese Vorgänge unnötig sind. Das flexiblere Körpergleichgewicht, das eigentlich möglich sein sollte, wird nicht genutzt. In Wirklichkeit befinden sich die eigentlich freier verfügbaren Muskeln meist in einem ungünstigen Gleichgewichtszustand.*

Für jedes Individuum wird ein, nach den Prinzipien Alexanders harmonisches Körpergleichgewicht im Hinblick auf eine Optimierung der Funktionsweise ausgewählt. Warum gerade diese oder jene Haltung eine wirksame Funktionsweise ermöglichen soll, wird später behandelt. Zunächst einmal soll jedoch betrachtet

* Siehe Le Gros Clark, W., *The Antecedents of Man* (Edinburgh University Press 1959), in dem der Autor die Position der Condylii geometrisch berechnet und einen Schätzwert von 30 für den Pekingmenschen, von 40 für den Australopithekus und von 80 für den modernen Menschen gibt. Vgl. Campbell, B., *Entwicklung zum Menschen,* (Stuttgart, G. Fischer-Verlag 1979[2]), in dem der Autor die gleiche Entwicklung bei Primaten aufzeigt.

werden, worin sich diese Körperhaltung von der unterscheidet, die die meisten Menschen im Stehen einnehmen.
Als erstes ist an der Haltung, die Alexander entwickelte (Abb. 14f., S. 47) zu bemerken, daß im Vergleich zum modernen Menschen (Abb. 14e) die gesamte Wirbelsäule viel weiter hinten ruht. Eine senkrechte Linie verläuft vom Processus mastoideus durch den Trochanter am Oberschenkelknochen und etwas hinter dem Fußknöchel vorbei. Aber nicht allein das – die Hals- und Lendenwirbel sind, anstatt nach vorne und unten zu weisen, nach oben und hinten gerichtet. Nicht so stark, daß sie übermäßig beansprucht werden, aber doch so weit, daß sich übermäßige Muskelspannungen im Hals und im Kreuz lösen. Das hat zur Folge, daß junge Menschen ein wenig und ältere Menschen – die im Alter von fünfzig Jahren häufig fünf Zentimeter der Größe, die sie als Jugendliche hatten, verloren haben – erheblich größer werden.
Man kann auch sehen, daß die Knie leicht gebeugt gehalten und das Becken los gelassen wird, so daß das Schambein mehr nach vorne gerichtet ist. Die Geschlechtsorgane stehen ein wenig mehr vor, anstatt nach unten zu zeigen, was mit Spannungen in der Gesäßmuskulatur verbunden ist (»totes Becken«); dies geschieht

Abb. 14.

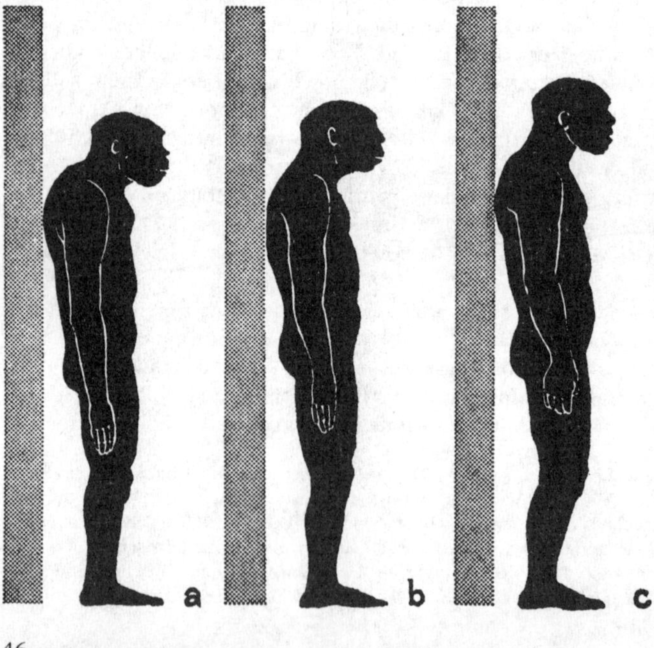

nicht durch ein Vorschieben des Beckens, sondern durch ein leichtes Vorkippen des Beckens vom Rückgrat aus im Bereich der Lendenwirbel.
Bei dieser ausgeglichenen Haltung wandern die Oberflächen der Zwischenwirbelgelenke eher leicht auseinander, anstatt zueinander hingezogen zu werden. Beim Körpergleichgewicht nach Alexander wird eigentlich versucht, für alle Körperteile – Schulterblätter, Schultern, Ellbogen und Hände, Hüften, Knie, Knöchel und Füße – eine Ruheposition zu finden, bei der alle Gelenkspalten etwas weiter werden. Die Neurophysiologen erkennen immer mehr, daß ein muskulärer Zustand dann als Gleichgewicht empfunden wird, wenn eine Muskel*dehnung* gespürt wird. Eine neu strukturierte »Weisheit des Körpers« wird begünstigt, wenn die Muskeln in dieser Weise gedehnt werden.
Die Abbildung 15 zeigt einen Patienten, der an Spannungskopfschmerzen litt. Es zeigt ihn bevor und nachdem er lernte das Alexander-Prinzip anzuwenden. Die Abbildungen 15a und 15b zeigen ihn im Profil, 15c und 15d zeigen eine zum gleichen Zeitpunkt aufgenommene Rückenansicht. Die offensichtlichste Veränderung ist, daß er größer geworden ist. Seine Schultern sind

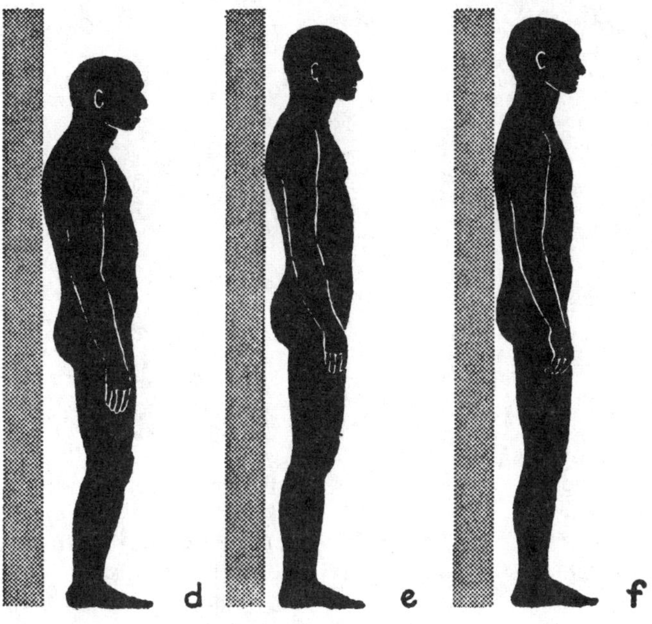

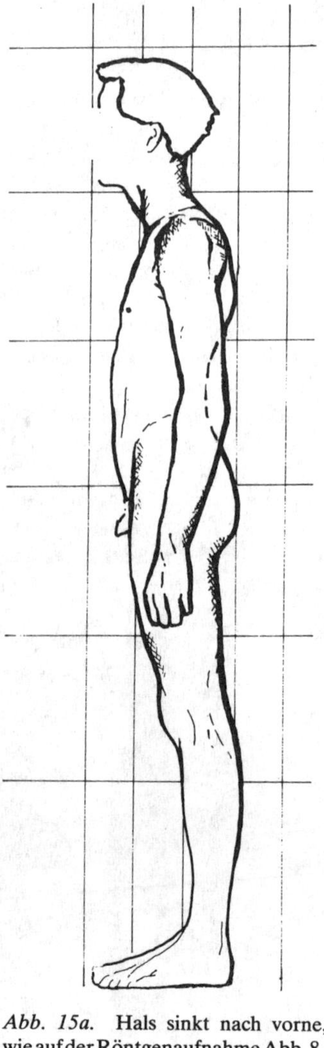

Abb. 15a. Hals sinkt nach vorne, wie auf der Röntgenaufnahme Abb. 8.

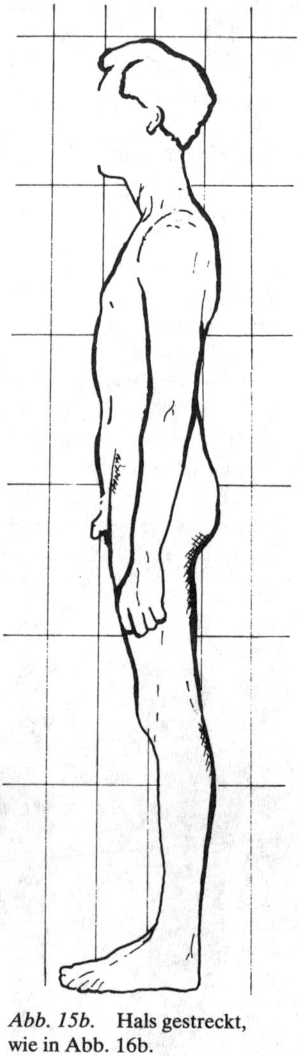

Abb. 15b. Hals gestreckt, wie in Abb. 16b.

breiter; die vorher kontrahierten, verkürzten Muskeln haben sich geweitet.

In der Abbildung 15a ist sein Gewicht nach vorne verlagert. Sein Hals hängt nach vorne und sein Rücken ist gebeugt. In 15b ist seine Rückenhaltung besser, obwohl er noch immer zu sehr gebeugt

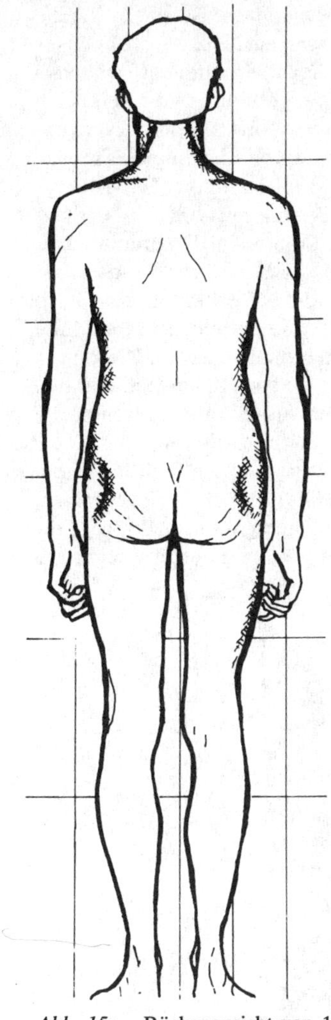

Abb. 15c. Rückenansicht von 15a. Man beachte die Spannung von Hals, Schultern und Gesäßmuskulatur.

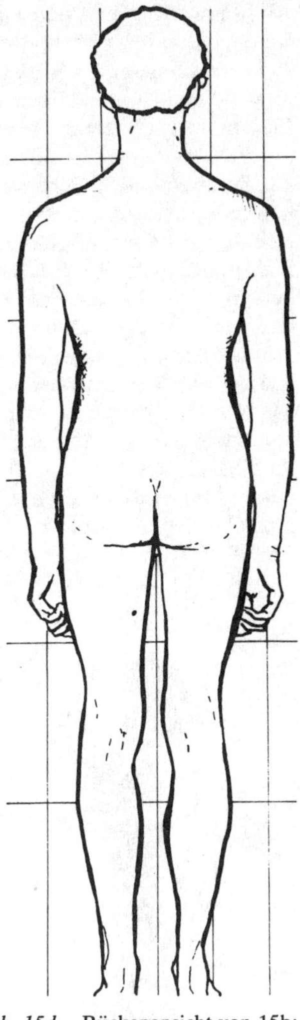

Abb. 15d. Rückenansicht von 15b; weniger Spannung im Hals, den Schultern und der Gesäßmuskulatur.

steht. Beobachten Sie das kleine Dreieck, das aus den Linien des Gitternetzes vor seiner Kehle gebildet wird, und beachten Sie, wie sich das Dreieck vergrößert hat, als sein Hals nach hinten gewandert ist.

Abbildung 15c zeigt den Patienten von hinten. Beachten Sie die Linien entlang der Muskelverspannungen am Nacken, die hochgezogenen verspannten Schultern und die angespannten Gesäßbakken mit den übermäßigen Grübchen. Abbildung 15d zeigt den Patienten, nachdem er gelernt hat, seine verkrampften Nackenmuskeln zu dehnen und die Schultern zu weiten. Seine Gesäßbakken sind jetzt nicht mehr zusammengekniffen, und er ist beträchtlich größer geworden – und frei von Spannungskopfschmerzen.
Abbildung 16 veranschaulicht diese Punkte im Diagramm. Der Hals in der Abbildung 16a ist nach unten gesunken und nach vorne gebeugt. Der Rücken ist gekrümmt und das Becken ist gekippt, so daß der Inhalt der Bauchöhle nach vorne rutscht. In Abbildung 16b wurde die Richtung der Körperdehnung skizziert. Die Linien weisen *aufwärts* und *nach hinten* und zwar sowohl am Hals als auch am Kreuz. Der Kopf wird nicht nach hinten und zwischen die Schultern gezogen. Die Schultern hängen nicht herab.
Abbildung 12b (vgl. S. 36) zeigt diese schlechten Haltungen bei einem Mann im mittleren Alter. Der Hals ist nach vorne gesunken. Der Rücken ist krumm, das Becken nach vorne gekippt. Das französische Wort für Becken – *bassin* – sollte daran erinnern, daß

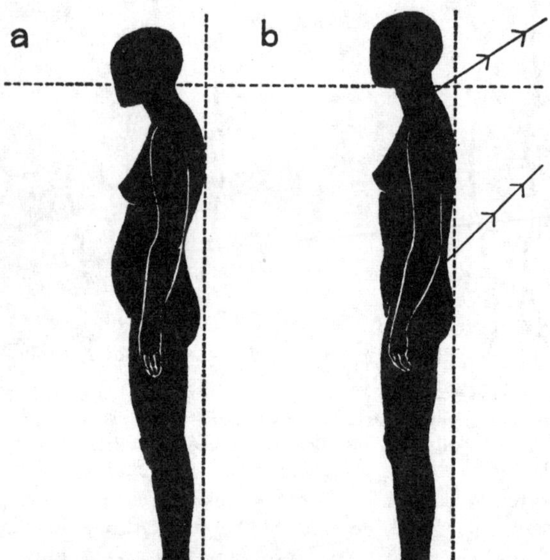

Abb. 16.

das Becken seine Form hat, um den Inhalt der Bauchhöhle aufzunehmen und nicht, daß es ihn über den vorderen Rand des »bassins« rutschen läßt.

Körpergleichgewicht im Sitzen

Die gleichen Grundsätze gelten für die sitzende Haltung. Im letzten Kapitel wurde erwähnt, daß die meisten Menschen den Kopf zwischen die Schultern ziehen, wenn sie sich setzen, und daß sie für gewöhnlich in der Abwärtsbewegung den Rücken krümmen und ihre Gesäßbacken nach hinten strecken. Es gibt natürlich auch die alternative Methode, den Körper hastig in einen bequemen Stuhl fallen zu lassen, mit einem zu einer Kugel gekrümmten Rücken, so daß die Gesäßbacken auf dem vorderen Teil des Sitzes landen und sich das Rückgrat entlang des übrigen Sitzes und an der Rückenlehne anschmiegt.

Aber beachten Sie, was passiert, wenn Sie sich langsam setzen. Und zwar sollten sich – die Hacken auseinander und mit nach innen gewendeten Zehen – die Kniescheiben langsam und beständig über die Spitze der Füße hinaus bewegen (und ungefähr auf den Punkt zwischen den großen Zeh und den zweiten Zeh zeigen). Während sich die Knie nach vorne bewegen, senkt der Körper sich allmählich.

An diesem Punkt (Abbildung 2a, vgl. S. 26) werden die meisten Menschen:

1. ihren Kopf nach hinten ziehen;
2. den unteren Teil des Brustkastens nach vorne schieben und
3. das Becken nach hinten ziehen (vgl. Abb. 17a).

Statt dessen sollte sich der Körper zwischen den beiden vertikalen Linien (Abb. 17b) nach unten bewegen. Das Becken sollte nicht zurückstoßen und der untere Brustkasten nicht nach vorne.*

Abhängig von der Höhe des Stuhles kann sich dann die Vertikalachse des Körpers nach hinten bewegen. Die meisten Menschen fürchten an diesem Punkt, daß sie ihr Gleichgewicht verlieren und nach hinten fallen, wenn sie sich weiterhin abwärts bewegen. Das wird jedoch nicht geschehen, vorausgesetzt, daß man nicht zuläßt, daß sich der Kopf nach hinten versteift. Vielmehr muß der Kopf

* Dieser Bewegungsablauf läßt sich vielleicht besser am Beispiel einer ähnlichen Bewegung des Rückens verstehen, wenn dieser an eine Wand gelehnt ist; beschrieben in Kap. 9, Abb. 46.

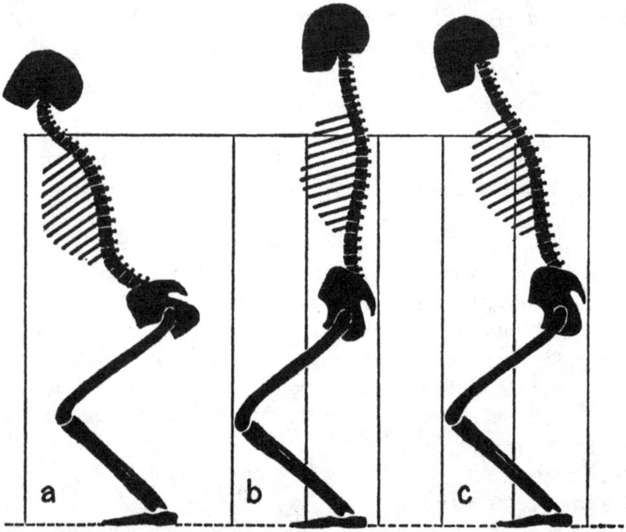

Abb. 17.

vom oberen Ende des Halses aus nach vorne geführt werden. Wenn der Körper völlig verkehrt gebraucht wurde, kann es gegebenenfalls erforderlich sein (Abb. 17c), die Hüfte weiter nach vorne zu führen. Diese Bewegung wird in Abbildung 18 gezeigt.
Den meisten Menschen fällt dies alles nun zunächst nicht sehr leicht, mit Ausnahme vielleicht von Studenten an Theater- und Sportinstituten, an denen sie sich detailliert mit der Körpermechanik auseinandersetzen müssen. Einer meiner Patienten faßte die meisten auftretenden Schwierigkeiten kurz und bündig in einer amüsanten Mitteilung zusammen. Er schrieb:
»Es scheint zwei Möglichkeiten zu geben, sich hinzusetzen – einmal sich einfach in einen Stuhl fallen zu lassen und dann die Form des Hinsetzens, bei der man jederzeit einhalten kann. Sie weisen darauf hin, daß es bei der zweiten Variante für gewöhnlich zu einer Veränderung der Position des Kopfes kommt, der nach hinten gezogen wird. Ich verstehe nun nicht, warum diese rückwärts gerichtete Bewegung des Kopfes stillschweigend mißbilligt wird. Beim Hinsetzen, das man willkürlich unterbrechen kann, bewahrt man das Körpergleichgewicht, bis sich der Hintern sicher auf dem Sitz befindet, und *das* bedeutet nach meiner bescheidenen Meinung doch, das Zentrum des Körperschwerpunktes vertikal über den Füßen zu halten. Wenn man Ihren Anweisungen folgt,

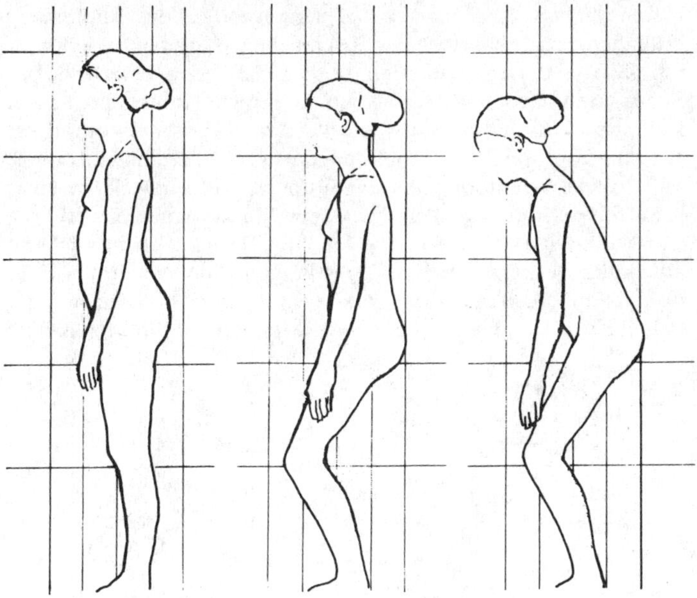

Abb. 18. »Mechanisch günstige Haltung« nach Alexander.

und den Kopf und den Rücken aufrecht und die Knie gebeugt hält, kommt das Becken über den Hacken nach unten und würde jedweden Stuhl hinter einem verfehlen.

Es scheint mir, daß man beim Hinsitzen drei Bewegungen kombiniert:

1. Die Knie beugen, um das Becken zu senken;
2. den Hintern nach hinten strecken, um ihn über den Stuhl zu bringen und
3. den Körper nach vorne beugen, um Punkt 2 auszugleichen.

Wenn man nun unter Punkt 3 den Kopf im Verhältnis zum Körper nach hinten bringt, sichert man sich mehrere Vorteile: Die normalerweise horizontale Sichtlinie wird viel weniger gestört, als wenn man die Nase zu Boden wendet, und man behält das Gesicht im normalen Blickwinkel zu seinen Mitmenschen.

Kurz und gut, es scheint mir also die trefflichsten Gründe zu geben, den Kopf beim kontrollierten Setzen im Gegensatz zum sich Fallenlassen nach hinten zu ziehen. Trotzdem bin ich völlig davon überzeugt, nachdem ich Sie auf Ihren Füßen stehend und auf einem Stuhl sitzend gesehen habe, daß Sie zweifellos »etwas zu bieten« haben. Aber ich kann keinen Grund für die Empfehlung erkennen, beim Hinsetzen den Kopf nicht nach hinten zu ziehen.« Ich konnte diesem Patienten zeigen, daß er in einer falschen Sitzposition landen würde, wenn er seinen Kopf beim Setzen ständig nach hinten zu seinen Schultern zieht, eine Sitzposition, bei der sein Kopf wie in den Abbildungen 4 (vgl. S. 28) und 50 (vgl. S. 188) zu den Schultern gezogen würde, was zur Entwicklung eines »Buckels« und den damit verbundenen Muskelspannungen führen würde, und daß sich durch eine derartige Bewegung sein Rückgrat allmählich verkürzen würde. Dies ist ganz ähnlich wie bei einer Perlenkette (Abb. 19a), die gerade ist, wenn man sie dehnt, aber sich in Kurven legt, wenn man sie verkürzt (Abb. 19b). Ich konnte

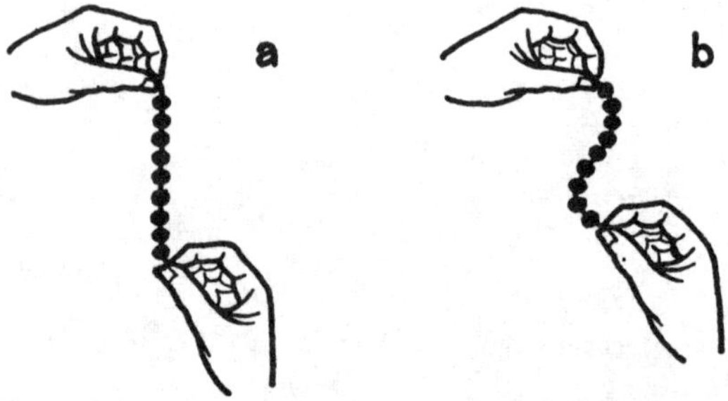

Abb. 19.

dem Patienten auch zeigen, daß er seinen »Hintern« in der von mir beschriebenen Weise vollkommen richtig plazieren kann, vorausgesetzt, daß er seine Knie weiter nach vorne bewegt und die Vertikalachse seines Körpers nach hinten wandern läßt, und daß es dann eine einfache Angelegenheit sei, sich nötigenfalls auf der Sitzfläche weiter zurückzusetzen.

Die ausgeglichene Haltung des Kopfes

Man sollte nicht meinen, daß eine Haltung des Kopfes, die Alexander als ausgeglichen bezeichnen würde, nur eine Frage des individuellen Geschmacks wäre. Nur wenige Anatomen und Physiologen dürften heute – zumindest in der Theorie – die zentrale Funktion der Haltung des Kopfes bestreiten, aber diejenigen Leser, die medizinische Laien sind, wird es vielleicht interessieren, daß sich im Innenohr der sogenannte Vestibulärapparat befindet, der uns einen großen Teil der Informationen über

das Körpergleichgewicht und über Kräfte, die auf den Körper wirken, vermittelt.
Der Vestibularapparat (Abb. 20) liegt im Schädel innerhalb des Processus mastoideus und registriert Veränderungen von Kräften, die sowohl vom Körper selber als auch von der Außenwelt her auf ihn einwirken. Wenn wir uns in Bewegung setzen oder in einer Bewegung innehalten, wenn wir uns irgendwo anlehnen oder einen Körperteil näher an einen anderen heranführen, dann erkennen wir mit Hilfe dieses Organs, was gerade geschieht. Der Vestibulärapparat verschafft uns weiterhin Informationen über die Stellung unseres Körpers im Raum und über die Art und Weise, wie sich unser Körper auf verschiedenen Flächen gegen die Schwerkraft hält, etwa die Füße auf dem Boden, unsere Gesäßbacken auf einer Sitzfläche oder unser Rücken beim Liegen.

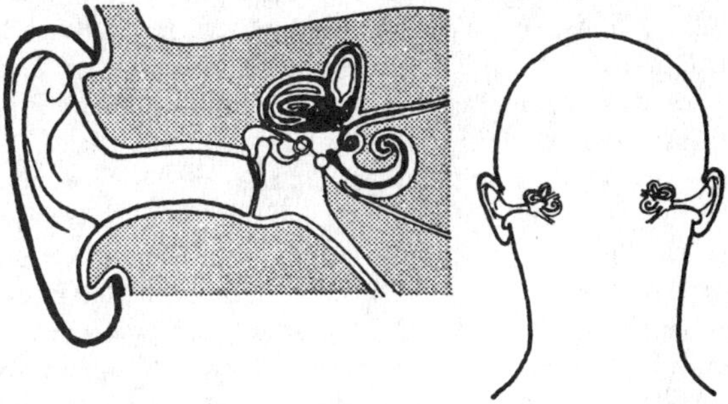

Abb. 20.

Der Vestibulärapparat leistet diese Arbeit mit Hilfe eines eingebauten Mechanismus, der wie eine Wasserwaage funktioniert, dem sogenannten »Labyrinth«. Die Namen der verschiedenen Teile dieses Organs sind nicht weiter wichtig; das Wesentliche an ihm sind Kammern, die rechtwinkelig zu den drei Achsen des Schädels angeordnet sind und in denen sich eine dickflüssige gallertartige Flüssigkeit befindet. Aus den Wänden der Kammern ragt eine gewisse Anzahl von Haaren in die Flüssigkeit heraus – die sogenannten »Maculae staticae«.
Wenn man den Körper in Bewegung setzt oder dreht, übt die Flüssigkeit in den Kammern durch ihre Trägheit Druck bzw. Zug auf die Haare aus, je nach der Position des Kopfes. Wegen ihrer Trägheit schwappt die Flüssigkeit auf und nieder und berührt dabei die sensiblen Haare. Die Körperhaltung in ihrem Verhältnis zur Schwerkraft wird *ununterbrochen* mit Hilfe dieser Haare der Maculae staticae überprüft. Dabei werden Informationen über die Position des Körpers in der Vertikalachse und der Längsachse

– oben/unten, rechts/links, vor/zurück – an das Gehirn übermittelt. Der Vestibularapparat informiert auch über eine Lateralbeschleunigung und ein Abbremsen des Körpers mittels der Empfindungen, die eine Verlagerung der gallertartigen Flüssigkeit verursacht. In einem symmetrisch ausbalancierten Kopf werden diese Sinnesleistungen exakter erbracht.
Neben dem Vestibulärapparat vermitteln die Augen ebenfalls ein Gefühl für die Körperhaltung und eine Linearbeschleunigung des Körpers. In der modernen Zivilisation werden die Augen jedoch häufig gesenkt, um zu lesen oder zu schreiben oder um eine manuelle Tätigkeit auszuführen. Dieses Senken der Augen führt sehr rasch zu einem gewohnheitsmäßigen Vorbeugen des Kopfes vom Buckel aus und häufig wird diese Haltung über einen längeren Zeitraum hinweg beibehalten. Das Resultat ist eine Tendenz, beim Aufschauen (siehe Abb. 42c, S. 178, Kap. 9) den Kopf nach hinten zu ziehen, und zwar zu dem Punkt, an dem der Hals in den Schädel tritt. Der Buckel im Schulterbereich bleibt erhalten und dadurch wird eine Haltung begünstigt, bei der der Kopf vom oberen Halsansatz aus nach hinten gezogen wird.
Eine korrekte, ausgeglichene Haltung des Kopfes im Ruhezustand, bei dem der Vestibulärapparat ausbalanciert ist, verschafft eine stabile Ausgangsposition, in der die wichtigsten Sinne – Augen, Mund, Nase und Ohren, – richtig arbeiten können. Doch allzu häufig wird die eigentlich vorrangige Position des Vestibulärapparates den Erfordernissen der übrigen Sinne untergeordnet – etwa denen der Augen, bestimmte Gegebenheiten scharf anzuschauen (oder sie auszublenden), denen der Ohren, bestimmte Töne aufzunehmen (oder sie herauszufiltern). Die ausgeglichene Haltung des Kopfes, die entwicklungsgeschichtlich nur mühsam erreicht wurde, wird in der modernen Welt durch den Ansturm von Sinnesreizen und durch die unablässige Begierde, mit den wichtigsten Sinnen Informationen aufzunehmen oder abzuweisen, beeinträchtigt. Eine ausgeglichene Haltung des Kopfes im Ruhezustand sollte allergrößte Priorität haben.

Die zusammengesackte Körperhaltung

Für die Art der Körperhaltung die Alexander vorschlägt, sollte also die ausgeglichene Position des Kopfes nicht beeinträchtigt werden, um eine normale Funktionsweise zu gewährleisten. Daraus folgt, daß man im Sitzen den Rücken nicht in sich zusammensacken lassen sollte (Abb. 21a), aber das ist vom

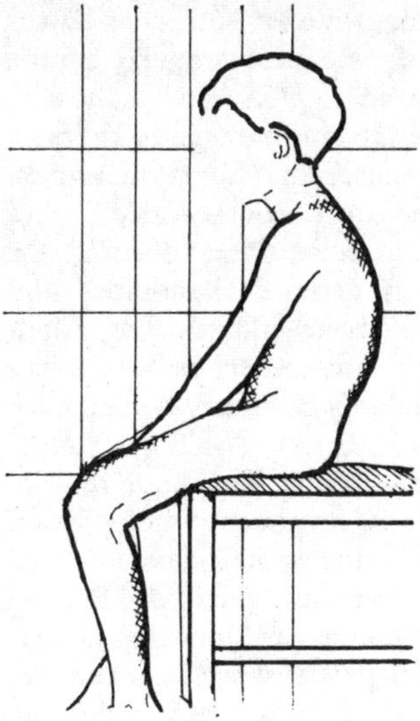

Abb. 21a. Zusammengesackt.

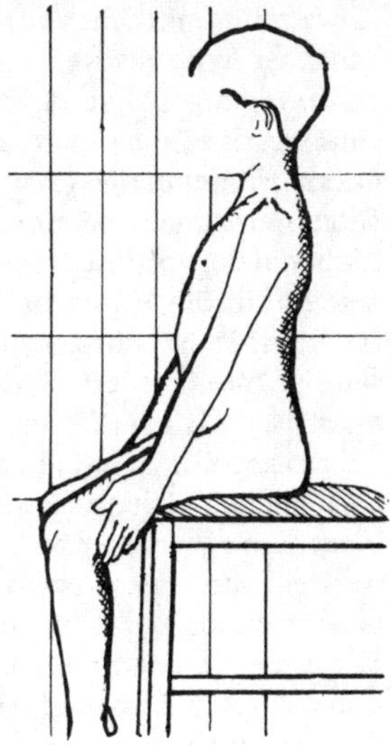

Abb. 21b. Zu gerade.

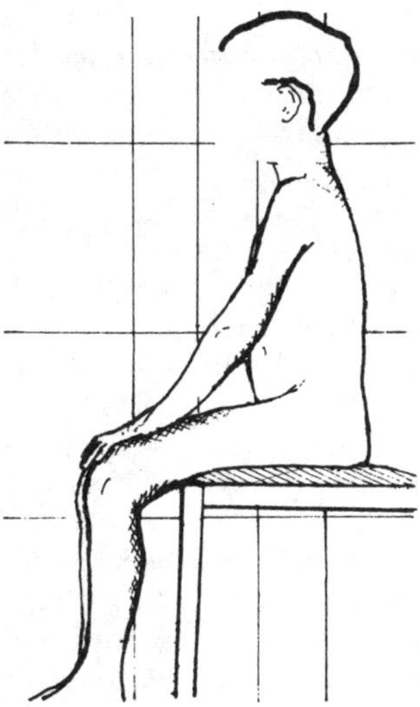

Abb. 21c. Harmonisch.

Zivilisationsmenschen recht viel verlangt. Vielen Menschen fällt es zunächst sehr schwer, beim Sitzen eine ausgewogene gerade Haltung beizubehalten. Die Forderung, den Körper zu dehnen, wird häufig falsch verstanden, nämlich als eine Notwendigkeit, sich übertrieben gerade (Abb. 21b) hinzusetzen, mit gekrümmtem Rücken und nach vorne geschobener Brust, wobei das Körpergewicht auf den Oberschenkeln anstatt auf den Sitzbeinhöckern – den beiden kleinen Knochenhöckern am hinteren Beckenrand – ruht. In Wahrheit ist eine richtige, ausgeglichene ruhende Körperhaltung (Abb. 21c) jedoch durchaus bequem und entspannend, und man fühlt sich in dieser Haltung bald wohl, wenn man sie sich einmal zur Gewohnheit gemacht hat.

Der Rücken sollte nicht nur wenn man gerade sitzt, sondern auch beim Essen nicht vom Schulterbereich aus nach vorne gebeugt werden, sondern vielmehr gestreckt gehalten und dann von den Hüftgelenken aus nach vorne geneigt werden, so daß das Becken zusammen mit dem übrigen Rücken bewegt wird. Auf diese Weise kommt es nicht zu einem übermäßigen Zusammensinken des übrigen Rückens, und auch der Rumpf als solcher sackt nicht nach vorne.

Im Zusammenhang mit dem stärker gedehnten Rumpf sollte man es vermeiden, die Knie beim Sitzen übereinander zu schlagen. Wenn es die sozialen Umstände erlauben und genügend Platz vorhanden ist, sollten die Knie auseinander zeigen. Die meisten Formen von Kreuzschmerzen werden durch diese Stellung der Knie wohltuend beeinflußt. Das gilt besonders für Menschen, die einer sitzenden Tätigkeit nachgehen und den ganzen Tag am Schreibtisch hocken.

Nachdem Sie sich gesetzt haben, ist es meistens am günstigsten, wenn Sie Ihr Becken auf der Sitzfläche weit nach hinten zur Lehne bringen; das gilt für fast alle Formen von Sitzgelegenheiten: im Kino, in Bussen, Zügen, auf Stühlen, an Tischen, und auch in Entspannungsstühlen – vorausgesetzt, daß für die Beine ausreichend Platz vorhanden ist. Bedauerlicherweise machen viele moderne Stühle und insbesondere jene mit einem ausgeprägten Bogen am Übergang von der Lehne zur eigentlichen Sitzfläche eine gute Körperhaltung fast unmöglich.

Das Fernsehen hat zu einer enormen Verschlechterung der Sitzhaltung von Kindern geführt. Aber ob es uns nun paßt oder nicht, wird das Fernsehen uns in der einen oder anderen Form erhalten bleiben. Eltern sollte es eigentlich nicht allzu schwer fallen, ihre Kinder aufzufordern, beim Fernsehen nicht in sich zusammengesackt und krumm dazusitzen. Wenn die Kinder

beispielsweise nach der Schule dafür zu müde sind, ist es für sie besser, sich beim Fernsehen im Rücken gut abgestützt hinzulegen, statt gebeugt dazusitzen.
Wenn man Kindern die von mir beschriebene ausgeglichene Sitzhaltung zeigt, können sie diese mühelos und ohne Anstrengung beibehalten und ermüden auch bei ihren Schularbeiten nicht so rasch. Doch ihre Umgebung verschwört sich dazu, ihnen eine schlechte Körperhaltung vorzumachen; dieser Einfluß wird noch näher im Kapitel über das »persönliche Wachstum« aufgezeigt.
Es mag zunächst so wirken, als ob eine ausgeglichene Körperhaltung ungeheuer anstrengend sei. Gewiß erfordert es eine gewisse Anstrengung, etwas zu lernen, was einem verloren gegangen ist. Aber die meisten Menschen finden diese Haltung so angenehm und bequem, nachdem sie sie einmal gelernt haben, so daß sie sie nicht wieder aufgeben wollen.

Die Weisheit des Körpers und die harmonische Körperhaltung

Aus diesem Kapitel läßt sich das Fazit ziehen, daß der Mensch nicht nur unzureichend für eine ausgeglichene Körperhaltung ausgestattet ist – unzureichend insofern, als sie sich nicht einfach von alleine ergibt –, sondern daß man in der Kindheit nicht dazu angeleitet wurde, von seinen persönlichen Vorbildern das Beste zu übernehmen. Für Sekretärinnen und Autofahrer wurden eine ganze Reihe von wissenschaftlichen Untersuchungen über das Design von Schreibtischen und Stühlen und Autositzen durchgeführt. Aber von ihnen wird wie von uns allen erwartet, daß sie wissen, wie sie das Beste aus dem Körper, den ihnen ihre Mama und ihr Papa mitgegeben haben, machen können. Diese Menschen mögen zwar neidische Blicke auf all die muskulösen und vollbusigen Körper werfen, die Bildschirme und Zeitungen schmücken, doch ihnen wurde nicht beigebracht, beim Anblick eines richtig und harmonisch sitzenden Beckens oder eines vernünftig sitzenden Kreuzbeines vor Neid zu erblassen. Es mag sein, daß diese Menschen die Tatsache zu würdigen wissen, daß ein Dressurreiter gut im Sattel sitzen muß, um sein Pferd mit einer Veränderung des Drucks seiner Gesäßbacken zu beherrschen. Aber eine verünftige harmonische Sitzposition erscheint in der untätigen Langeweile der Büros oder bei der abgestumpften zusammengesackten Haltung von Politikern auf ihren Parlamentsbänken und in ihren Komitees nicht besonders wichtig. Und selbst die berühmtesten

Sportler sind anscheinend beim Sitzen nicht gegen jene zusammengesackte Körperhaltung gefeit, die sie vorzeitig altern läßt und die schließlich ihre Möglichkeiten an einem Punkt zuschande macht, wo ihr Geschick und ihre Erfahrungen zu weiteren Erfolgen führen sollten.

Es mag vielleicht so aussehen, als ob auch der Gebrauch des Körpers, den Alexander vorschlägt, nur eine Fortsetzung all jener guten Ratschläge zur Körperhaltung ist, mit denen man seit Jahren in Heften über Leibeserziehung, in der Gesundheitsbewegung, der Mode und seit einiger Zeit auch in verwestlichten Meditationsformen überschwemmt wird. Aber bislang habe ich erst den Anfang einer sorgfältigen Analyse der persönlichsten und intimsten Körperregulationen im alltäglichen Leben beschrieben, eine Analyse, die Begriffe wie »der ganzheitliche Mensch« und »psychosomatische Integration« sinnvoll werden läßt.

Die weiteren Konsequenzen, die sich aus dem von Alexander vorgeschlagenen Gebrauch ergeben, machen eine Auseinandersetzung mit dem erforderlich, was unter einem Ruhezustand zu verstehen ist, und diesem Problem müssen wir uns im nächsten Kapitel zuwenden.

4 Ruhe

Wir alle haben in den vergangenen Jahrzehnten eine Zeit durchgemacht, die von enormen Veränderungen geprägt wurde, Veränderungen, die sowohl unsere Lebensform als auch unsere Lebensweise betroffen haben. In diesem Zeitraum hat auch das *Tempo* der Veränderungen, das bereits in der ersten Hälfte dieses Jahrhunderts schneller geworden ist, eine Geschwindigkeit bekommen, die in keinem Verhältnis zur früheren Evolution des Menschen steht. In fast allen Lebensbereichen werden die zwischenmenschlichen Beziehungen von Zeitmangel geprägt, von allzu vielen Dingen, die zu schnell besorgt werden, ohne daß für eine notwendige biologische Anpassung ausreichend Zeit vorhanden wäre. Niemand ist gegen diese Entwicklung gefeit. Frank Sinatra beschrieb diesen Zustand vor kurzem treffend, als er von dem »Bedürfnis eines jeden denkenden Menschen nach freier Zeit, in der er nach einem besseren Verständnis der enormen Veränderungen suchen kann, die gegenwärtig überall in der Welt stattfinden« sprach.

Unter diesen Bedingungen, denen die üblichen Phrasen vom »Zivilisationsstreß« kaum gerecht werden, wird eine Auseinandersetzung mit der Bedeutung von *Ruhe* lebenswichtig. Die Diagnose der Probleme, die sich dem Zivilisationsmenschen stellen, ist eigentlich gar nicht so neu. Im Grunde genommen hat jeder Mensch das Bedürfnis, eine physiologische Ausgeglichenheit in einer Welt zu finden, die weit von den Lebensbedingungen entfernt ist, die für eine natürliche, biologische Funktionsweise geeignet wären. Uns allen stellt sich das Problem, wie wir in einer verwirrenden und sich rasch wandelnden Welt leben können, ohne die physiologische Ausgeglichenheit und die Zufriedenheit im alltäglichen Leben zu verlieren. Diese »physiologische Ausgeglichenheit« ist nicht möglich ohne die Fähigkeit, einen ausgeglichenen, entspannten Ruhezustand als Gegenpol zu einem schlechten Allgemeinbefinden (und damit zur Krankheit) und zur Ermüdung zu finden, die ja bei den meisten Menschen auf eine streßerfüllte Aktivität folgen.

Seit einiger Zeit wird so getan, als ob die entscheidende Schlacht gegen Krankheit und einen schlechten Gesundheitszustand bereits gewonnen wäre, und es entsteht der Eindruck, als ob eine

Ausweitung der heutigen präventiven medizinischen Maßnahmen und Behandlungsmethoden die Gesundheitsfrage lösen könnten. Es ist einfach, stolzerfüllt auf das Sinken der Säuglingssterblichkeit und der Sterblichkeitsrate von Müttern, auf die therapeutische Beherrschung der meisten Infektionskrankheiten und die erheblich höhere Lebenserwartung im Vergleich zum letzten Jahrhundert zu verweisen. Aber es wäre naiv zu glauben, daß eine Zunahme der Körperlänge, ein erhöhtes Körpergewicht oder eine längere Lebensspanne als Beweis gelten könnten, daß der allgemeine Gesundheitszustand zufriedenstellend wäre. Bestimmte drastische Krankheitsformen wie Cholera, Pocken und Typhus sind in den westlichen Zivilisationen fast ausgerottet worden. Aber die weniger drastischen Zustände, die als »schlechter Allgemeinzustand« bezeichnet werden, sind uns in Form einer Abweichung vom normalen Gesundheitszustand und von einem ausgeglichenen körperlichen Ruhezustand erhalten geblieben. Erst allmählich bemüht sich die Ärzteschaft darum zu erklären, was denn eigentlich ein völlig gesundes Individuum von einem Menschen »ohne nachweisbare Krankheit« unterscheidet.

Als Voraussetzung für Gesundheit müssen sehr viele Bedingungen erfüllt sein; vollständige Gesundheit bleibt jedoch unmöglich, solange man angesichts von störenden Einflußfaktoren keinen ausgeglichenen körperlichen Ruhezustand erreichen kann. Und hier kommt das Alexander-Prinzip ins Spiel. Alexander hat als erster auf die strukturellen Bedingungen aufmerksam gemacht, unter denen eine ausgeglichene Körperharmonie möglich ist, im Gegensatz zu solchen, unter denen dieses einfach unmöglich sein muß. Alexander demonstrierte, wie die meisten Menschen dazu kommen, und wie ihnen sogar vorgemacht wird, sich so disharmonisch zu bewegen und zu reagieren, bis sie schließlich einfach nicht mehr erkennen können, wie schlecht sie mit sich umgehen und sich sogar einen anderen Gebrauch ihres Körpers nicht einmal mehr *wünschen,* wenn dieser ihren gewohnten sozialen Haltungen widerspricht. In diesem Zustand wissen wir gar nicht mehr, wie wir einen ausgeglichenen entspannten Ruhezustand erreichen können.

Die Körperhaltung

Leider ist es möglich, daß eine ausgeprägte schlechte Körperhaltung zunächst keine unmittelbare Auswirkung auf die physiologischen Funktionen hat, was die diversen bizarren Körperhaltungen

erklärt, die in bestimmten sozialen Situationen und Umgebungen als normal und angemessen gelten.
Es gibt kein einzelnes Kriterium dafür, was eine gute Körperhaltung ist; verschiedene Menschen verstehen darunter ganz verschiedene Dinge. Ein Unteroffizier auf dem Kasernenhof, ein Kindermädchen, ein Anthropologe, ein Tänzer, ein Gynäkologe, ein Bildhauer, ein Schauspieler, ein buddhistischer Mönch, sie und viele andere haben ihre ganz persönlichen Vorstellungen davon, was richtig ist. Ein Jugendlicher hält es vor allem für wichtig, sich einen typisch nachlässigen Gang zuzulegen. Und das Mannequin führt ihre Kleider mit grotesk nach vorne geschobenem Becken vor. Der Verkäufer und der Trinker in einer Stehkneipe entspannen sich stehend, mit dem Körpergewicht auf einem Bein verlagert. Die berufsmäßige Schönheitskönigin verbiegt ihren Rücken und streckt ihre Brust nach vorne und so weiter durch das gesamte Spektrum der Körpersprache, das als sozial angebracht und zweckmäßig gelten mag. Keine dieser Haltungen wäre für sich genommen allzu tragisch, wenn die Personen, die sie einnehmen, eine gewisse Vorstellung von einer normalen Haltung hätten, die sie dann wieder einnehmen könnten, wenn die unmittelbaren sozialen Anforderungen nicht mehr vorhanden sind. Aber diese verzerrten Haltungen werden für jede Person zur *Norm* und geben ihr ein »richtiges« Körpergefühl, und ein eigentlich harmonischer Gebrauch des Körpers wird als unnatürlich empfunden. Für kurze Zeit eingenommene Haltungen entwickeln sich allmählich zu gewohnheitsmäßigen Körperdispositionen. Rasch paßt sich der Körper an ein starres Korsett an, das künftige Leistungen und die Funktionsweise beträchtlich vorbestimmt.
Es ist deutlich, daß man sich nicht auf *soziale Kriterien* für einen guten Gebrauch verlassen kann. Die vielfältigen verschiedenen Möglichkeiten, den Körper zu gebrauchen, müssen an ihren Folgen für die physiologische Funktionsweise beurteilt werden. Zu jedem gegebenen Zeitpunkt gibt es viele alternative Möglichkeiten, wie der Körper mechanisch gebraucht werden kann, doch in jeder gegebenen Situation gibt es einen Gebrauch des Körpers, der als die beste Funktionsweise mit dem geringsten Verschleiß und der geringsten Anstrengung gelten muß, bei dem die Maschine am reibungslosesten läuft. Genauso gibt es einen Gebrauch, der zur Vergeudung von Kraft und zur vorzeitigen Ermüdung führt.
Viele Autoren haben bereits vor Alexander Überlegungen über die erstrebenswerte Leichtigkeit und Ökonomie im Auftreten angestellt. Schopenhauer[10] meinte, daß der Gebrauch des Körpers dann gut sei, wenn jede Bewegung und jede Haltung auf die

müheloseste, zweckmäßigste und bequemste Weise ausgeführt und eingenommen würde – »der rein zweckmäßige Ausdruck eines Vorsatzes, ohne Überflüssiges, was sich in ziellosen Bewegungen zeigen würde«. Leider ist die »müheloseste und bequemste Weise« nicht auch notwendigerweise physiologisch am zweckmäßigsten, obwohl sie vielleicht sozial angemessen und passend sein mag. Herbert Spencer[11] hatte vielleicht schon mehr recht, als er von »Bewegungen, die unter sparsamem Einsatz von Kraft ausgeführt und Haltungen, die mit ebensolcher Sparsamkeit eingenommen werden« sprach. Ähnlich schrieb Mark Aurel: »Der Körper sollte standfest und frei von allen Unebenheiten sein, sei es in Ruhe oder in Bewegung. Bei all dem sollte es keinerlei Geziertheit geben.« Thomas von Aquin meinte in seiner *Summa theologica,* ein guter Gebrauch des Körpers bestünde im »rechten Gleichmaß, denn die Sinne finden an gleichmäßigen Dingen Gefallen: Gefallen findet etwas dann, wenn der Ausführende den Eindruck vermitteln kann, daß er es mühelos macht«.

Gut und schön, aber was ist ein *müheloser Gebrauch* des Körpers? Wenn schlechte Bewegungs- oder Haltungsmuster ständig vorhanden sind und auch im Ruhezustand bestehen bleiben, hat man es mit einem alles bestimmenden Belastungszustand und einem schlechten Allgemeinzustand zu tun, die verhindern, daß das Leben so gelebt wird, wie es eigentlich gelebt werden sollte. Es ist eine Tatsache, daß die Mehrheit der Menschen gar nicht weiß, wie sie mit ihrem Körper einen entspannten muskulären Ruhezustand einnehmen kann. Wenn ein guter erholsamer Schlaf – das alte Heilmittel der Kindheit – nicht mehr die volle Spannkraft wiedergibt, versuchen diese Menschen, künstlichen Schlaf und künstliche Entspannung herbeizuführen. Die Drogen, die sie zur Lösung ihrer Muskelverspannungen einnehmen, rufen einen stumpfen Bewußtseinszustand hervor, der dem spottet, was das Leben sein sollte.

Dystonie

Der medizinische Begriff für ungleichmäßig verteilte Muskelspannungen ist »Dystonie«. Ich werde einen derartigen schlechten Gebrauch der Muskulatur als »dystonisches« Muster bezeichnen, um die Darstellung zu erleichtern.

Dystonische Muskelspannungen erzeugen und bewirken auf verschiedene Weise einen unausgeglichenen Ruhezustand des

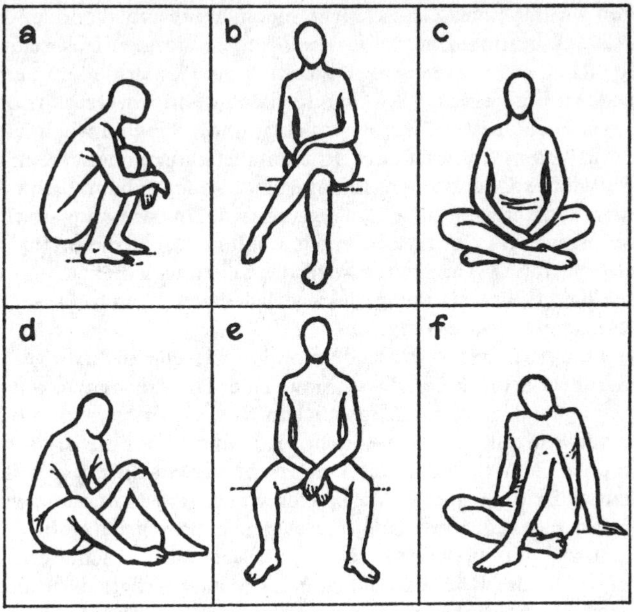

Abb. 22.

Körpers. Sie sind in den Positionen und Körperhaltungen besonders deutlich, die man einnimmt, wenn man sich nicht bewegt. Über tausend solcher Körperpositionen sind aufgezählt worden. Sie sind alle Variationen vom Sitzen, Liegen, Stehen und Knien. Für westliche Augen wirken einige von ihnen etwas ungewöhnlich; aber die Haltung des Rückens in der Hocke (Abb. 22a) und im Schneidersitz (Abb. 22c) ist viel besser als etwa bei den bekannten Haltungen von Jugendlichen (Abb. 22d und 22f). Abbildung 22e zeigt mit nicht übereinandergeschlagenen Beinen eine Haltung, die funktionell weitaus besser ist als die übliche mit übereinandergeschlagenen Beinen (Abb. 22b).
Dystonische Muskelspannungen entstehen ebenso durch die mechanischen Bewegungen, die wir alle tagtäglich ausführen, wenn wir uns selbst und Gegenstände unserer Umgebung bewegen: Beim Aufheben einer Gabel, eines Buches, einer Zeitung, eines Telefonhörers; wenn wir ein Geschirrtuch, eine offene Tür, einen Lichtschalter bewegen, einen Schaltknüppel, eine Münze, eine Busfahrkarte ... die Liste ist endlos. Zu einem dystonischen Gebrauch des Körpers kommt es beim Gehen und Laufen; wenn man springt, Hürden nimmt, schwimmt, etwas wirft oder tanzt;

wenn wir mit einem Golfschläger, einem Tennisschläger oder dem Taktstock ausholen, wenn wir ein Pferd reiten, den Bus nehmen oder Rad fahren; wenn wir in einem Dinghi kauern oder in einer Bücherei über einem Lehrbuch hocken; wenn wir Geschirr oder ein Nachschlagewerk aus einem Regal holen; wenn wir in einer Bar, in einem Geschäft oder im Fußballstadion stehen; wenn wir chirurgische Operationen, Laborarbeiten oder zahnärztliche Arbeiten ausführen; wenn wir in der Industrie, in der Landwirtschaft oder einfach im Garten körperlich arbeiten. Bei all diesen und bei vielen weiteren Tätigkeiten wird die Leistungsfähigkeit und die Anfälligkeit für Ermüdung unweigerlich davon beeinflußt, wie wir mit unserem Körper umgehen.

Bei allen Aktivitäten, die eine besondere Geschicklichkeit verlangen, führt die muskuläre Dystonie zu einer Unberechenbarkeit der Leistungen. Um nur den sportlichen Bereich zu erwähnen – die meisten Spitzentennisspielerinnen erfüllen nie ganz die Erwartungen, die sie zu Beginn ihrer Karriere versprachen. Sie haben einzelne Erfolge, aber häufig spielen sie ausgerechnet dann, wenn sich ihnen eine große Chance bietet ganz jämmerlich drauflos. Die meisten Tennisspielerinnen haben im Bereich der Schultern, im oberen Teil des Rückens und im Nacken ausgeprägte dystonische Muster, die bei Belastungen stärker werden. Im Verlauf des Spiels kann man beobachten, wie ihre Verspannungen zunehmen, und sie finden nicht mehr zu einem richtigen und ausgeglichenen Ruhezustand zurück.

Natürlich muß man sich inmitten eines jeden Spiels – und genauer genommen auch bei jeder Tätigkeit, die Aufmerksamkeit verlangt – auf die gegebene Angelegenheit konzentrieren. Aber Konzentration muß nicht unbedingt zu Dystonie führen. Uns stellen sich zwei Probleme:

1. wie gebrauchen wir unseren Körper nicht unzweckmäßig, wenn wir aktiv sind und
2. wie lösen wir die gerade entstandenen Muskelkontraktionen wieder, nachdem die Aktivität vorüber ist.

Eine korrekte Kontrolle der Muskulatur ist nur möglich, wenn wir Aktivitäten von einem richtigen harmonischen Ruhezustand aus beginnen und wenn wir wissen, wie wir zu einem solchen *stabilen* Ruhezustand der Muskeln zurückkehren (und ihn beibehalten) können, wenn der Bewegungsablauf abgeschlossen ist. In Alexanders Konzept für einen zweckmäßigen Gebrauch des Körpers ist auch das Bewußtsein für einen solchen stabilen Ruhezustand berücksichtigt.

Die Homöostase der Körperhaltung*

Vor ungefähr zwanzig Jahren empfahl ich den Begriff »Homöostase der Körperhaltung«[12], um damit den stabilen Zustand zu beschreiben, in dem sich der Körper in einem Gleichgewicht befindet. Die Homöostase der Körperhaltung beinhaltet ein kompliziertes und feines Zusammenspiel der Koordination und der Abstimmung der Muskeln im gesamten Körper, um den Körper einem harmonischen Zustand nahe zu bringen.

Das körperliche Gleichgewicht, das sich aus diesem Zusammenspiel ergibt, wird von Ärzten als ein »stabiler Ruhezustand« bezeichnet. In einem gesunden Menschen entsteht aus diesem Zusammenspiel von Muskeln ein ausgewogenes Ganzes: ein Jongleur, der eine Anzahl von Gegenständen auf einer Stange balanciert, hält sie in einem »stabilen Ruhezustand«. Um das Gleichgewicht um den zentralen Ruhepunkt herum aufrecht zu erhalten, muß Arbeit geleistet werden. Dieser zentrale Punkt ist nicht statisch. Um ihn herum kommt es zu Schwankungen mit kleineren oder größeren Abweichungen vom Nullpunkt. Das Gleichgewicht kann auf alle möglichen Arten erreicht werden, von denen viele ausgesprochen unrationell sind, mit zu großen Schwankungen um den zentralen Ruhepunkt.

Bei allen muskulären Aktivitäten gibt es solche Schwingungen. Wenn Sie sich in einem Spiegel betrachten, können Sie beobachten, daß Sie leicht hin und her schwanken. Dieses Phänomen ist deutlicher zu sehen, wenn Sie über den Spiegel einen Bindfaden hängen. Stellen Sie sich drei Meter vor ihm auf und bringen Sie Ihre Nase in eine Linie mit dem Bindfaden. Gehen Sie nun auf den Spiegel zu. Dabei können Sie bemerken, daß Ihre Nase beträchtlich von der einen Seite des Bindfadens zur anderen hin und her wandert.

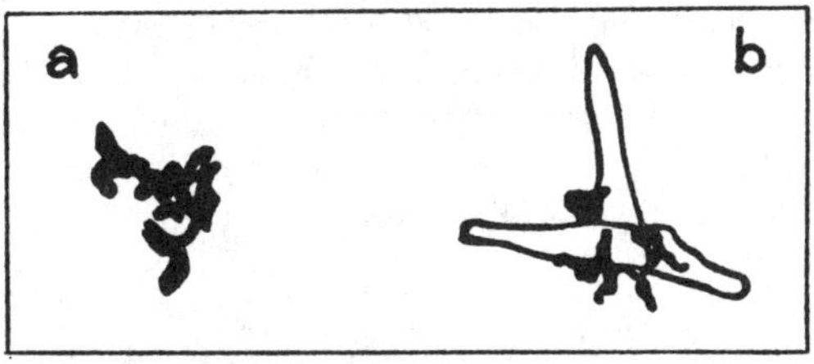

Abb. 23. Diagramm nach einem Foto aus *The Lancet*, das größere Schwankungen bei (b) als bei (a) zeigt.

* Dieser Abschnitt (S. 67–80) kann eventuell übersprungen werden, obwohl er für ein vollständiges Verständnis der Alexander-Methode wichtig ist.

Selbst wenn Sie stillstehen, wird eine punktförmige Lichtquelle, die oben auf ihrem Kopf befestigt und photographiert wird (Abb. 23), einen erheblichen Schwankungsbereich um das Zentrum aufweisen. Eysenck[13] hat bestätigt, daß solche Schwankungen bei neurotischen Menschen viel größer ausfallen als bei gesunden. Solche übertriebenen Schwankungen sind nur eines der deutlichsten Anzeichen für Persönlichkeitskonflikte.

Muskuläres Feedback

Wovon wird das Ausmaß der Schwankungen solcher ausgleichenden Bewegungen bestimmt? Stellen Sie sich eine einfache Bewegung (Abb. 24) vor, wie etwa die Bewegung des rechten Zeigefingers (X), um die Spitze des linken Zeigefingers (Y) zu berühren. Das Gehirn muß die Entfernung von X nach Y einschätzen, ähnlich wie eine Katze taxiert, ob sie von einem Fensterbrett auf ein Geländer springen kann.

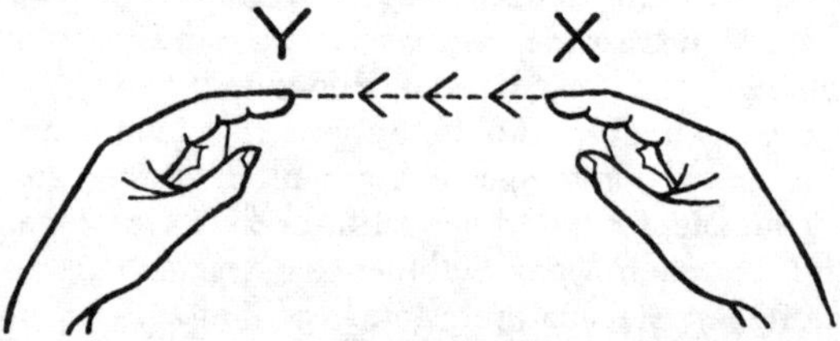

Abb. 24.

Die Entfernung zwischen X und Y ist in der kybernetischen Fachsprache als »Regelabweichung« bekannt. Eine Information über die »Regelabweichung« XY wird zum Gehirn rückgemeldet, wo sie unbewußt mit einem bereits vorhandenen Modell (dem Rezeptorelement R in Abb. 25) verglichen wird. Gemäß der eingetroffenen Information kommt es zur Aktivierung der Mus-

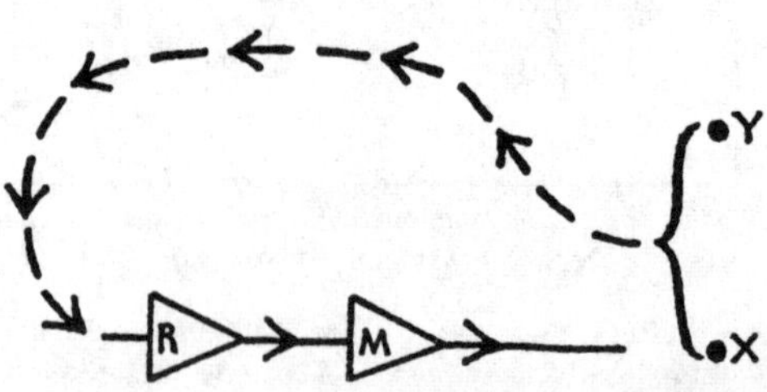

Abb. 25.

keln (dem Effektorelement M in Abb. 25), um den Finger von X nach Y zu bewegen, oder mit anderen Worten, um die Lücke zu schließen und die Regelabweichung auszugleichen.
Abbildung 25 ist der Prototyp eines homöostatischen Regelkreises und eines als »negative Rückkopplungsschleife« bekannten Mechanismus. Negative Rückkopplung führt dazu, daß ein System sehr dicht um einen zentralen Ruhepunkt schwingt. Wenn es zu einer größeren Abweichung fort von der Ruheposition kommt, bringt die negative Rückkopplung es durch eine kompensierende Bewegung zu ihm zurück. Das Rezeptor-Element R entspricht dem, was wir – aus verschiedenen Gründen – für einen normalen Ruhezustand halten. Von diesem Rezeptor-Element erhalten wir Informationen und vergleichen sie mit Erfahrungen, die wir früher gespeichert haben. Das kann man auch so formulieren: Wir besitzen ein »Körperkonstrukt«, das sich aus den Erfahrungen zusammensetzt, die wir früher mit unserem Körper gemacht haben, und unter Rückgriff auf dieses »Körperkonstrukt« haben wir eine bestimmte Annahme (eine Erwartung), was mit uns geschehen wird. Als »Regelabweichung« können wir uns auch den Unterschied zwischen dem Zustand der Dinge und unserer Wunschvorstellung denken. Und natürlich konstruieren wir alle vielleicht Dinge auf eine Weise – und verändern unsere Wahrnehmung entsprechend –, daß sie scheinbar so sind, wie wir sie uns wünschen.
Der Rückkoppelungsmechanismus in Abbildung 25 ähnelt den Abtastmechanismen, wie sie auf Bildschirmen und beim Radar zu finden sind. Die Muskeln werden genauso kontrolliert, wie man eine Druckseite auf der Suche nach einem bestimmten Wort überfliegt. Ein Thermostat ist ein anderes Beispiel für negatives Feedback. Wenn der Thermostat eine Regelabweichung korrigiert, macht er dabei einen neuen kleinen Fehler. Auch diesen Fehler korrigiert er wiederum, indem er einen neuen, noch kleineren Fehler begeht. Im Prinzip ist dies ein Zustand »ständiger Bewegung«. Wenn der selbstkorrigierende Mechanismus über das Ziel hinausschießt, gibt es Schwankungen.
Ein weiteres Beispiel ist das Radfahren. Wenn ein Radfahrer leicht nach rechts kippt, bewegt er das Vorderrad ein wenig nach rechts, was einen Sturz verhindert, aber dazu führt, daß er sich nun nach links neigt. Diese Bewegung gleicht er aus, indem er sein Vorderrad nach links dreht, und so fort. Das Endergebnis ist ein stabiler ruhender Gleichgewichtszustand seines Körpers, für den er seine Arme zum Steuern und seine Beine für die Pedale braucht.
Vier Voraussetzungen müssen erfüllt werden, damit ein harmoni-

scher Gebrauch des Körpers möglich ist. Erstens müssen wir ausreichende Informationen von den Muskeln (und von anderen Körperteilen, die mit Bewegungsabläufen zu tun haben) erhalten. Zweitens muß diese Information richtig und ohne Unklarheiten im Gehirn eintreffen. Drittens müssen die Muskeln so aktiviert werden, daß sie wissen, welche Bewegungen ausgeführt werden sollen, und zwar mit einer möglichst geringen Beteiligung von Muskelgruppen, die nicht benötigt werden. Und viertens müssen wir wissen, wie wir mit unserem Körper zu einem harmonischen Ruhezustand zurückfinden (und ihn auch bewahren können), bei dem die Funktionsweise am wenigsten gestört wird.

Muskelphysiologie

In einem Buch wie diesem ist es unmöglich, eine vollständige Darstellung der gesamten relevanten Fakten der Muskelphysiologie zu geben. Seit ich in Oxford in Physiologie geprüft wurde, ist das komplizierte Forschungsfeld von Nerv und Muskel mit jedem Jahr noch komplizierter geworden. Aber mit Ausnahme der sehr groben Ebene von neuromuskulären Verletzungen und Erkrankungen ist es noch immer fast unmöglich, die alte oder die neue Muskelphysiologie auf das anzuwenden, was tatsächlich in »normalen« Menschen in Ruhe und bei Bewegung geschieht. Vielleicht kann ich diejenigen meiner Leser, denen meine Darstellung allzu einfach erscheint, durch die Empfehlung von R. A. Granit, *The Basis of Motor Control*[14] und T. Roberts, *Basic Ideas in Neurophysiology*[15] als weiterführende Lektüre zufriedenstellen.*
Ich kenne kein anderes Gebiet der Physiologie, auf dem scharfsinnige Leute geschickter und einfallsreicher geforscht hätten. Doch trotz der ausgezeichneten physiologischen Arbeiten und Theorien wurde die Aufgabe, Menschen eine bessere Beherrschung ihrer Muskulatur für alltägliche Angelegenheiten beizubringen, bislang noch nicht wesentlich erleichtert. Was ich über die muskuläre Kontrolle zu sagen habe, entspricht den Tatsachen, wie sie mir bekannt sind, und wenn jemand argumentieren sollte, daß diese oder jene Fakten aus der Muskelphysiologie in eine andere Richtung hindeuten, möchte ich wie Samuel Johnson mit den Worten antworten, »hiermit widerlege ich Sie«, indem ich zeige,

* Vgl. etwa: Schmidt, R. F., *Grundriß der Neurophysiologie,* Heidelberg, Springer Verlag 1971; d. Ü.

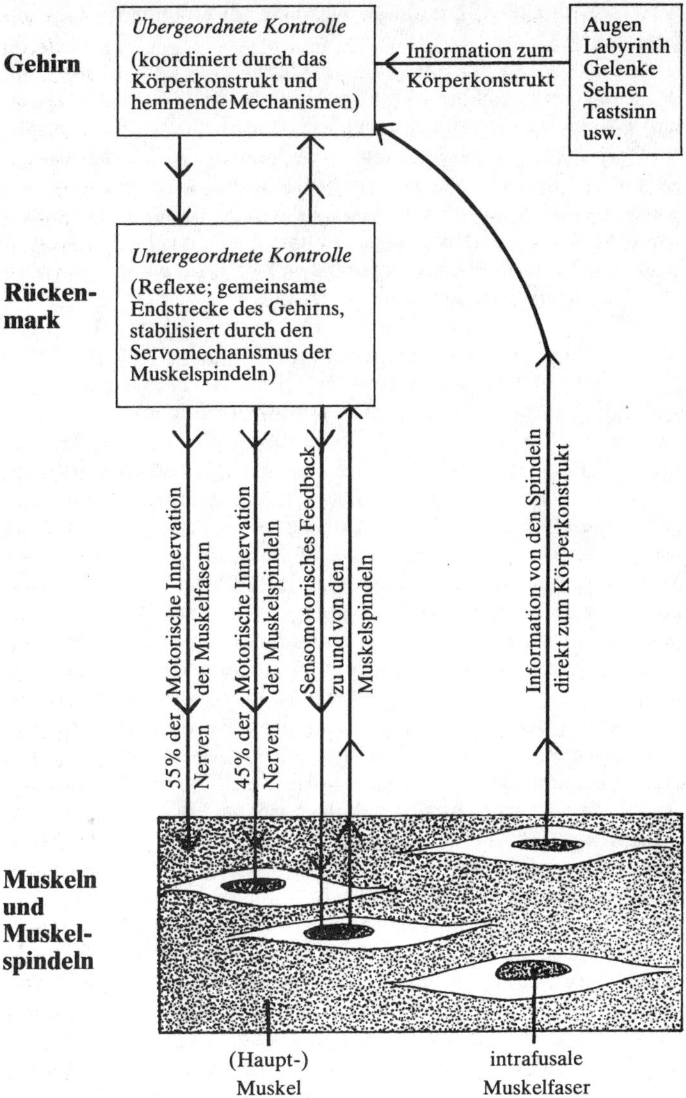
Gehirn
Übergeordnete Kontrolle
(koordiniert durch das Körperkonstrukt und hemmende Mechanismen)
Information zum Körperkonstrukt
Augen
Labyrinth
Gelenke
Sehnen
Tastsinn
usw.
Rücken-mark
Untergeordnete Kontrolle
(Reflexe; gemeinsame Endstrecke des Gehirns, stabilisiert durch den Servomechanismus der Muskelspindeln)
55% der Motorische Innervation
Nerven der Muskelfasern
45% der Motorische Innervation
Nerven der Muskelspindeln
Sensomotorisches Feedback
zu und von den
Muskelspindeln
Information von den Spindeln
direkt zum Körperkonstrukt
Muskeln und Muskel-spindeln
(Haupt-)
Muskel
intrafusale
Muskelfaser

Abb. 26.

was in klinischen Situationen wirklich bei lebenden Menschen geschieht.

Ein Muskel kann sich entweder verkürzen oder dehnen. Muskeln kontrahieren durch eine Verkürzung von Molekülen, die an den elastischen Teilen in der Muskelfaser Zug ausüben. Die Kontraktion wird durch Nervenimpulse ausgelöst, die in zahlreichen Schaltstationen im Gehirn und im Rückenmark synchronisiert werden. Der daraus resultierende, an eine Muskelfaser gerichtete Impuls führt dazu, daß diese sich kontrahiert, das heißt verkürzt, wenn der Impuls mit einer bestimmten Intensität einen mehr oder weniger aktionsbereiten Muskel erreicht.

Was geschieht nun, wenn sich der Muskel dehnt? Hören die Nerven, die seine Kontraktion bewirkt haben, einfach auf zu feuern, so daß er zu seiner ursprünglichen Länge im Ruhezustand zurückkehrt? Leider sind die Verhältnisse nicht ganz so einfach.

Es gibt zwei Systeme von Motoneuronen (Abb. 26), die vom Muskel zum Gehirn verlaufen und die die Muskeln kontrollieren. Das erste System – das bis vor kurzem als das einzige vorhandene galt – funktioniert, indem es Muskelfasern dazu bringt, sich zu kontrahieren und zu verkürzen. Fünfundfünfzig Prozent der Motoneuronen besorgen diese Aktivität. Das zweite System, das aus den verbleibenden fünfundvierzig Prozent der Motoneuronen besteht, beruht auf einem ganz anderen Mechanismus. Die Nerven dieses Systems ziehen nicht direkt zum eigentlichen Muskel – zu dem eigentlichen Bizeps oder Oberschenkelmuskel, den Sie mit Ihrer Hand berühren können – sondern sie verlaufen zu einer komplizierten Struktur, die als Muskelspindel bezeichnet wird und die im Inneren des anatomischen Muskels liegt. Viele tausende solcher Muskelspindeln liegen längswärts im Muskel angeordnet. Sie sind ungefähr 8 mm lang, in der Mitte gebaucht und verjüngen sich an den Enden. Sie dienen mehr der Dehnung des Muskels als seiner Kontraktion.

Die Muskelspindeln haben ihre eigenen intrafusalen Muskelfasern (Abb. 27); zusätzlich zu den Motoneuronen, die vom Gehirn und dem Rückenmark *zu* ihnen hin verlaufen, werden sie von sensorischen Nerven versorgt, die *von* ihnen zurück zum Gehirn und zum Rückenmark laufen. Die Spindeln sind zur Längenanpassung des Muskels viel empfindlicher als der eigentliche sie umgebende Muskel. Ihre Reaktion auf Dehnung arbeitet parallel zu dem sie umhüllenden Muskel, und zwar nicht allein mit dem Ziel, übermäßige Schwankungen während eigentlicher muskulärer Aktivität zu dämpfen, sondern auch, um *nach der Aktivität eine Dehnung des kontrahierten Muskels einzuleiten.* Mit den Worten

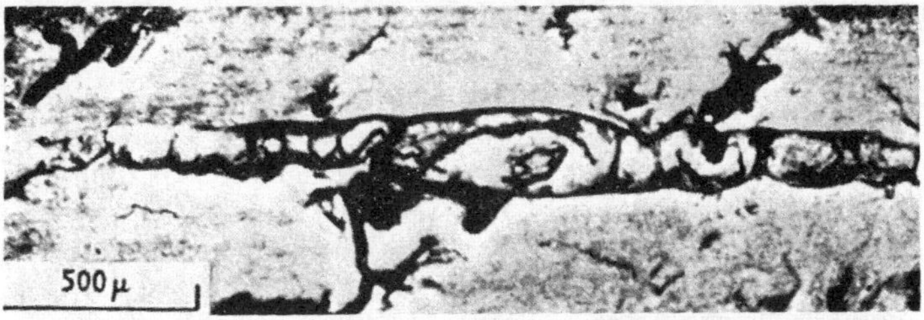

Abb. 27. Muskelspindel längswärts (oben). Querschnitt (unten), um die kleinen intrafusalen Muskelfasern und die großen äußeren Muskelfasern zu zeigen.

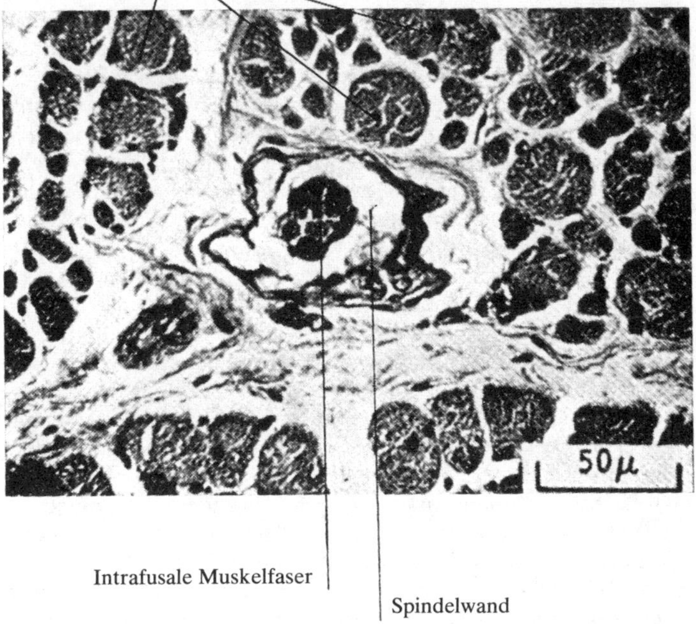

von P. A. Merton »sind die Muskelspindeln ein nachgeschalteter Servomechanismus; die Muskellänge tendiert dazu, sich an Veränderungen der Spindellänge anzupassen«.[16]
Der gesamte Mechanismus ist äußerst kompliziert, aber für jemanden, der lernt, seinen Körper richtig und harmonisch zu gebrauchen, ergeben sich zwei wesentliche Gesichtspunkte. Erstens kann eine übermäßige Kontraktion und Verkürzung des

anatomischen Muskels dazu führen, daß die Muskelspindeln taub werden, das heißt sie versagen bei ihrer Aufgabe, dem Gehirn Informationen über das Ausmaß der Muskelkontraktion zurückzumelden. Wenn der eigentliche Muskel sich allzu stark verkürzt, hören die Spindeln auf zu feuern. Und zweitens kann man nun eine Dehnung des anatomischen Muskels nicht einfach dadurch bewirken, daß man mit der Aktivität aufhört, die ursprünglich zur Kontraktion des Muskels geführt hat, *sondern man muß lernen, den Muskel absichtlich zu dehnen,* damit er im Ruhezustand eine günstigere Länge erreicht.

Anscheinend leisten die Muskelspindeln also einen wichtigen Beitrag zur Dehnung des kontrahierten Muskels. Es sollte noch erwähnt werden, daß die Spindeln nicht nur in Verbindung mit dem zerebralen Cortex (durch den Handlungen bewußt kontrolliert werden) sondern auch mit der Formatio reticularis (einem Geflecht von Nerven und Ganglien im Gehirn, das für die Bewußtheit der Umwelt verantwortlich ist) verbunden sind.

Man kann demzufolge also lernen, angespannte Muskeln absichtlich zu dehnen, und zwar nicht nur, indem man Aktionen, die ursprünglich zur Kontraktion des Muskels geführt haben, einstellt, sondern auch durch eine eindeutige willentliche Handlung, durch die der kontrahierte Muskel wieder auf seine normale Länge entspannt und gedehnt wird.

Diese Darstellung ist natürlich stark vereinfacht, und das ist auch gar nicht anders möglich, weil jede Nervenbahn, die man im Gehirn verfolgen kann, schließlich direkt oder indirekt mit Muskeln oder mit Muskelspindeln verbunden ist. Jede häufig wiederholte Aktivierung einer Nervenbahn führt mit einer gewissen Wahrscheinlichkeit zur allmählichen Entstehung eines »Zellverbundes« – einer diffusen Struktur von Zellen im Cortex, dem Mittelhirn und den Basalganglien, die als ein geschlossenes »Gedächtnis«-System wirken können, das andere Systeme beeinflußt und seinerseits von anderen Systemen beeinflußt wird. Aber solche Details gehören nicht hierher – die Querverbindung der motorischen und sensorischen Nerven zu und von einer enormen Zahl von motorischen Einheiten und Spindeln in sehr vielen Muskeln, über das Rückenmark und auf allen Ebenen des Gehirnes, wird in Lehrbüchern ausführlich beschrieben. Und auch über die Kybernetik und die Informationstheorie wird bereits genug geschrieben. Nachdem ich mich durch die Arbeiten von Wiener, Lashley, Craik, Grey Walter, von Neumann, McCullough, Shannon und Mitarbeitern gewühlt habe, summt mir noch immer der Kopf von der Kompliziertheit der Materie. Phantastische

Begriffe wie »Signal/Rausch-Diskrimination«, »Fehler eliminierende neuronale Netzwerke« und »negative kontingente Variabilität« schwirren mir im Kopf herum. Meine vereinfachte Interpretation des muskulären Feedbacks sollte ausreichen, ohne mit den Tatsachen in Widerspruch zu geraten. Broadbent[17] vertritt in seinem einführenden Artikel im letzten *British Medical Bulletin on Cognitive Psychology* (Sept. 1971) die Meinung, daß die Psychologie erst heute den Wissensstand erreicht hat, an dem »sie sich sinnvollerweise vielen Problemen stellen kann, die gewöhnlichen

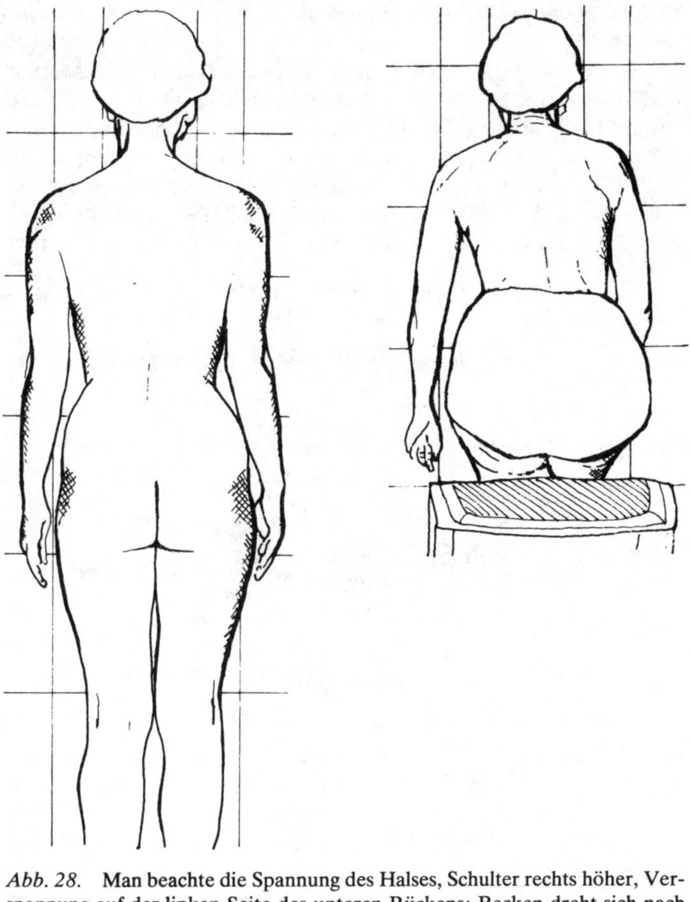

Abb. 28. Man beachte die Spannung des Halses, Schulter rechts höher, Verspannung auf der linken Seite des unteren Rückens; Becken dreht sich nach rechts.

menschlichen Belangen näher sind«. Zweifellos wird das Alexander-Prinzip in nicht allzu weiter Ferne durch neue Paradigmen über die assoziativen Mechanismen bei der Wahrnehmung erheblich geklärt und verbessert werden. Aber in der Zwischenzeit kann mit Hilfe der vereinfachten Sichtweise, die ich hier vorgelegt habe, weiter an der Aufgabe gearbeitet werden, einen mangelhaften Gebrauch des Körpers zu erkennen und zu verändern.

Ein mangelhaftes Ruhegleichgewicht

Die Patientin in der Abbildung 28 zeigt ein dystonisches Muster, und zwar sowohl wenn sie aufrecht steht, als auch wenn sie sitzt. Die leichte Verdrehung des Beckens nach rechts beim Stehen wird erheblich stärker, wenn sie sich hinsetzt. Man kann sehen, daß es beim Hinsetzen zu einer übermäßigen Muskelkontraktion auf der linken Seite ihres Rückens (gerade oberhalb ihrer Hose) kommt, die eine ausgeprägte Variante einer ähnlichen Kontraktion im Stehen ist.

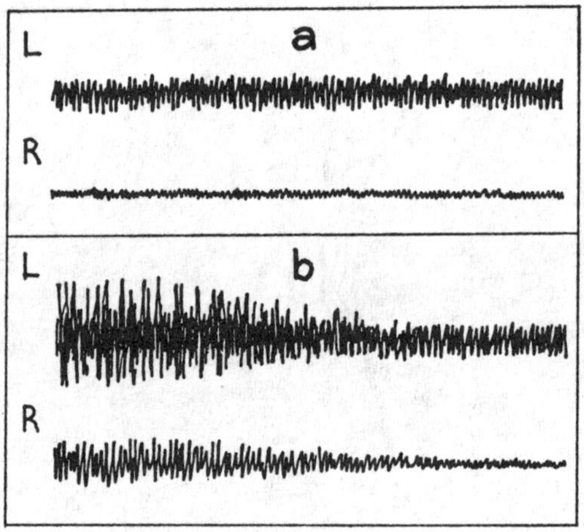

Abb. 29.

Der Aktivierungszustand von Muskeln läßt sich elektrisch aufzeichnen. Die Abbildung 29 ist ein Diagramm von einer solchen Aufzeichnung, die ich vor einigen Jahren (in *The Lancet* 2, 659, 1955) veröffentlicht habe. Bei A gibt es auf der linken Seite des Rückens erheblich mehr muskuläre Aktivität als auf der rechten. Wenn sich die Patientin bewegt (B), werden auf beiden Seiten die Rückenmuskeln aktiviert, aber stärker links. Im Rücken der

Patientin kommt es so zu dystonischen Verspannungen, die die Haltung ihres Rückens verzerren und durch die in diesem spezifischen Fall Druck auf eine der Bandscheiben im Lendenwirbelbereich ausgeübt wurde. Darüber hinaus war ihre Haltung im Ruhezustand disharmonisch. Wegen der asymmetrischen Haltung im Ruhezustand kam es zu großen Abweichungen vom zentralen Ruhepunkt.

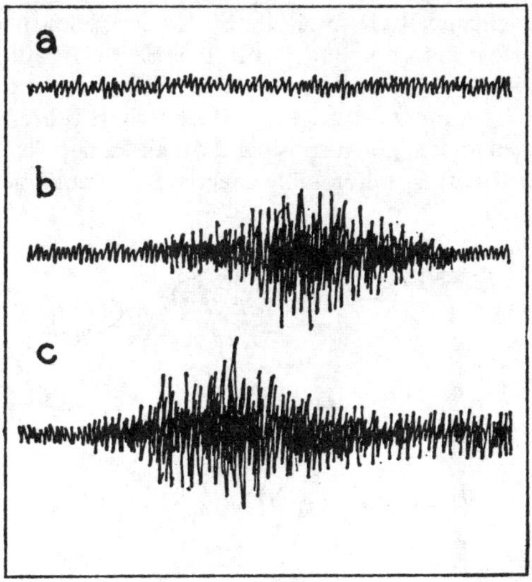

Abb. 30.

Die Abbildung 30 ist eine Aufzeichnung von der Nackenmuskulatur eines Violinisten, der mich wegen schmerzhafter Krämpfe im Hals aufsuchte, die auftraten, sobald er die ersten Partien spielte*. In der Abbildung 30a ist der Muskel noch ziemlich ruhig, in der Abbildung 30b hebt der Patient den Violinbogen und legt ihn wieder hin. In der Abbildung 30c hebt er ihn wieder auf und legt ihn nieder, aber diesmal verbleibt der Muskel in einem aktivierten Zustand, auch wenn der Patient nichts tut. Seine muskulären Feedback-Mechanismen versagen, und an diesem Punkt hat er überhaupt keine Vorstellung, wie er diese Muskelverkrampfungen entspannen soll. Er muß sich darauf verlassen, daß die Kontraktionen schließlich von alleine abklingen, was völlig unmöglich ist, wenn er ein Konzert gibt. Offensichtlich mußte ihm beigebracht

* Dieses Diagramm ist einer EMG-Aufzeichnung aus *Posture and the Resting State* entnommen, vgl. Literaturnachweise (18).

werden, wie er willentlich zu einem richtigen entspannten Ruhezustand zurückfinden konnte.
Ein Reflexhammer (Abb. 31a), der einen schweren Kopf und einen flexiblen Holzgriff hat, kann als eine einfache Illustration für das Prinzip des Ruhezustandes dienen. Der Hammer schwingt um einen Ruhepunkt, wenn man ihn anstößt (Abb. 31b); die Einwirkung einer externen Kraft (Abb. 31c) verformt ihn, und wenn diese Kraft nicht mehr auf ihn einwirkt, kehrt er in den ursprünglichen Ruhezustand zurück oder bleibt mehr oder weniger verformt (Abb. 31d). Mit der Zeit wird die wiederholte Einwirkung einer solchen Kraft zu einer strukturellen Veränderung oder zumindest zu einer Bereitschaft führen, sich leichter biegen zu lassen, genauso wie ein Stück Papier sich leichter in die gleiche Richtung falten läßt, nachdem es einmal gefaltet worden ist.

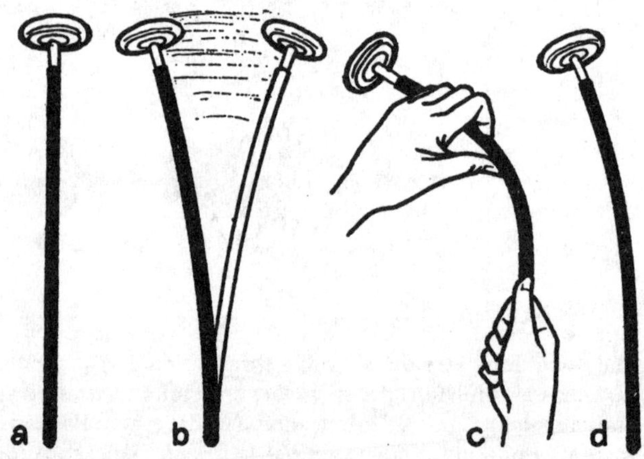

Abb. 31.

Ein dystonischer Gebrauch des Körpers liegt dann vor, wenn wir, nachdem wir auf eine gegebene Situation reagiert haben, nicht mehr zu einem harmonischen Ruhezustand zurückfinden können. Mit der Zeit wird ein solcher überaktivierter Zustand zur Gewohnheit, und es bleibt eine Anfälligkeit zurück, wieder mit einer zu starken Aktivierung der Muskeln zu reagieren, auch wenn die ursprüngliche auslösende Situation nicht vorliegt.
Nach einiger Zeit befinden sich nicht nur die Muskeln in einem disharmonischen Zustand, sondern auch die Knochen und Gelenke, an denen die Muskeln ansetzen, und das Kreislaufsystem, das diese Muskeln durchzieht, verändern sich. Das Knochengerüst

verformt und verzieht sich und wird durch den Streß und die Belastung, die auf es durch die anhaltende Verkrampfung der Muskeln einwirken, überdehnt. Schließlich hinterlassen diese größeren und kleineren Verkrampfungen in allen Menschen ihre Spuren, bis der Ruhezustand in seinen verschiedenen Varianten genauso deformiert ist wie der Reflexhammer in der Abbildung 31.

Entspannung

Es gibt viele Mittel, um solche unwillkommenen Verspannungen loszuwerden. Die meisten Menschen kommen mit dem einen oder dem anderen Hilfsmittel ziemlich lange zurecht, selbst wenn ihre Körper eine anhaltende Dystonie aufweisen. Die meisten Menschen spüren nach dem Ende ihrer Jugendzeit, wenn nicht gar früher, daß etwas nicht in Ordnung ist, und unter Umständen weisen sie bereits erste psychische oder körperliche Störungen auf, die entweder zu Symptomen führen oder ihre Leistungsfähigkeit beeinträchtigen.
Wenn wir älter werden, befinden wir uns, je nach dem Grad der Muskelverspannungen, entweder in einem ausgeglichenen oder in einem unausgeglichenen Ruhezustand. Eigentlich bestehen Verspannungen aus der Restspannung und der Verformung der Körperhaltung, die nach einer streßerfüllten Aktivität bestehen bleiben oder nach irgendeiner sonstigen Aktivität, die im Muskel eine Restspannung zurückläßt. Im Idealfall sollte sich die Restspannung der Muskeln bei einer Rückkehr zu einem ausgeglichenen entspannten Zustand wieder lösen. Aber für gewöhnlich kommt es nur zu einer partiellen Entspannung, ohne daß sich das dystonische Muster völlig zurückbildet. Im letztgenannten Fall bleibt die Spannung latent erhalten, so daß unter Umständen bereits die Vorstellung einer Bewegung ausreicht, um wieder eine übermäßige muskuläre Anspannung auszulösen, für gewöhnlich in der Form von Erwartungsspannung oder einem »Set«.
Zwei Alternativen sind daher möglich. Erstens kann man die muskuläre Verspannung ein wenig lockern, ohne das ihr zugrunde liegende dystonische Muster abzubauen, das allerdings latent bestehen bleiben wird, bis Bedingungen für ein erneutes Auftreten vorhanden sind. Zweitens – und dies sollte eigentlich geschehen – kann man die Verspannung durch eine Rückkehr zu einem harmonischen Ruhezustand lösen, ohne daß eine unbemerkte Restspannung zurückbleibt.

Die meisten Menschen wissen nicht, was für einen ausgeglichenen Ruhezustand des Körpers erforderlich ist und greifen mit oder ohne den Rat ihres Arztes auf den ersten Weg zurück. Mit Verfahren, die Bezeichnungen wie Entspannungstraining, Ruhekur und Beruhigung haben oder einfach mit Behelfsmitteln wie dem Alkohol, mit Nikotin oder durch völlige Passivität am Wochenende kann man vorübergehend Linderung von unangenehmen Verspannungen finden. Durch die Vermeidung von Streßsituationen oder der Erinnerung an Streß kann man eine genügende Zahl von »Schlupflöchern« finden, durch die eine Aktivierung von Verspannungen vermieden wird. Der sich daraus ergebende Mangel an Vitalität, Kreativität und Freude am Vorausplanen, – das den Spannungszustand reaktivieren würde – wird allmählich zu dem normalen Zustand, in dem diese Menschen ihr Leben verbringen.

Was macht es eigentlich so schwer, den Körper in einen ausgeglichenen Ruhezustand zu bringen? Zunächst einmal besteht weithin Unkenntnis darüber, was für diesen entspannten Ruhezustand erforderlich ist. Und dann – dies ist das Thema der folgenden Kapitel – bereitet es eine gewisse Furcht, den Körper wieder in einen Ruhezustand zurückzubringen, wenn man sich in einem verspannten Zustand befindet. Das Selbstbild, das wir bevorzugen, wird für gewöhnlich auch dadurch bestätigt, daß wir unseren Körper in einer vertrauten Weise gebrauchen. Indem wir den disharmonischen Gebrauch des Körpers beibehalten, erhalten wir uns auch die eigene Selbsttäuschung.

Die Beziehung des Körpergebrauchs zur psychischen Gesundheit wird ausführlich in Kapitel 7 diskutiert; aber zunächst muß die Bedeutung von Alexanders Entdeckung für die Allgemeinmedizin betrachtet werden. Um zu verstehen, in welcher Weise diese Entdeckung für die Medizin relevant ist, müssen wir uns mit dem Konzept der Diagnose auseinandersetzen. Auf diesem Hintergrund wird es dann möglich sein, einige der körperlichen Störungen, für die der Gebrauch besonders relevant ist, ausführlich zu beschreiben.

5 Die medizinische Diagnose

Der gesamte Bereich der Medizin und der Krankheit ist angstbesetzt. Die Revolution im Bereich der Medien, vor allem das Fernsehen, hat uns gezeigt, daß auch Ärzte nur Menschen sind, die Fehler machen. Aber in Augenblicken bitterer Bedrängnis verleihen wir dem Arzt in unserer Vorstellung aus der nackten Furcht vor Krankheit und Schmerzen heraus übermenschliche Fähigkeiten und Weisheit. Ein Patient, der beispielsweise kein Wasser lassen kann, und den seine übervolle Blase wahnsinnig quält, würde in dieser Situation einen großen Teil seines Vermögens jemandem geben, der ihm Erleichterung verschaffen kann. Viele Ärzte haben die tiefe Dankbarkeit solcher Patienten erfahren, was ihre Auffassung bestätigt, im Grunde einen sehr sinnvollen Beruf auszuüben.

Der Arzt wird wegen seines *therapeutischen Könnens* immer geliebt, gefürchtet und geachtet werden. Aber es gibt nicht viele wirklich dankbare Augenblicke im Leben eines Arztes. Ein großer Teil der allgemeinärztlichen Tätigkeit wird von eintönigen, auf eine Symptomlinderung zielenden Maßnahmen und von relativ unzufriedenen und mürrischen kranken Menschen beansprucht, die in einer teils freundlichen, teils beratenden Haltung oder von schlechten Ärzten auch schroff und selbstherrlich vorgenommen werden. Und den Patienten wird unter diesen Bedingungen eine bequeme Diagnose verpaßt, die dazu dient, sie mit einer Erklärung abzuspeisen, die sie zufriedenstellt, und eine Reihe von therapeutischen Routinemaßnahmen einzuleiten.

Auch bei der ärztlichen Tätigkeit im Krankenhaus gibt es für den Arzt einige dankbare Augenblicke – in der Notfallambulanz, auf Geburtsstationen, auf Intensivstationen und manchmal auch beim kunstfertigen Einsatz von modernen Medikamenten, die akuten Infektionen und akuter Depression Einhalt gebieten können. Aber auch die Krankenhausärzte verbringen einen erheblichen Teil ihrer Zeit im Dienste des großen Götzen »Diagnose«. Wenn wir die Beziehung zwichen dem Gebrauch des Körpers und Krankheit verstehen wollen, müssen wir wissen, was unter einer »Diagnose« zu verstehen ist, und dabei herausfinden, was Krankheiten nicht sind.

Wenn Sie das Sprechzimmer eines Arztes betreten, wird er sofort beginnen, Sie zu diagnostizieren. Zunächst ist sein Urteil nur oberflächlich – Sie schauen »krank« aus. Wenn er feststellen will, woran Sie »leiden«, muß er sie eingehender untersuchen.

Im Körper laufen ständig enorm viele physiologische Vorgänge ab. Die Nieren filtern Flüssigkeiten. Der Magen und die Därme machen sich über alle Nahrungsstoffe her, die zu ihnen gelangen. Das Herz pumpt, die Sinnesorgane empfinden, das Gehirn denkt und die Muskelreflexe leisten ihr Bestes, um Körperhaltungen und Bewegungen auszuführen, Worte auszusprechen und Wünsche zu erfüllen. Der Körper ist ein komplexes Ganzes, das in einem ununterbrochenen Prozeß begriffen ist. Eine enorme Zahl von interagierenden Ereignissen und ineinander verwobenen Prozessen findet ständig im Körper statt – ein wahrer »Ereignisstrom«. Der Arzt möchte nun wissen, welche von diesen vielen »Ereignissen« nicht so ablaufen, wie sie sollten.

Die physiologischen Vorgänge, die zum organisierten Aufbau des Körpers beitragen, greifen ineinander und sind von einander abhängig, aber trotz dieser wechselseitigen Abhängigkeit ist es möglich, einige Prozesse und »Ereignisse« zu unterscheiden und für eingehendere Untersuchungen auszuwählen. Mittels verschiedener Untersuchungsmethoden und Labortests ist es möglich, über einige der nicht richtig ablaufenden Prozesse Einzelheiten zu erfahren; hier setzt das Diagnostizieren ein. Einzelne Ereignisse werden zu einem »Bündel« von Ereignissen zusammengefaßt, und dieses »Bündel« stellt die Diagnose dar. Und schon befindet sich der Arzt in sehr großen Schwierigkeiten.

Ärzte lernen in ihrer medizinischen Ausbildung eine ganze Menge. Philosophie gehört nicht dazu. Ein Arzt mag sich zwar durchaus zu jemandem entwickeln, den man landläufig als Philosophen bezeichnen würde. Aber das ist dann eher im praktischen Sinne und nicht so sehr im akademischen Sinne des Wortes gemeint. Auf der Liste der Fachgebiete, die gegenwärtig einen philosophischen Kehraus benötigen, steht die medizinische Wissenschaft ganz oben. Tagtäglich kommt es in den Köpfen und in den Sprechzimmern der Ärzteschaft zu den erschreckendsten logischen Schnitzern. Auf den Stationen von Krankenhäusern und in den Ambulatorien werden alle nur möglichen Verfahren im Namen der Diagnose durchgeführt. Patienten werden mit unterschiedlicher Treffsicherheit und mit verschieden großen und unterschiedlich geformten Nadeln gestochen, in fast jeden Körperteil.

Warum, fragen Sie sich, wenn Sie leidend daliegen, warum sticht dieser rotgesichtige und schwitzende Arzt nicht ein –, sondern zwei- und dreimal mit diesem Minirapier in mein Kreuz ... Warum ruft er »Schwester, Schwester, geben Sie mir einen Schlauch« und entzieht Ihnen Flüssigkeiten, die Sie eigentlich kaum entbehren können? Warum ist dies für ihn wichtig? Warum ist es für Sie wichtig? Dann kommt die Nacht, Sie überdenken Ihre Lage, und Sie befällt ein furchtbarer Zweifel. Weiß der Arzt eigentlich selber, warum diese Maßnahmen für Sie wichtig sein sollen? Versteht er wirklich, warum er Nadeln in Sie hineinsticht?

Am nächsten Morgen also rufen sie ihn an Ihr Bett und fragen: »Herr Doktor, warum haben Sie mir gestern mit dieser Nadel in den Rücken gestochen? Das war doch nicht, damit es mir besser geht, oder?«

Er wird Sie fest anschauen, und wenn er gesprächig ist, antwortet er vielleicht: »Wir möchten Ihren Zustand diagnostizieren. Wir möchten wissen, was in Ihrem Fall vorliegt. Wir möchten wissen, welche Krankheit Ihr Leiden verursacht. Der Arzt, der Sie ins Krankenhaus überwiesen hat, meinte, daß es sich um Ischias handeln könnte, aber wir wollen uns der Ursache sicher sein. Sie wollen doch sicherlich auch, daß wir Ihre Symptome erklären können, und herausfinden, was Sie wirklich haben.«

Der junge Arzt hat offen und vernünftig gesprochen. Die Diagnose, so hat man ihm beigebracht, ist das A und O seiner Arbeit. Man muß jedem Patienten eine Diagnose, einen Stempel verpassen, der zu einer Reihe von therapeutischen Routinemaßnahmen führt, die von Erfahrungen mit früheren Patienten bestimmt werden, für die ähnliche Diagnosen gestellt waren.

Sie, als Patient, haben im Oberschenkel Schmerzen – stechende, sogar quälende Schmerzen. Sie wollen zwei Dinge. Erstens wollen Sie, daß der Schmerz aufhört, und dann wollen Sie wissen, wodurch er ausgelöst wurde, und wie Sie verhindern können, daß er wieder auftritt. Wenn Sie ihren Arzt aufsuchen, verpaßt er Ihnen zwei Dinge – eine Behandlung und eine Diagnose. Die Behandlung kann alles mögliche sein; die unmittelbare Diagnose könnte in diesem Fall »Ischialgie« lauten. Und Sie gehen nun im Glauben heim, daß die Ischialgie Ihren Schmerz verursacht hat. Sie haben nicht nur eine Ischialgie, sondern die Ischialgie hat Sie »erwischt«.

Worte haben eine gewaltige Macht. Die mysteriöse Natur der Krankheit macht es Patienten – und Ärzten – allzu leicht, sich Krankheiten so vorzustellen, als ob sie genauso existieren würden, wie ein Tisch existiert.

Im siebzehnten Jahrhundert stellte sich Sydenham jede Krankheit als eine Wesenheit vor, die unabhängig von dem Patienten, der an ihr leidet, existiert. Sydenham war der Auffassung, daß sich hinter dem Symptom eine objektive Gegebenheit befände – etwas, das sich zwar im Patienten äußert, aber unabhängig von ihm existiert. Dieser medizinische Irrtum entstand in jener Zeit, als die Medizin noch überwiegend auf Erkenntnissen beruhte, die durch Autopsien gewonnen wurden. Die Autopsie war früher und ist auch heute noch als Methode von unschätzbarem Wert, um den Zustand eines toten Körpers zu untersuchen. Ganz offensichtlich weisen bestimmte Organe und Gewebeteile bei einer Sektion ausgeprägte Veränderungen auf, die bereits im lebenden Mensch vorhanden gewesen sein müssen. Ebenso kann es in Gewebeproben und in Gewebeflüssigkeiten, die lebenden Menschen entnommen werden, Veränderungen der chemischen und physikalischen Reaktionen und Erscheinungen geben. Auf diese Weise stellt man sich die Krankheit, die der Patient »hat«, in Begriffen derartiger Veränderungen von Organen, des Körpergewebes und der chemischen Funktionsweisen vor.

Die chemischen und physikalischen Veränderungen (oder Ereignisse) in Ihrem Körper, die ein Arzt mit verschiedenen Untersuchungsmethoden und Labortests herausfindet, werden zusammengefaßt und zu einem »Bündel von Ereignissen« vereint. Bei dem akuten Schmerz in Ihrem Bein könnte ihr Arzt möglicherweise feststellen, daß Ihre Muskeln schlaff waren und sich Ihre Empfindungen deshalb verändert haben. Eine Röntgenaufnahme Ihres Rückens wird vielleicht ergeben, daß einige Ihrer Wirbel zu dicht beieinander stehen. Diese Beobachtung von einzelnen »Ereignissen« werden dann zusammengefaßt, und Sie bekommen die Diagnose »Ischialgie« oder in diesem Fall eher »Bandscheibenvorfall«.

Nun ist es so, daß man mit unserer Sprache nicht über Ereignisse sprechen kann, ohne ihnen einen Namen, eine Bezeichnung oder einen Begriff zu geben, der für das steht, was das Ereignis anscheinend verursacht hat. So haben die meisten Menschen noch immer den primitiven Glauben, daß jedem Namen eine tiefere, wirkliche Gegebenheit entspricht, und deshalb meint man als Patient allzu leicht, daß ein bestimmtes »Ereignis«, wie etwa ein nicht trainierter Muskel, durch irgendeine zugrundeliegende »Krankheit« – durch eine »Ischialgie« oder einen »Bandscheibenvorfall« verursacht wird, obwohl dies lediglich *Worte* für eine Diagnose sind. Das gleiche gilt für andere Diagnosen wie Multiple Sklerose, Schizophrenie oder Leukämie, die der Patient angeblich haben soll, und die man für seine Symptome verantwortlich macht. So kommt es zu Aussprüchen wie, »wir hielten ihn für schizophren, aber in Wirklichkeit ist es eine reaktive Depression«. Im Rechtswesen gibt es eine Parallele dazu; immer wieder stellt sich das Problem »ist es wirklich ein Fall von X«, wenn formal ausgedrückt die allgemein akzeptierten Gültigkeitskriterien des Begriffs »X« etwa a, b, c und d sind und eine Situation vorliegt, in der die Bedingungen a, c, d und e erfüllt werden, aber nicht b; und man fragt sich dann irrtümlicherweise »handelt sich wirklich um einen Fall von X?« Im Bereich des Rechtswesens enthält diese Frage mehr die Aufforderung, ein Urteil zu treffen, als eine deskriptive Klassifikation vorzunehmen wie in der Medizin. Die Frage sollte jedoch vielmehr lauten: »Ist es sinnvoll, diesen Fall so zu klassifizieren?«

Diese Herangehensweise leuchtet in dieser Formulierung durchaus ein; und die meisten Ärzte glauben, eben im Rahmen der Fragestellung »ist es sinnvoll, den Patienten als einen Fall von X zu klassifizieren« zu diagnostizieren. Aber derartige Diagnosen gewinnen rasch eine falsche Objektivität und beginnen, ein Eigenleben zu führen.

Das »Bündel von Ereignissen« (die Diagnosen), zu der einzelne Ereignisse (Gewebeveränderungen, chemische Veränderungen usw.) zusammengefaßt werden, existieren nicht im gleichen Sinn, wie man in etwa die Aussage machen kann, daß ein einzelnes Ereignis für sich genommen existiert. »Ischialgie« existiert nicht in dem gleichen Sinne wie ein »nicht trainierter Muskel« existiert. Das Zusammenfassen von Ereignissen zu diagnostischen Begriffen ist einfach eine Form der Klassifizierung, die nach Gepflogenheiten vorgenommen wird, und die sich aus der kumulierten Erfahrung vieler Ärzte ergibt. Die Klassen als solche besitzen keine selbständige Existenz. Sie sind nicht vorhanden, wie der Nordpol, und warten nicht wie dieser darauf, entdeckt zu werden. Es sind keine »natürlichen« Klassen in Platos Sinne, in der Bedeutung, daß die Dinge in einem bestimmten, absoluten Sinne so oder anders sind, so daß es eine einzige allein zutreffende Sichtweise der Wirklichkeit geben muß. Die Leukämie »verursacht« keine erhöhte Anzahl der weißen Blutkörperchen, und Schizophrenie »verursacht« keine Halluzinationen. Wie sollte auch eine Klassifikation von Erscheinungen etwas »verursachen« können, außer vielleicht Verwirrung in den Köpfen derjenigen, die sie vornehmen?

Mit dieser Auffassung verleugnen wir nicht die immense Nützlichkeit und die Vorteile von Krankheitsdiagnosen. Aber Krankheiten sind lediglich Bezeichnungen, d. h. Worte. Es gibt keine Krankheiten, es gibt nur kranke Menschen. Was Ärzte als Krankheiten bezeichnen, sind bestimmte, besondere Funktionsweisen des

Körpers bei sehr vielen Menschen, von denen sich keine zwei völlig gleichen, die aber dennoch genügend Gemeinsamkeiten haben, um einen allgemeinen Begriff für die Krankheit bilden zu können. Nachdem Ärzte jedoch einmal eine anerkannte Diagnose gestellt haben, ist es nur allzu bequem, ihr eine falsche Wirklichkeit zuzuschreiben – was Whitehead den »Trugschluß falscher Konkretheit« nannte. Wenn Ärzte von Begriffen für Krankheiten als pathologischen Gegebenheiten sprechen, geben sie sich einer Form von medizinischer Metaphysik hin. Allzu leicht begnügen sich Ärzte damit, dem Patienten lediglich einen anerkannten diagnostischen Stempel zu verpassen, der sie und ihre gehorsamen Patienten zufriedenstellt.

Diese fixe Idee der Zustands-Diagnosen ist weitgehend für die unpersönliche Behandlung verantwortlich, die vielen Patienten im Krankenhaus oder von ihren allgemeinen Ärzten zuteil wird. Der »Patient als Person« geht bei dieser oberflächlichen Diagnosestellung, bei der den »wirklichen« pathologischen Veränderungen, die eine Krankheit erklären sollen, zu große Bedeutung beigemessen wird, allzu leicht verloren. In den Worten von T. S. Eliot:

> Es liegt, scheint mir
> Im besten Fall begrenzter Wert
> Im Wissen aus Erfahrung.
> Wissen drängt eine Struktur auf, und täuscht.

Schlechte Ärzte, bei denen sich nachher erwiesen hat, daß sie an ihren Patienten falsche Befunde erhoben haben, sind Menschen, die entschlossen sind, ihre Beobachtungen am Patienten an vorgefaßte Diagnosen, die ihnen vertraut sind, »anzupassen«. Sie biegen ihre Wahrnehmung des Patienten zurecht, bis er ihnen so erscheint, wie er nach ihrer Meinung sein sollte. Ihr Wissen drängt ihnen eine Struktur auf und täuscht sie. Dabei werden sie häufig von Patienten bestätigt, die sich an alles klammern, was ihnen Hoffnung macht und ihnen das Gefühl gibt, daß ihr Leiden bekannt ist und der Arzt alles darüber weiß.

Irrtümer der deskriptiven Diagnose

Es geht hier jedoch nicht um die schlechten, bornierten und engstirnigen Ärzte, die ihre groben Vereinfachungen im Zweifelsfall mit ihrer Arbeitsbelastung entschuldigen würden. Was zählt,

sind die guten Ärzte –, jene Ärzte, die mit großem persönlichem Einsatz, mit Hingabe und Verstand helfen möchten.
Warum ist die gegenwärtige Praxis der Diagnosestellung nur von begrenztem Wert, und woran scheitert sie? Nehmen wir den Fall von John G., einem Versicherungsagenten, zweiundvierzig Jahre alt, der nachts mit einem Magendurchbruch ins Krankenhaus eingeliefert wurde. Im Krankenhaus war er bereits bekannt, denn er war dort vier Monate zuvor behandelt worden. Ich kannte ihn nur als persönlichen Freund und nicht in meiner Eigenschaft als Arzt. Aber es war deutlich, daß er sich ständig in einem angespannten Zustand befand, der unweigerlich Symptome hervorrufen mußte. Bei seiner Arbeit bei Lloyds war er auf engem Raum eingepfercht und wurde ständig mit Anfragen und Notierungen bedrängt. Diese Anfragen machten sehr rasche Entscheidungen erforderlich, es ging um enorme Geldbeträge, und für diese Aufgabe waren das Gehirn eines Computers, das Geschick eines Diplomaten und die Nerven eines Drahtseiltänzers erforderlich.
Bei seinem letzten Krankenhausaufenthalt, zu dem es wegen seiner Klagen über Bauchschmerzen gekommen war, hatte man John vollständig durchuntersucht. Er hatte ein Bariumkontrastmittel eingenommen, und eine Röntgenaufnahme hatte gezeigt, daß in seinem Magen eine »Ulkusnische« vorhanden war. Die Diagnose »Magengeschwür« wurde gestellt, und nach einer Behandlungsphase mit Diät und verschiedenen Medikamenten waren seine Schmerzen fort und er konnte heimkehren. Nach einer kurzen Genesungspause begann John wieder zu arbeiten.
Warum war die Diagnose »Magengeschwür« unzureichend, wenn sie doch sicherlich die richtige Erklärung für seinen Schmerz war? Sie war unzureichend, weil sich die Klassifikation des Patienten als »ein Fall von Magengeschwür« nicht nur auf die vorhandene »Ulkusnische« bezieht, sondern auch auf den ganzen Patienten, auf seine gesamte Lebensgeschichte und seine gesamte persönliche und soziale Umgebung. Der Patient ist kein »Magengeschwür«. Die Diagnose »Magengeschwür« existiert nicht in dem gleichen Sinne, wie sich sagen läßt, daß die beobachtete »Ulkusnische« existiert. Johns Ärzte waren so sehr mit der Diagnose »Ulkusnische« beschäftigt, daß sie sich mit der Beseitigung des Magengeschwürs, der pathologischen Erklärung für seine Krankheit, zufrieden gaben. Die Tatsache, daß John G. vier Monate später einen erneuten Zusammenbruch erlitt, und diesmal mit einem Magendurchbruch, zeigt, daß ihr gesamtes Konzept der Diagnosestellung fehlgelaufen war. Es reichte nicht, John mit einem

Diätplan und Medikamenten und einer Diagnose, die eine Erklärung für sein Geschwür gab, heimzuschicken. Erforderlich war eine Diagnose, die den zukünftigen Verlauf seiner Krankheit *voraussagen* konnte.

Bedauerlicherweise ist der Begriff für die *Prognose* einer Krankheit häufig mit dem Begriff für eine *Zustandsdiagnose* identisch, und diese wiederum ist meist der Name für eine spezifische örtliche Schädigung oder Störung der physiologischen Funktionsweise – zum Beispiel »Magengeschwür« oder »Bandscheibenvorfall« oder »Bronchitis«. Das Mißverständnis entsteht ganz heimtükkisch, weil häufig derselbe diagnostische Begriff die beiden verschiedenen Funktionen – die Erklärung und die Prognose der Krankheit – leisten muß. Dieses Mißverständnis sitzt so tief, daß viele Ärzte es in ihrer tiefsten Seele für verrückt halten, wenn man nicht zustimmen wollte, daß »Diabetes« einen erhöhten Blutzukkerspiegel, »Bronchitis« einen eitrigen Auswurf oder »Depression« eine niedergedrückte Stimmung verursachen. Damit unterscheiden sie sich nicht allzu sehr von Patienten, die äußern: »Herr Doktor, mir macht wieder meine Gastritis zu schaffen«.

Natürlich braucht der Patient und sein Arzt zunächst einmal eine befriedigende Erklärung für die Symptome, die ihn plagen. Wenn sich beispielsweise ein Patient übergeben muß – ist dies nun auf die Austern zurückzuführen, die er zu Mittag gegessen hat, oder auf einen Gehirntumor, der beginnt, auf bestimmte Hirnregionen Druck auszuüben (um ein extremes Beispiel zu wählen)? Als John G. mitten in der Nacht anfing, Blut zu spucken, war die wahrscheinlichste Erklärung seine alte »Ulkusnische«. So weit, so gut. Die »Ulkusnische« ist ein bestimmtes Ereignis, und richtige Erklärungen sind immer in Begriffen von Ereignissen gehalten – Austern, »Ulkusnische«, »intrakranieller Druck«. Nachdem man jedoch eine Erklärung für diese »Ereignisse« gefunden hat, stellt sich die viel schwierigere Aufgabe, eine Prognose zu machen, die für die Zukunft ein bestimmtes Verhalten gegenüber dem Patienten nahelegt. Die Erklärung und die Prognose von Erkrankungen sind zwei ganz verschiedene Angelegenheiten.

Daraus folgt, daß man für eine Prognose mehr Ereignisse berücksichtigen muß als für eine Diagnose. Ein Aminmangel im Gehirn kann natürlich manchmal eine Depression verursachen, aber bei der Prognose »Depression« sollte man mehr Faktoren berücksichtigen, die sich verändern lassen, als nur Aminmangel. Ein Insulinmangel kann natürlich einen hohen Blutzuckerspiegel verursachen, aber bei der Prognose »Diabetes« müssen mehr Ereignisse berücksichtigt werden, die sich leichter als ein Insulinmangel beeinflussen lassen. Eine Entzündung der Bronchien – eine »Bronchitis« – kann natürlich zu einem eitrigen Auswurf führen, aber bei der Prognose »Bronchitis« müssen sehr viele weitere Ereignisse berücksichtigt werden, die sich leichter beeinflussen lassen als eine Entzündung der Bronchien. Und bei der Diagnose »Magengeschwür« muß man mehr Ereignisse berücksichtigen, die man beeinflussen kann, als die eigentliche Geschwürbildung im Magen, usw.

Die Medizin ist die einzige Wissenschaft, die sich noch immer an die Hoffnung klammert, »wirkliche« Erklärungen zu finden. Diagnosen sollten gestellt werden, um Voraussagen zu treffen, und nicht, um nur eine »mögliche Erklärung« für die Ursache einer Störung zu geben.

Wenn ich auf einem Feld ein Tier sehe, könnte ich es für einen »gefährlichen Bullen« halten, und meine Handlungen entsprechend ändern, während der Bauer es »als mein bestes Shorthorn-Rind« bezeichnet, und sein Verhalten wird sich entsprechend von meinem unterscheiden. Seine Art, das Tier zu sehen, ist nicht unbedingt zutreffender als meine. Genauso kann John G. auf der besagten Krankenstation für seinen Hausarzt »ein Fall von Magengeschwür« sein, für die Nachtschwester »zwei Soneryl-Tabletten um zehn«, für die Krankenhausangestellte »Bett Nummer 22 belegt«, für den Zeitungsverkäufer im Krankenhaus eine *Daily Mail,* während der Dichter im Nachbarbett vielleicht denkt »der bleiche- Tod klopft ungeduldig –, pallida mors impar«, womit er eine Prognose stellt, die sicherlich falsch ist. Alle diese Menschen ordnen John G. irgendwie ein, womit sich der Blickwinkel, unter dem sie ihn während seines Krankenhausaufenthaltes sehen, verengt. Damit machen sie auch eine Voraussage, was im relativ kurzen Zeitraum ihrer Beziehung zu John geschehen wird.

Wir können den prognostischen Wert von Diagnosen verbessern, wenn wir eine zunehmend größer werdende Zahl von Fakten bei dem »Bündel von Ereignissen«, aus dem sich die Diagnose ergibt, berücksichtigen. Der Befund muß am Patienten auf allen Ebenen erhoben werden – physikalisch, chemisch, bakteriologisch, Zellen, Gewebe, Organe usw., bis hin zu den höheren geistigen Funktionen und zu seinem persönlichen und sozialen Verhalten. Ereignisse auf der physikalischen und chemischen Ebene können nicht als eine *Erklärung* für Ereignisse auf einer »höheren« Ebene gelten, sondern man sollte bei der Diagnosestellung einfach ein Bündel von Ereignissen zusammenstellen, die sich auf alle genannten Ebenen beziehen und die uns helfen, etwas über die Zukunft des Patienten vorherzusagen und entsprechend mit ihm umzugehen.

Zustandsdiagnose und die Verschreibung von Behandlungsmaßnahmen

Im Fall von John G. war nicht beachtet worden, daß er sich angewöhnt hatte, seinen Körper verspannt zu benützen. Dies sollte jedoch immer berücksichtigt werden, wenn man das »Bündel von Ereignissen« zusammenstellt, das schließlich die Diagnose ergeben soll. Jede Diagnose, die dies außer acht läßt, läuft zwangsläufig Gefahr, unzureichend zu sein – manchmal nicht so sehr, aber meistens in großem Ausmaß. Unter Umständen wäre es bei John G. nicht zu einem Magendurchbruch gekommen, wenn sein Körpergebrauch bei seinem ersten Krankenhausaufenthalt beachtet und therapeutisch berücksichtigt worden wäre.

Wenn also der Gebrauch des Körpers bei der Diagnose Beachtung finden soll, muß man sich darüber im klaren sein, daß eine derartige Diagnose zwei Dinge beinhalten sollte. Sie sollte aus einer *Beschreibung* und einer *Verschreibung* bestehen – eine Beschreibung der Körpervorgänge, die nicht richtig ablaufen, und eine Verschreibung von Verhaltensmaßregeln für die zukünftige Genesung und die Prävention der entsprechenden Störung.

Bei der Diagnosestellung wurden allzu lange nur Erklärungen beachtet, die Zustände beschreiben (seien es nun »dispositionelle« Erklärungen oder Erklärungen von »Wirkursachen« oder von »Endzweck-Ursachen«)*. Solche beschreibenden Diagnosen befriedigen das Bedürfnis, Phänomene in bestimmte Schubladen einzuordnen, aber sie sind nicht unbedingt für eine langfristige Prävention sinnvoll. Beschreibende Diagnosen sehen den Patienten deterministisch – als der Gnade seiner Gene, seiner Biochemie, seiner Reflexe und seiner sozialen Bindungen ausgeliefert. Die Patienten werden meist für Objekte ohne Willensfreiheit gehalten und nicht als echte Personen betrachtet. Durch die Voreingenommenheit für pathologische Einzelbefunde geht der Patient als Person verloren.

der Gefahr, in einen solchen »Deskriptivismus« zu fallen (wie ihn die Philosophen bezeichnen),[19] kann man natürlich mit medizinischem Können und persönlichem Einfühlungsvermögen begegnen, was viele Ärzte auch tun. Aber Ärzte besitzen häufig ein geringeres intuitives Einfühlungsvermögen als gewöhnliche Menschen ohne medizinische Ausbildung. Von den ersten Tagen im Sezierraum an muß der Medizinstudent Gefühle, die ihm lästig sind, unterdrücken, die beispielsweise beim Hantieren mit einem

* Siehe Kapitel 7, S. 139.

Leichnam aufgewühlt werden. Er lernt rasch, seine Gefühle in solchen und anderen Situationen auszuklammern und sich hinter einer Wissenschaftlichkeit zu verbergen, mit der er seine normalen Reaktionen auf die Welt um sich herum verleugnet. Dadurch vermag es der junge Arzt, seine Patienten als Gegenstand für wissenschaftliche Untersuchungen anzusehen, anstatt ihnen auf eine Weise zu begegnen, die von ihm eine persönliche Anteilnahme verlangen würde. Diese Herangehensweise an seine Patienten kann ihm eine gewisse Sicherheit und eine innere Gelassenheit geben, aber sie werden um den Preis großer psychologischer Blindheit erkauft.

Hinter dem medizinischen *Deskriptivismus* steht ein naives deterministisches Menschenbild. Die Willensfreiheit des Patienten wird außer acht gelassen. Im Gegensatz dazu geht man bei medizinischen Verordnungen (»Preskriptivismus«) davon aus, daß Menschen aus freien Stücken handeln können, solange sie nur bereit sind, sich willentlich zu bestimmten Handlungen zu entschließen. Um aber entscheiden zu können, wie man eine Handlung ausführen möchte, muß man über die Zukunft eine Prognose machen und sich also eine Meinung bilden, eine Hypothese oder eine Diagnose darüber stellen, was voraussichtlich geschehen wird und was erstrebenswert ist. Eine solche »Prognose« impliziert nicht, daß alle zukünftigen Ereignisse voraussagbar wären oder sein könnten. Im Gesundheitswesen geht es lediglich darum, bei dem diagnostischen »Bündel« jene Ereignisse zu berücksichtigen, die in der Zukunft wahrscheinlich die Gesundheit des Patienten beeinflussen werden. Die Diagnose sollte nicht nur die Gegenwart beschreiben, sondern auch Handlungen für die Zukunft empfehlen, und solche Handlungen werden auf der Grundlage von bestimmten Prinzipien und bestimmten Prioritäten empfohlen.

Das Alexander-Prinzip besagt,

- daß der *Gebrauch* des Körpers immer dessen *Funktionsweise* beeinflussen wird;
- daß der Gebrauch des Körpers bei einer Prognosestellung immer berücksichtigt werden sollte;
- daß es für alle Menschen wichtig ist zu wissen, wie man einen guten Gebrauch des Körpers bewahren kann, ob man nun krank oder gesund ist.

Mit dem Alexander-Prinzip soll die *kurative* Behandlung durch eine *präventive* ersetzt werden.

Präventive Medizin

Aus der Sicht des Patienten sind alle medizinischen Maßnahmen präventiv. Sie sollen Ereignisse verhindern, von denen man befürchtet, daß sie geschehen könnten, oder die tatsächlich bereits vorhanden sind – die Prävention von Schmerzen, die Prävention einer Ausweitung und Ausbreitung einer Schwellung, die Prävention von Kopfschmerzen, von Schlaflosigkeit, von Unruhe, von Depression; Prävention von Husten, von Ermüdung, von Schwindligkeit, die Prävention von abnormalen Reaktionen eines Armes oder eines Beines, die Beseitigung von Übergewicht, die Beseitigung von Untergewicht; eine Prävention der Gefahren bei der Geburt, Prävention auch, daß ein Kind geboren wird; Prävention von Rückenschmerzen, von kribbelnden Empfindungen in den Fingern usw.

Unter *Gesundheit* verstehen die meisten von uns, daß wir mühelos die Dinge tun können, von denen wir erwarten, daß wir sie tun können, und daß wir mühelos so *sein können,* wie wir gerne *sein möchten.* Das Wiedererlangen einer zufriedenstellenden Funktionsweise des Körpers ist das, was die meisten Menschen darunter verstehen, gesund zu sein. Aber schon wenn wir befürchten, möglicherweise *krank* werden zu können, geht es um etwas, das in der Zukunft passieren könnte. Wir möchten Problemen in der unmittelbaren oder in der entfernteren Zukunft vorbeugen.

Die technologische und wissenschaftliche Entwicklung, die in den zwanziger Jahren einsetzte, hat das medizinische Denken und die medizinische Ausbildung in den letzten fünfzig Jahren bestimmt. Aber diese rapide Entwicklung wird heute sinnlos vertan. Die erreichten Fortschritte sind enorm. Die neuen medizinischen Techniken und Geräte haben unbestreitbar die gesamte Vorstellung von der Behandlung schwerer Krankheiten gewandelt. Viele Leiden, deren Verlauf früher nicht beeinflußt werden konnte, lassen sich heute in Schach halten. Aber wie Professor Sir Macfarlane Burnet sagte:

»Der Beitrag der Laborwissenschaft zur Medizin ist praktisch zum Erliegen gekommen. In der medizinischen Wissenschaft hat fast kein Bereich der modernen Grundlagenforschung irgendeine direkte oder indirekte Auswirkung auf die *Prävention von Krankheiten* oder die Verbesserung der medizinischen Versorgung.«

Die meisten Leser dieses Buches wissen, daß diese Aussage stimmt. Man weiß auch, daß es gute Gründe gibt, der Medizin dafür dankbar zu sein, den akuten Krankheiten ihren Schrecken genommen zu haben. Es ist aber auch allgemein bekannt, daß man heutzutage nur selten einem wirklich gesunden und glücklichen Menschen begegnet, der diesen Gesundheitszustand auch den größten Teil seines Lebens beibehält. Es ist anzuerkennen, daß sich viele Krankheitssymptome durch den Einsatz von wirksamen psychoaktiven Medikamenten oder starken Antibiotika beherrschen lassen. Aber viele Menschen sind sich auch der Tatsache bewußt, daß die Medizin wenig zu bieten hat, wenn die allgemeine Funktionsweise des Körpers nicht so gut ist, wie man es gerne hätte.

Der Herzog von Edinburgh bemerkte dazu bei seiner Rede vor der British Medical Association folgendes:

»Es war unvermeidlich, daß ein großer Teil der Fortschritte in der Medizin um den Preis einer weitgehenden einseitigen Spezialisierung gemacht wurde. Aber der einzelne Mensch ist noch immer ein Ganzes, und soweit seine persönliche Gesundheit betroffen ist, ist er ein ganz einzigartiges Ganzes. Ich bin durchaus dafür, Details und Einzelheiten zu untersuchen, aber ich hoffe, daß die Behandlung auf das Ganze gerichtet bleibt. Die ... Heilung von Krankheit ist eine lobenswerte Angelegenheit, aber man kann sie auch blind betreiben. Die medizinische Wissenschaft muß sich der Tatsache stellen, daß die Heilmittel, die gegen ein Problem wirken, ein anderes entstehen lassen können. Einer Sache bin ich mir ganz gewiß, und das ist, daß der allgemeine Gesundheitszustand aus mehr besteht als aus Zahlen, die verbesserte Geburtsraten, Sterblichkeitsraten und Auftretenshäufigkeiten von Krankheiten anzeigen.«

Die gleiche Ansicht vertritt *The British Journal of Hospital Medicine* (November 1971):

»Die meisten akuten Infektionskrankheiten wurden durch medizinische Fortschritte unter Kontrolle gebracht, aber die Häufigkeit von chronischen Erkrankungen hat sowohl relativ als auch absolut gesehen zugenommen ... Die neue Rolle des Arztes ist häufig unbequem, denn er muß fortfahren, Patienten zu versorgen, deren Erkrankungen er nicht heilen kann ... Das Verantwortungsgefühl muß von der Betreuung von Kranken auf die Versorgung auch von *potentiell* Kranken ausgedehnt werden.«

Diagnosestellung unter Berücksichtigung des Körpergebrauchs

Wenn ich recht haben sollte – und davon bin ich überzeugt – daß der *Gebrauch* des Körpers der wichtigste einzelne Faktor ist, dem sich die medizinische Wissenschaft noch zuwenden muß, wird die unzulängliche Hilfeleistung, die ein durchschnittlicher Patient von seinem durchschnittlichen Arzt erhält, verständlicher. *Die Ärzte wurden ohne persönliches Verschulden nicht dazu ausgebildet, sorgfältig auf die unterschiedlichen schlechten Haltungen zu achten, die so gut wie alle Patienten aufweisen.*

Mit dieser Aussage soll nicht behauptet werden, daß eine schlechte Gebrauchsweise des Körpers die Hauptursache für die meisten unerklärten Funktionsstörungen ist (obwohl in vielen Fällen eine klare kausale Verbindung besteht). Es soll lediglich heißen, daß zwar die meisten übrigen Formen von Funktionsstörungen des Körpers durch die Medizin untersucht werden, aber der Gebrauch dabei für gewöhnlich ignoriert wird. Er gehört nicht zu den »Ereignissen«, die berücksichtigt werden, wenn das diagnostische »Bündel von Ereignissen« zusammengestellt wird. Aber diejenigen Menschen, deren Körpergebrauch einigermaßen gut ist, werden nicht oder zumindest sehr viel später in ihrem Leben von Krankheiten befallen, für die die meisten übrigen Menschen anfällig sind; deshalb muß jede Diagnose unvollständig sein, die ausgerechnet diesen Faktor übersieht. Grundlegend für eine präventive Behandlung von Patienten ist die Schulung in einer gesünderen Lebensweise, und das heißt vor allem, den Patienten beizubringen, wie sie ihren Körper besser gebrauchen können.

Die Auffassung geht weit über das hinaus, was derzeit im Gesundheitswesen beachtet wird. Die Notwendigkeit einer sorgfältigen pathologischen Zustandsdiagnose soll keineswegs bestritten werden; aber Verordnungen von Behandlungsmaßnahmen müssen unvollständig bleiben, solange der *Körpergebrauch des Patienten* nicht berücksichtigt wird.

6 Gebrauch und Krankheit

Wenn der Gebrauch wirklich der wichtigste einzelne Faktor ist, mit dem sich die medizinische Wissenschaft noch befassen muß, sollte er aller Wahrscheinlichkeit nach bei jenen medizinischen Erkrankungen die größte Bedeutung haben, die in unserer heutigen Gesellschaft, einmal abgesehen vom gewöhnlichen Husten und Erkältungen, mit Abstand die wichtigste Ursache für ein schlechtes Allgemeinbefinden sind.
Zwei Gruppen von Erkrankungen stehen auf den Tabellen über Krankmeldungen ganz oben – die psychischen Störungen und rheumatische Leiden. Nach einer Schätzung der Bundesregierung aus dem Jahre 1980 bedürfen rund 5 Prozent der Gesamtbevölkerung, das sind ca. 3 Millionen Menschen, aufgrund rheumatischer Leiden ständiger medizinischer Betreuung.
Die Beziehung zwischen dem Gebrauch des Körpers und psychischer Gesundheit wird in Kapitel 7 behandelt. Es geht dort um die Beziehung zwischen dem Körpergebrauch und bestimmten körperlichen Leiden, besonders den rheumatischen Erkrankungen.

Rheuma

Der Begriff »Rheuma« ist eine Verlegenheitskategorie, die ganz verschiedene Krankheitsbilder umfaßt. Galen führte ihn im Mittelalter, abgeleitet vom griechischen Wort »rheo« (Fluß), in einer Zeit ein, als die Medizin an vier »Körpersäfte« glaubte, deren »Fluß« Störungen unterworfen war: Beim Rheuma glaubte man, daß es wegen der »Bitterkeit der Säfte« zu einem abnormen Fluß in den verschiedenen Körperhöhlungen komme; und man war der Ansicht, daß Gicht durch abnorme Flüssigkeitstropfen in den Gelenken verursacht wird. So wurde es üblich, alle wandernden Schmerzen als »Rheumatismus« zu bezeichnen, wobei der Begriff im achtzehnten Jahrhundert überwiegend auf Muskeln eingeschränkt wurde. Man wußte schon damals, daß auch die Gelenke betroffen sein können, aber nur als Folge eines eigentlichen Muskelleidens.
Im Jahr 1827 äußerte Scudamore in einer umfassenden Abhandlung über den Rheumatismus, daß nicht der eigentliche Muskel

betroffen sei, sondern daß die Schmerzen aus den Sehnen und ihren fibrösen Ansatzstellen am Knochen herrührten. Gowers[20] glaubte 1904, daß der Muskelschmerz durch die von ihm so bezeichnete »Fibrositis«, einer örtlichen Entzündung des Muskels, herrührt, als andere Mediziner noch entweder zu schwachen oder zu steifen Muskeln die Schuld zuschrieben. Zu dieser Zeit entwickelte auch Alexander sein Konzept eines schlechten Körpergebrauchs. Alexander empfahl, die *allgemeine* Muskelkoordination zu beachten und nicht lediglich den lokalen Schmerz in dem Muskel oder dem betroffenen Gelenk zu berücksichtigen. Er behauptete auch überlegen, daß die grundlegende Störung psychophysiologisch sei und sich aus »verkehrten vorgefaßten Erwartungen«, »einem degenerierten Körpersinn« und »ungenauen Wahrnehmungsleistungen« ergebe.
Seine Ideen fanden Unterstützung, als Halliday[21] 1937 feststellte, daß von einhundertfünfundvierzig Fällen von Rheumatismus 33 Prozent auch psychoneurotisch waren. Von den Fällen, bei denen das Rheuma mehr als zwei Monate anhielt, wurden 60 Prozent für psychoneurotisch gehalten. Diese Ergebnisse wurden von führenden Rheumatologen bestätigt. – So vermutete Ellman[22] im Jahre 1942, daß »die Muskeln als ein Mittel zur Verteidigung und zum Angriff im Kampf ums Dasein dienen. Wenn der Ausdruck von Aggression nach außen gehemmt wird, können muskuläre Verspannungen entstehen, die als Schmerzen empfunden werden.« Nach Ellman litten von fünfzig Patienten mit muskulärem Rheumatismus 70 Prozent an psychischen Störungen.
Seit die Elektromyographie in Gebrauch gekommen ist, haben viele Wissenschaftler (Hench[23], 1946) zeigen können, daß »psychogener Rheumatismus eine der häufigsten Ursachen von allgemeinen oder örtlich begrenzten Schmerzen ist«. Damals habe ich darauf hingewiesen, daß man den Begriff »psychogen« besser nicht verwenden sollte. Es ist nicht so, daß die »Psyche« eine körperliche Störung verursacht, oder der Körper eine Störung der »Psyche«, sondern Rheumatismus und Psychoneurose sind vielmehr *beide* Manifestationen eines grundlegenden Scheiterns des Körpers, nach Streß zu einem ausgeglichenen »Ruhezustand« zurückzukehren.
In der Folgezeit veröffentlichte ich eine Untersuchung[24], die ich an Studenten durchgeführthabe. Die 10 Prozent der Probanden, die sich über anhaltende Muskelschmerzen beklagten, wiesen alle schwere Haltungsschäden auf. Eysenck[25] stellte in seinem Buch *Dimensions of the Personality* eine eindeutige und grundsätzliche Korrelation zwischen Neurotizismus und Körperschwankungen

fest. Der »Neurotiker« weist unweigerlich einen schlechten *Körpergebrauch* auf, und je schlechter seine Haltung ist, desto wahrscheinlicher hat er Schmerzen.
Damals habe ich vorgeschlagen, daß man schlechte Körperhaltungen nicht als psychosomatische Störungen bezeichnen sollte, sondern sie sollten vielmehr als eine »Streßkrankheit« aufgefaßt werden. Streßerkrankungen werden dadurch gekennzeichnet, daß gewohnheitsmäßig neben den eigentlich relevanten Körperteilen und Körpersystemen auch solche aktiviert werden, die für eine Aktion nicht nötig sind, wobei der Organismus nach der Aktivität nicht zu einem ausgeglichenen Ruhezustand zurückfindet. Meiner Meinung nach können Körpersysteme auf vier Ebenen beteiligt sein:

1. Physiologische Veränderungen,
2. Emotionale Veränderungen,
3. Verhaltensmäßige Veränderungen,
4. Strukturelle Veränderungen,

und alle Ebenen gemeinsam können eine schlechte Körperhaltung ergeben. »Rheumatismus«, wie ich ihn damals verstand (und wie ich ihn noch heute verstehe), sollte nie als eine Funktionsstörung in einem örtlich begrenzten Körperteil aufgefaßt werden, sondern vielmehr im Zusammenhang mit einem schlechten Gebrauch des gesamten Körpers gesehen werden, zu dem physiologische, emotionale, verhaltensmäßige und strukturelle Veränderungen beitragen.
Ein wesentlicher Aspekt dieser Auffassung des Rheumatismus (und auch vieler anderer Erkrankungen), bei der der Gebrauch des Körpers berücksichtigt wird, ist die Infragestellung der Weisheit des Körpers. Der Körper ist nicht weise. Häufig ist er sogar dumm. Vielleicht sollte ich für einen Moment abschweifen, um deutlich zu machen, was ich unter Dummheit verstehe, und wie es möglich ist, daß der Körper »vernünftige« *Ziele* mit unvernünftigen *Mitteln* anstrebt.

Die Dummheit des Körpers

Bestimmte »Variablen« müssen innerhalb bestimmter fester Grenzen gehalten werden, damit ein menschliches Wesen am Leben bleibt. Viele Variablen des Körpers – wie die Länge der Haare oder der Nägel – sind nicht existentiell fürs Leben (außer in einem sozialen Sinn): aber die Temperatur und der pH-Wert des

Blutes, die Konzentration von Sauerstoff, Zucker, Salz, Proteinen, Fett und Kalzium sind lebenswichtig und eine Angelegenheit von Leben und Tod. Diese Variablen werden durch ein unaufhörliches Zusammenspiel von regulierenden Mechanismen konstant gehalten. Selbst wenn wir drei Tage hintereinander nichts trinken, verändert sich der Wasseranteil im Blut nur geringfügig. Auch wenn wir dann innerhalb von sechs Stunden sieben Liter Flüssigkeit trinken, wird sich das Blutvolumen nicht sehr stark verändern, obwohl die Nieren Extra-Arbeit leisten müssen, um die Flüssigkeit in die Blase abfließen zu lassen. Diese körpereigenen Mechanismen funktionieren auf einer Stimulus/Response-Basis. Wenn es eine zu große Abweichung vom Sollwert gibt, wird der Körper (in seiner Stimulus/Response-»Weisheit«) angeregt, eines seiner vielen Systeme einzusetzen, um das Gleichgewicht wiederherzustellen. Wenn die Körpersysteme keine Abhilfe schaffen können, sucht der Organismus in seiner Umgebung nach den notwendigen Substanzen – nach Salz für den schwitzenden Bergsteiger, nach Heroin für den »stabilen« inneren Zustand des Junkie's, nach Alkohol für die Leber, die die Nahrung nicht mehr richtig verarbeiten kann, nach Nikotin zur schnellen Verfügbarkeit von Energie durch Ausschüttung von Zucker, nach sexueller Entladung für die erregbaren rastlosen Geschlechtsdrüsen, nach Farben und Musik, um dem rastlosen Gehirn einen Moment lang Frieden zu geben.

Das mag wie eine *Weisheit* des Körpers erscheinen, aber es ist eine Weisheit auf einer niedrigen Ebene. Es ist eine zweckorientierte Weisheit.

Nehmen Sie eine andere »kritische Variable« – Ihren Blutdruck. Wenn der Teil Ihres Gehirnes, der für gewöhnlich den Blutdruck kontrolliert, durch irgendein Unglück ausfällt, wird ein anderer Gehirnteil seine Aufgabe übernehmen. Wenn auch dieser Bereich ausfällt, übernehmen verschiedene Ganglien außerhalb des Gehirns seine Funktion. Fallen auch diese Ganglien aus, versuchen die Blutgefäße selber, durch eine Kontraktion oder Weitung ihrer Wände den Druck des in ihnen enthaltenen Blutes zu regulieren. Für gewöhnlich stehen dem Körper mehrere verschiedene Möglichkeiten offen, um Aufgaben zu erfüllen. In Begriffen der Zimmermannskunst ist er ein »Stümper« – ein geschickter Stümper, der bestimmte Ziele anstrebt. Der Körper versucht, bestimmte Ziele zu erreichen – so und soviel Zucker im Blut, so und soviel Salz, so und soviel Sauerstoff, so und soviel Eiweißstoffe, dieses oder jenes vertraute Gefühl der Muskelkoordination, dieser oder jener geistige Ruhezustand – und wenn dieses Ziel nicht auf dem bequemsten Weg erreicht werden kann, improvisiert der Körper mit anderen Systemen oder Muskelgruppen, um doch eine funktionierende Lösung zu finden, bis ihm irgendwann einmal keine Alternativen mehr zur Verfügung stehen und er in eine Sackgasse gerät. Diese »Zielstrebigkeit« beruht auf der Entschlossenheit, kurzfristige Ziele auf der Ebene von Stimulus/Response-Reflexen zu erreichen, ohne sicherzustellen, daß es dabei keine schädlichen Nebenwirkungen gibt.

Bei diesem reflexhaften, kurzfristigen zielorientierten Verhalten wird nicht überlegt, ob die alternativen Funktionsabläufe auf lange Sicht gesehen konstruktiv oder destruktiv sein werden. Ein destruktives Zurückgreifen auf jedwede Alternative ist kein Zeichen für »Weisheit«. Ein übel verbrannter Körper jagt seine Körperflüssigkeit rücksichtslos durch die verbrannte Oberfläche, bis er an Flüssigkeitsverlust stirbt. Der Asthmatiker atmet in seiner Angst immer mehr Luft ein, bis die oberen Brustmuskeln so verspannt sind, daß er sie nicht wieder lockern kann, um die verbrauchte Luft wieder auszuatmen.

Dieses Improvisieren des Körpers, bei dem potentiell destruktive Körperfunktionen aktiviert werden, ist immer riskant, obwohl auch viele der zufälligen evolutionären Fortschritte durch »geschicktes Improvisieren« zustande gekommen sind. Es liegt an jedem einzelnen, seine Zukunft in den Bereichen zu bestimmen, die ihm wichtig sind. Trotz aller Unzulänglichkeiten, trotz der häufig gegeneinander arbeitenden Körpersysteme und trotz der sich oft widersprechenden Bedürfnisse vermag es der Mensch dennoch, mit der Hilfe seines Verstandes planvoll zu handeln. Wir sind nicht der Gnade von lediglich improvisierenden Körpersystemen von physiologischen und chemischen Reaktionen oder muskulären Reflexen ausgeliefert, sondern wir besitzen die Fähigkeit, uns selbst zu regulieren. Es liegt an uns selbst, unser Leben nach Prinzipien zu gestalten, die wir persönlich gewählt haben, ein Leben nach »konstruktiven Alternativen«, unter Verwendung eines neuen Körperkonstruktes statt einer Lebensweise, die ständig auf destruktive Körperreaktionen zurückgreift.

Körpergebrauch und Rheumatismus

Nirgendwo ist die »Dummheit« des Körpers deutlicher ersichtlich als bei den rheumatischen Störungen. Nehmen wir zum Beispiel die Arthritis des Hüftgelenks. Es geht mir hier nicht um die Faktoren, die im Einzelfall zum Entstehen dieser Krankheit geführt haben mögen –, obwohl ich der Meinung bin, daß eine schlechte Körperhaltung einer der wichtigsten Faktoren ist –, sondern darum, was geschieht, wenn sich das Leiden allmählich manifestiert. Das erste Anzeichen für diese Funktionsstörung des Körpers ist eine Verengung des Gelenkspaltes im Hüftgelenk, was zu einer Verkürzung des Abstandes zwischen der Hüfte und dem Boden führt. Die indirekte Verkürzung des Beines führt gewöhnlich zu einer weiteren Ungleichverteilung des Körpergewichtes, das nun überwiegend auf der betroffenen Hüfte lastet. Das Ergebnis dieser Ungleichverteilung des Körpergewichtes ist eine Verschlechterung des arthritischen Zustandes, und eine weitere indirekte Verkürzung des Beines auf der betroffenen Körperseite, was wiederum zu einer zunehmenden Verlagerung von Körpergewicht auf das betroffene Hüftgelenk führt, usw., bis sich das bekannte Bild eines verdrehten und verkürzten Beines bietet.

Die Arthritis der Hüfte sollte nicht einfach als ein lokales Geschehen verstanden werden, obwohl es natürlich soweit kommen kann, daß eine Hüftoperation notwendig wird, um die lokal vorhandene Schädigung zu behandeln. Bei der Prävention oder Rehabilitation einer Arthritis muß jedoch der Gebrauch des gesamten Körpers untersucht werden. Wenn sich die ersten Anzeichen des Leidens abzuzeichnen beginnen, muß der *allgemeine Gebrauch* beachtet werden, um zu gewährleisten, daß das Körpergewicht nicht noch mehr auf die betroffene Seite verlagert wird.

Das gleiche Prinzip gilt für vergleichsweise leichte, aber doch lästige und anhaltende Beschwerden, wie den »Tennisarm«, schmerzende, steife Schultern (»tote Schultern«), leichtere Schmerzen im Hals, der Brust, dem Rücken und in den Beinen. Diese Beschwerden legen sich oft nach Ruhephasen oder einer Spritze oder Physiotherapie. Aber häufig bestehen sie auch nach solchen Maßnahmen fort und geben Anlaß zur Sorge und Unzufriedenheit mit der medizinischen Betreuung. Solche Beschwerden gehen häufig mit leichten, noch nicht erkannten Störungen des allgemeinen Körpergebrauchs einher.

Aber das sind meist nur leichte Schmerzen und Nadelstiche. Von viel größerer Bedeutung sind die schweren Störungen im Gebrauch der Wirbelsäule. Die Notwendigkeit einer Schulung in einem guten Körpergebrauch bei verschiedenen Haltungsschäden im Bereich des Rückgrates – Kyphose, Hohlkreuz und Skoliose – ist offenkundig. Auch wenn die Wirbelsäule bereits geschädigt ist, etwa bei Kinderlähmung oder idiopathischer Skoliose – kann man oft eine ganze Menge unternehmen, um die Deformation teilweise zu korrigieren und eine Verschlechterung zu verhindern. Der bei weitem größte Teil von Patienten, die in Fachkliniken für rheumatische Leiden behandelt werden (abgesehen einmal von Bagatellfällen und Arthritis in den Beinen) leidet an zwei Gruppen von Erkrankungen. Die erste wird als Spondylose der Halswirbel bezeichnet; die zweite sind die fast epidemisch auftretenden Rückenschmerzen. Beide Leiden sind so verbreitet und sprechen häufig so wenig auf medizinische Behandlungsmaßnahmen an, daß sie hier jeweils gesonderte Beachtung verdienen, denn gerade für diese Erkrankungen ist das Alexander-Prinzip besonders relevant.

Spondylose der Halswirbel

Alexander hielt das harmonische Verhältnis von Kopf und Hals zueinander für den primären Ausgangspunkt eines schlechten Gebrauchs des Körpers, und deshalb hatte er einiges über Symptome zu sagen, die sich aus solchen schlechten Haltungen ergeben. Es gibt eine unendlich komplizierte Vielzahl solcher schlechten Haltungen in der Kopf- und Halsregion. Wenn wir uns nur eine winzige Stichprobe von Haltungsschäden im Halsbereich (Abb. 32 a, b, c, d, e) anschauen, können wir erkennen, wie sehr sie sich im einzelnen voneinander unterscheiden, und trotzdem wird in den entsprechenden Röntgenbefunden nicht einmal das *Vorhandensein* von Haltungsschäden erwähnt, geschweige denn die *Art der Schäden,* wobei noch berücksichtigt werden muß, daß eine statische Aufnahme eines Halses nur einen geringen Teil der ablaufenden, fein nuancierten muskulären Bewegungen wiedergibt, die beim Reden, Schlucken, beim Gebärden, der Äußerung von Gefühlen oder dem Durchforschen der Umwelt mit Augen und Ohren vorkommen.

Der häufigste schlechte Gebrauch der Muskulatur besteht aus einem Nach-vorne-Sinken des Halses von seiner Mitte aus, mit einem gleichzeitigen Zurückziehen des Kopfes nach hinten vom oberen Hals aus. Die Abbildungen 32a, 32b und 32c geben hierfür Beispiele; Abbildung 32d zeigt das gleiche Phänomen, obwohl der Hals hier mit der Zeit so sehr in den Brustkasten gesunken ist, daß man nicht gleich erkennen kann, wie stark die Halswirbelsäule zusammengesunken ist.

Bei diesem Kollaps sind immer auch Verspannungen der Muskeln vorhanden, die aufwärts zum Hinterkopf verlaufen – und zwar nicht nur der großen äußeren Muskeln (Abb. 33a, b, c), sondern auch der kleinen internen subokzipitalen Muskeln (Abb. 33d), die

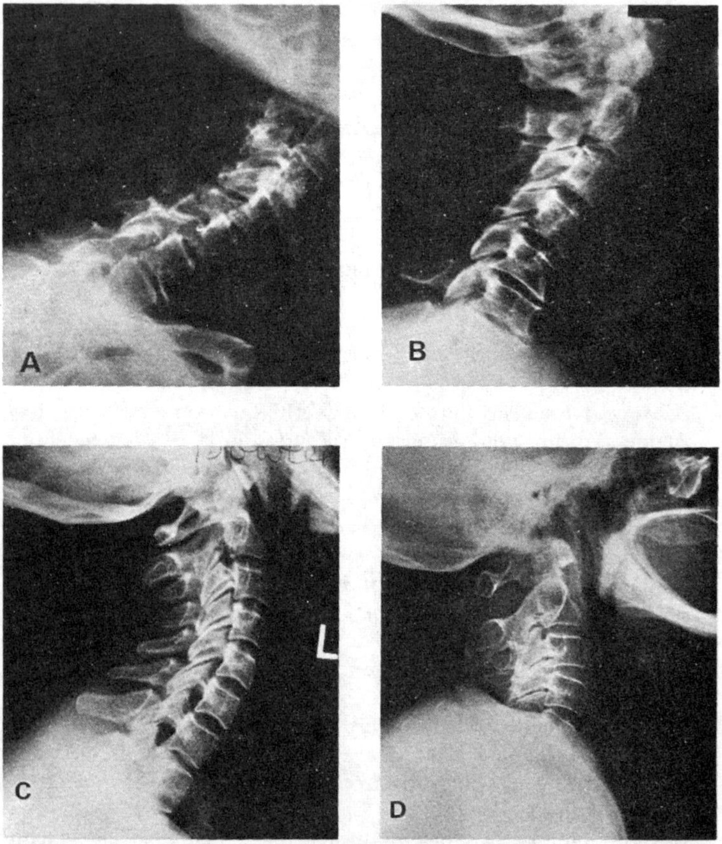

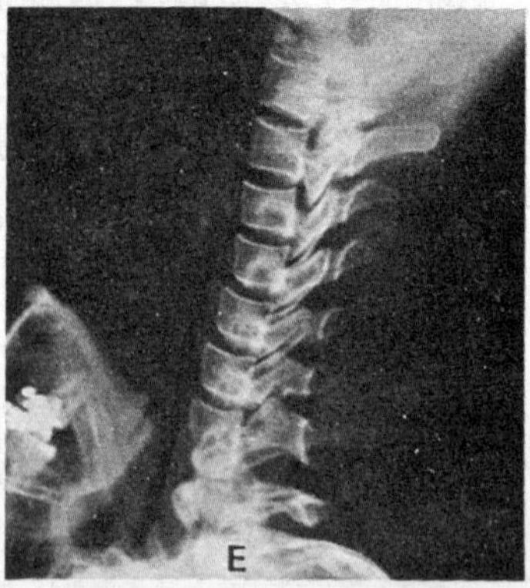

Abb. 32.
a. Hals sackt nach vorne.
b. Kopf nach hinten, oberer Halsbereich vor, unterer Halsbereich nach hinten.
c. Kopf zurückgezogen.
d. Unterer Hals aus der Sicht weggesackt.
e. Überstreckter Hals, vierter Wirbel nach vorne auf den fünften verschoben.

sich um den Punkt herum gruppieren, wo Hals und Kopf ineinander übergehen. Einige der ersten ärztlichen Anhänger von Alexander machten um diese kleinen Muskeln viel Aufhebens und bestätigten ihn unnötigerweise in seinem Glauben an fast magische Möglichkeiten, die sich aus einer Entspannung dieser spezifischen Muskelgruppe ergeben sollten und die seiner »primären Kontrolle« vollen Bewegungsspielraum geben sollten. So schrieb ein Arzt: »Das primäre Verhältnis, von dem letztlich alle anderen Verhältnisse abhängen, beruht auf dem Spannungsverhältnis dieser kleinen Muskelgruppe, die aus dem Atlas-occipitalis-System, dem Axis-occipitalis-System und dem Atlas-Axis-System besteht. Die enorme Bedeutung dieser Verhältnisse für die Funktionsweise von Muskeln läßt sich anhand einer reinen Beschreibung ihres Vorhandenseins gar nicht ermessen.«

Hier haben wir ein weiteres Beispiel für die »ungeheuerliche« Atmosphäre, die Alexander sein ganzes Leben verfolgte, und die eine wirkliche, auf Tatsachen beruhende Analyse eines schlechten muskulären Gebrauchs, von dem so viele Hälse betroffen sind, verdeckte: Es gibt nicht nur eine *einzige* Form eines muskulären Gleichgewichts, das verkehrt wäre, sondern ein ganzes kompliziertes Netz von Muskelverspannungen im gesamten Halsbereich.

Manchmal ist der Hals nicht nach vorne gesunken, sondern übermäßig versteift, wobei sich einer der Halswirbel leicht rückwärts gegen den Wirbelkörper unter ihm bewegt, wie in Abbildung 32e. Bei diesen Fällen entstehen nach meiner Erfahrung für gewöhnlich wirklich schwer zu behandelnde Kopf- oder Gesichtsschmerzen.

Wenn man den Hals von hinten betrachtet, kann man am unteren Halsansatz häufig eine leichte seitwärtige Verbiegung des Buckels sehen (Abb. 38, vgl. S. 172). Bei Röntgenuntersuchungen wird dieser Befund meist ignoriert, doch auch bei dieser Haltung kommt es zu schwer zu behandelnden Symptomen. Wenn Sie den Hals von hinten – wie in der Abbildung 15c – genau anschauen, können Sie zwei verspannte kontrahierte Muskeln dort erkennen, wo diese Muskeln am Schädel ansetzen. Wenn der Halsansatz seitwärts verdreht ist, wird einer der beiden Muskeln stärker hervortreten als der andere, und die daraus resultierende ungleichmäßige Verspannung läßt sich noch schwerer lösen als eine symmetrische Verspannung.

Dieser und viele weitere Formen eines schlechten Gebrauches lassen sich immer bei einer Spondylose der Halswirbel (einer Arthritis im Bereich von Kopf und Hals) und bei Druck auf den Bandscheiben der Halwirbelsäule feststellen. Mit fünfzig Jahren

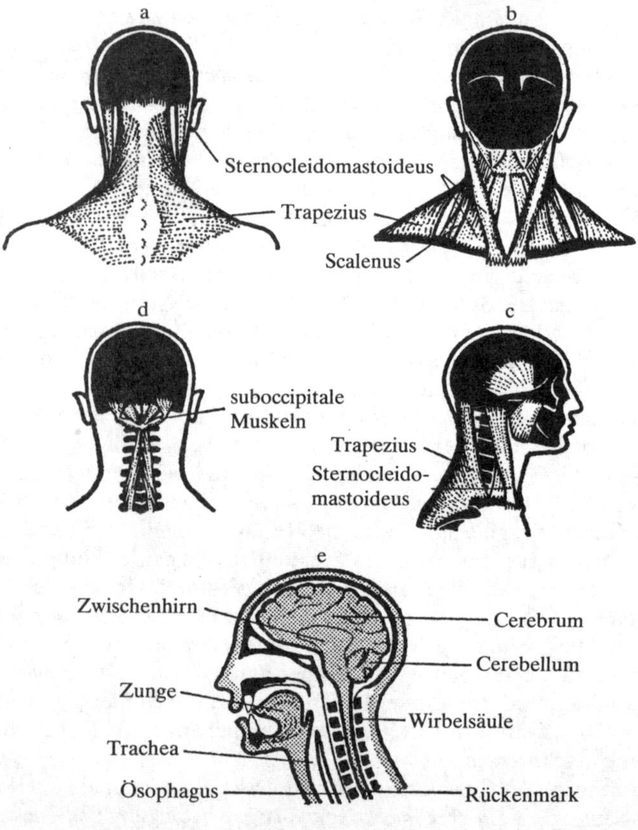

Abb. 33. Nur die äußeren und inneren Nackenmuskeln sind abgebildet, bestimmte intermediäre Muskeln sind ausgelassen. Die suboccipitalen Muskeln spielen bei den Schädelbewegungen eine Rolle. Die übrigen Muskeln, die den Schädel mit dem Hals verbinden, verlaufen hauptsächlich an der Rückseite des Schädels. Zwischen den vorderen (Beuge-)Muskeln und den hinteren (Streck-)Muskeln besteht ein erheblicher Kräfteunterschied. Bei der aufrechten Haltung begünstigen starke Streckmuskeln ein Zurückziehen des Kopfes. Die Ausführung von relativ automatischen Funktionen, wie das Kauen, Schlucken, Atmen und lautliche Äußerungen, sind bei aufrechter Körperhaltung eine komplizierte Angelegenheit (siehe Raymond Dart, *The Attainment of Poise,* S. Afr. Med. J., 1947, 21, 74).

haben fünfundachtzig Prozent der Bevölkerung dieses Leiden, und die meisten Ärzte würden zustimmen, daß es langwierig und schwer zu behandeln ist.

Die ersten Symptome sind für gewöhnlich ein taubes oder kitzelndes Gefühl in den Fingern einer Hand; Ursache dafür ist der Druck auf die Nervenbahnen, der von zusammengepreßten und verkürzten Halswirbeln ausgeht. Manchmal ist das erste Symptom auch ein heftiger Schmerz im Hals, in den Schultern, oder im Arm, der typischerweise in den frühen Morgenstunden schlimmer ist, wenn die warme Bettwäsche zu einem Stau in den bereits verengten Zwischenwirbelpassagen führt, in denen die Nerven vom Rückenmark aus in den Körper treten. Die von dieser Krankheit betroffenen Menschen müssen dann aufstehen oder den Arm auf die Bettdecke legen oder in irgendeiner anderen Position lagern, damit die Schmerzen nachlassen.
Eine Veränderung des schlechten Gebrauchs, der bei einer Spondylose des Halses vorhanden ist, führt in den meisten Fällen zu einer Linderung der Symptome.

Rückenschmerzen

Über die Hälfte der erwachsenen Bevölkerung leidet an Rückenschmerzen und Ischialgien.
In den meisten Fällen mag es für den akuten Schmerz eine offensichtliche unmittelbare Ursache geben – ein Bandscheibenvorfall oder ein Morbus Bechterew; die meisten Menschen mit Rückenschmerzen finden sich jedoch mit diagnostischen Begriffen wie »lumbal-sakrale Zerrung«, »Zerrung im Bereich von Kreuz- und Darmbein«, »haltungsbedingte Rückenschmerzen«, »Bänderzerrung«, »Fibrositis« wieder und Chiropraktiker stellen ausgefallene Diagnosen wie »steife Gelenkflächen« oder auch die weniger anspruchsvolle Diagnose eines »chiropraktischen Schadens«.
In einem amerikanischen Lehrbuch werden über tausend mögliche Ursachen für Rückenschmerzen aufgeführt. Der Gebrauch des Körpers auf eine bestimmte Art ist nicht darunter zu finden. Die medizinische Behandlung von Rückenschmerzen mußte bei dieser weit verbreiteten Unkenntnis eines richtigen Gebrauchs des Rückens unzulänglich bleiben. Ganz kategorisch gesprochen lassen sich nach meiner Erfahrung die meisten Formen von Rückenschmerzen – auch nach erfolgloser Operation – am besten behandeln, indem einer Verbesserung der Gebrauchsweise des Körpers allererste Priorität gegeben wird. Natürlich können Schmerzen auch durch chiropraktische Griffe, Physiotherapie,

durch Spritzen, das Strecken von Muskeln, durch Korsetts usw. beseitigt werden. Das eigentliche Problem wird damit nicht behoben. Denn diese Verfahren verändern nicht die allgemeine Gebrauchsweise des Körpers, von der der Patient weiterhin bedroht bleibt, sobald innerer und äußerer Streß sich wieder ansammeln.

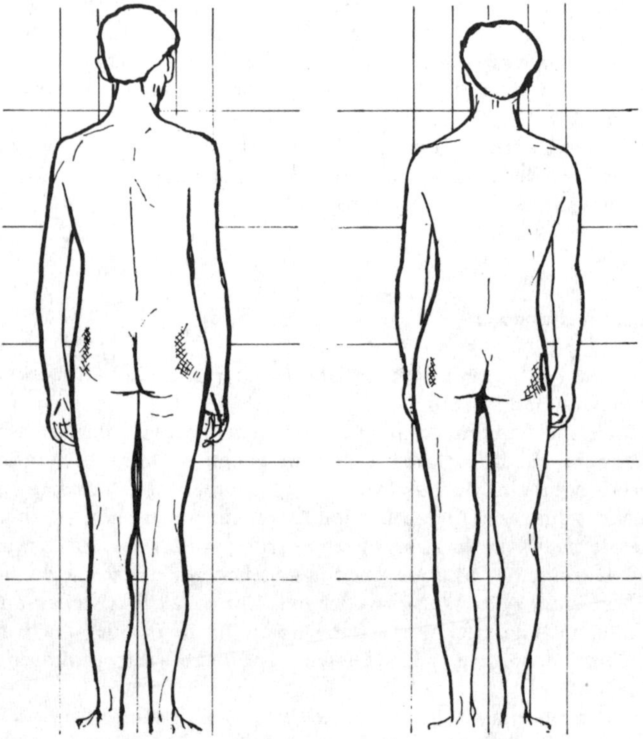

▲

Abb. 34a. Zwei Studenten mit seitwärts verschobenem Brustkasten. Man beachte die nach hinten gezogene rechte Schulter des linken Studenten.

Abb. 34b. Ältere Frau, Brust nach vorne verschoben, Becken nach links. Man beachte den zusammengesackten Hals und den angespannten Sternocleidomastoideus-Muskel. ▶

Nur allzu häufig befallen solche lähmenden Rückenschmerzen Männer und Frauen von ganz großem Format, die in ihrem Bereich große Leistungen erbringen. Oft sind sie jünger als dreißig Jahre. Ihnen bietet sich die Aussicht, ein Leben lang an lähmenden Schmerzen zu leiden, die ihre Lebensweise restriktiv beeinträchtigen, sei es bei der Erziehung ihrer Kinder oder in ihrem

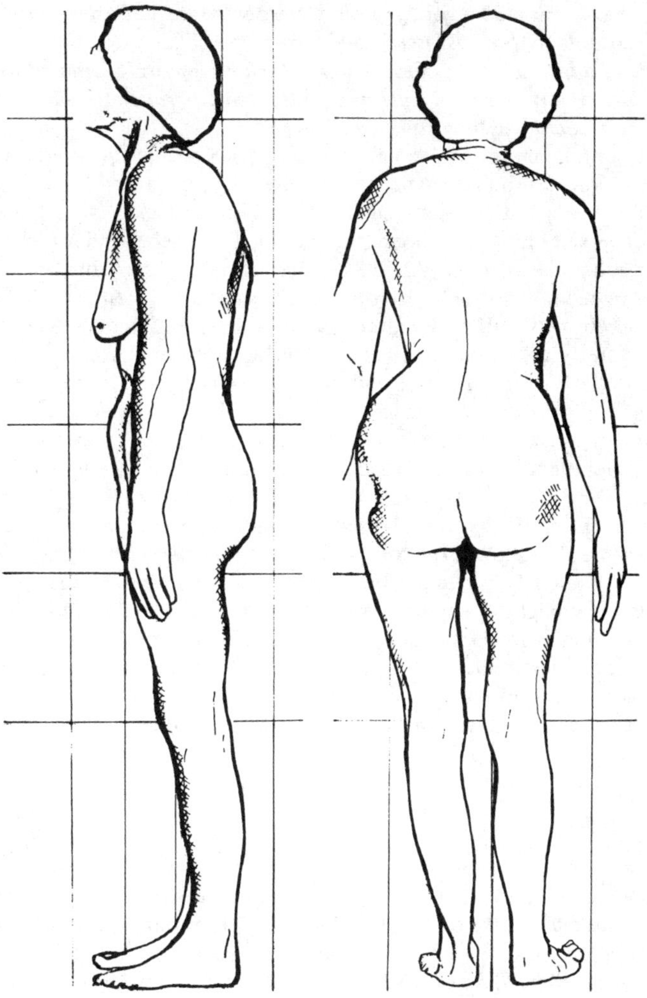

beruflichen Fortkommen. Nachdem sie sich nach jeder nur erdenklichen Therapie, die ihnen helfen könnte, umgetan haben, resignieren diese Patienten und begnügen sich mit einer erheblich eingeschränkten Lebensweise, gestützt von Korsetts, von Aspirin, von liebevollen Beziehungen und Freunden. Oft werden diese Menschen zutiefst depressiv, weil die schlechte Körperhaltung, die zu ihrem Rückenschaden geführt hat, auch häufig depressive Anteile enthält.

Es kann gar nicht genug betont werden –, deshalb hebe ich es besonders hervor: *Es ist verkehrt, einen schmerzenden Rücken als ein lokales Leiden zu behandeln. Rückenschmerzen sind immer begleitet von einem allgemeinen schlechten Gebrauch des Körpers, der den Schmerzen vorausgeht.*

Dieser allgemeine schlechte Gebrauch des Körpers kann verschiedene Formen haben. Aber fast immer können in drei Bereichen Fehler erkannt werden. Der Thorax (Brustkasten) ist auf eine Körperseite hin verschoben (und oft auch von den Lendenwirbeln ausgehend verdreht) (Abb. 34). Die Schulterblätter sind zu sehr hochgezogen, so daß ein großer Teil der muskulären Arbeit des Rückens von den Schultern statt vom eigentlichen Rücken geleistet werden muß (Abb. 34). Im Verlauf des Atmungszyklus wird die Wirbelsäule im Lumbalbereich leicht nach vorne geneigt und für gewöhnlich mit dem vorderen Teil der Brust und dem Bauch eingeatmet. Je nach Art des Schmerzes sind weitere Verspannungen vorhanden. Bei einem akuten Bandscheibenschaden ist häufig eine Verflachung und Versteifung des Rückgrats zu beobachten. Ein chronisch schmerzender Rücken kann durch ein extremes Hohlkreuz bedingt werden. Aber so merkwürdig dies auf den ersten Blick klingen mag – ein schmerzendes Kreuz sollte immer zunächst behandelt werden, indem die disharmonischen Spannungen im Hals- und Schulterbereich geprüft werden, weil ein verbesserter Gebrauch des unteren Rückens und der Beine nur möglich ist, wenn im oberen Bereich des Rückens eine verbesserte muskuläre Koordination langfristig erhalten bleibt.

Arthritis

Bevor wir uns von der Diskussion rheumatischer Störungen abwenden, müssen wir noch die rheumatoide Arthritis erwähnen. Sie unterscheidet sich von der Arthrosis deformans darin, daß sie eine allgemeine Gelenkserkrankung ist. Sie befällt zumindest ein Prozent aller Männer und drei Prozent aller Frauen. In vielen

Fällen ist die Behinderung nur gering, aber in schweren Fällen kommt es zu Lähmungen und einer Degeneration vieler Gelenke und Sehnen. Die Arthrose ist ein weiteres Beispiel für die »Dummheit des Körpers«, weil sogenannte »adaptive« Reaktionen des Körpers eine Hauptursache für diese Krankheit sind.
Eine Untersuchung von vierhundert Fällen, die 1952 von den Sozialarbeitern in Peto Place (dem heutigen Arthur Stanley Institute) durchgeführt wurde, ließ keinen Zweifel daran bestehen, daß es bei zumindest 16 Prozent der Fälle von rheumatoider Arthritis in der Vorgeschichte Streßbelastungen gegeben hat. Bei einer Reihe von Fällen, die ich 1964 vor der Royal Society of Medicine vortrug, war die Arthritis in 95 Prozent der Fälle nach Umständen aufgetreten, die ich für Streßbelastungen hielt.
Diese typische Fallgeschichte hat einer meiner Patienten niedergeschrieben:
»Meine Mutter wurde im Alter von dreiundsiebzig Jahren mit ihrem zweiten Schlaganfall ins Krankenhaus eingeliefert. Ich fuhr nun noch sechzehn Monate lang nach Mile End und zurück, manchmal zehn Uhr nachts, manchmal acht Uhr morgens. Ich saß stundenlang bei ihr und eilte dann heim und zur Arbeit. Nachdem sie gestorben war, wachte ich eines Morgens auf; meine Füße fühlten sich merkwürdig an, und ich konnte nicht laufen. Ich hielt es für Frostbeulen. Es wurde so schlimm, daß ich mir Schuhe ausleihen mußte, die mir viel zu groß waren; und dann kam ich zu Ihnen.«
Oder ein anderer Patient:
»Wir lebten fünf bis sechs Jahre lang ganz dicht gedrängt in einer Wohnung, die von der Kreisverwaltung wegen Überbelegung gerügt worden war.«
Oder die Aussage einer intelligenten Bibliothekarin:
»Es wurde notwendig, die Verantwortung zu übernehmen, einem meiner beiden Elternteile ein Heim zu verschaffen und es gemeinsam zu bewohnen, und damit mußte ich meine Lebensweise verändern. Diese Aufgabe mußte mit einem äußerst begrenzten Einkommen durchgeführt werden, und es bereitete Angst, mit dem Einkommen auskommen zu müssen. Voller Bedauern gewahrte ich die Einschränkung meiner persönlichen Freiheit. Es gab keinen Ausweg, und in meiner Sorge, meine Pflichten zu erfüllen, akzeptierte ich die Lage.«
Ich glaube, niemand, der auf diesem Gebiet gearbeitet hat, wird die Bedeutung des Streßfaktors bestreiten wollen. Aber die Frage bleibt bestehen, warum die eine Person auf Streß mit rheumatoider Arthritis reagiert und die andere nicht. Die gleiche Frage gilt im

übrigen für fast alle Erkrankungen. – Die meisten von uns können von ziemlich üblen psychischen Traumen oder körperlichen Belastungen aus unserer Jugend und unserem späteren Leben berichten, die wir auf die eine oder die andere Weise überstanden haben. Was als Streß empfunden wird, scheint davon abzuhängen, was für jeden einzelnen von uns Streß bedeutet. Mit anderen Worten hängt Streß von unserem jeweiligen Körperkonstrukt ab, also davon, wie wir eine gegebene Situation »auffassen«, und auch von der Weise, wie wir unsere Reaktionen durch die Art, wie wir unseren Körper gebrauchen, »strukturieren«.

»Rheumatoide« Patienten zeigen bei ihrem Gebrauch ein Ausmaß von muskulärer Unruhe, das bei anderen Rheumapatienten nicht vorhanden ist. Dies fiel mir zunächst im Zusammenhang mit einer übertriebenen Kopfbewegung auf, die beim Sprechen auftrat. Eine eingehendere Analyse zeigte, daß an der Bewegung nicht nur die Muskeln des Rückgrats, sondern auch die Beinmuskulatur beteiligt war. Rheumatoide Patienten sind in der Anfangsphase ihrer Krankheit oft »Zappler« und befinden sich in einem Zustand muskulärer Unruhe. Wenn dies nicht der Fall ist, hat die Krankheit entweder bereits zu einer steifen Haltung geführt, oder der Schmerz und das Unbehagen zwingen den Patienten, still zu halten, oder die Patienten versuchen, ihre Unruhe durch übertriebene Anspannung zu kontrollieren. Diese muskuläre Agitiertheit tritt vor allem in sozialen Situationen auf und kann als ein frühes diagnostisches Zeichen gelten.

Viele dieser Patienten sind schüchterne empfindsame Menschen, deren Gefühle leicht verletzt werden; es fällt ihnen schwer zu kommunizieren. Die genannten Schwierigkeiten können das peinlich genaue, ordentliche und gewissenhafte Leben, das diese Patienten oft führen, erklären, denn sie bevorzugen eine Umgebung, in der ihre gelernten, stereotypen Reaktionsweisen ausreichen. Beim Umgang mit dieser Patientengruppe fiel mir auf, daß sie in sozialen Situationen aus einem Gefühl der Unzulänglichkeit heraus übertrieben agitierte muskuläre Bewegungen machen. Viele von ihnen zappeln äußerlich wie junge Welpen und legen eine falsche Freundlichkeit an den Tag, die ihre wahre Einstellung verbirgt. Es scheint mir durchaus möglich zu sein, daß diese ständige muskuläre Unruhe zu einer Schädigung der Gelenke führen konnte. Deshalb kann es nur nützlich sein, den Patienten beizubringen, wie sie ihren Körper in einen entspannten muskulären Ruhezustand bringen können, in dem die übermäßigen Abweichungen von einem homöostatischen Gleichgewichtszustand gemindert werden.

Physikalische Medizin und Krankengymnastik

In der Vergangenheit verbanden die meisten rheumatologischen Abteilungen in den Krankenhäusern ihre Arbeit mit »physikalischer Medizin«, das heißt der Anwendung von *physikalischen* im Gegensatz zu *chemischen* Behandlungsmethoden. Diese Arbeitsteilung entwickelte sich aus dem Umstand, daß die Rheumatologen und die Fachleute der physikalischen Medizin die in physikalischen Behandlungsmethoden ausgebildeten Krankengymnasten benötigten. Heutzutage betrachten sich die meisten Spezialisten für physikalische Medizin auch als Rheumatologen, weil ihnen dies eine Verbindung zur Allgemeinmedizin verschafft, und auch deshalb, weil die Krankengymnasten, die ja die eigentliche alltägliche Behandlung am Patienten leisten, erheblich mehr über die Launen von Muskeln lernen als die eigentlichen Fachärzte.

Krankengymnasten verbringen einen großen Teil ihrer Zeit – wenn sie nicht gerade elektrotherapeutische Verfahren anwenden – mit der Schulung oder dem Training von Muskeln. Sie arbeiten viel mit verschiedenen rheumatischen Störungen, aber sie befassen sich auch mit diversen anderen Muskelübungen zur Geburtsvor- und -nachbereitung, mit Atemübungen, mit Übungen, die den Rücken beweglich machen und kräftigen, mit der Mobilisierung von steifen Schultern, Knien und Hüften, mit der Korrektur von Haltungsschäden, wie etwa Plattfüßen, X-Beinen, flügelartigen Schultern oder einem Hohlkreuz. Sie haben viel mit der Nachsorge von Patienten zu tun, die sich ihre Knochen gebrochen haben, die eine Amputation oder eine Nervenverletzung hinter sich haben, und mit Menschen, die sich einer ernsten orthopädischen Operation am Rücken, an der Hüfte oder an anderen Körperregionen unterziehen mußten. Vor und nach der Operation helfen sie den Patienten auf den Krankenstationen, früher wieder aktiv zu werden, als die Patienten es ohne Hilfe würden. Krankengymnasten verbringen einen großen Teil ihrer Zeit mit der Rehabilitation von Patienten, die Schlaganfälle erlitten haben oder an langwierigen nervösen Erkrankungen, wie der multiplen Sklerose und zerebralen Lähmungen leiden. Und natürlich machen sie einen großen Teil ihrer Zeit »Placebo«-Therapie, bei der die Freundlichkeit des Krankengymnasten und die angenehmen Aspekte einer Massage, die Wärme usw. den Hauptteil der Behandlung ausmachen. Die Vielfalt der krankengymnastischen Verfahren ist enorm, aber bedauerlicherweise wissen die meisten Krankengymnasten nichts von Alexanders Arbeit, die auf solche übenden Verfahren ein ganz neues Licht wirft.

Auf vielen Abteilungen für Krankengymnastik gibt es auch Personal, das in den manipulativen Verfahren ausgebildet worden ist, die im allgemeinen den Chiropraktikern vorbehalten sind. Dabei kommen relativ grobe manipulative Methoden, wie das Strecken des Halses, des Rückgrats oder der Beine zur Anwendung.

Nur wenige Krankengymnasten haben derzeit Kenntnis von Alexanders Konzept des Gebrauchs. Alexander selbst griff die Krankengymnasten unerbittlich an, weil nach seiner Meinung die meisten physikalischen Behandlungsmaßnahmen nur kurzfristigen Zielen dienen, und weil sie nicht verstanden, daß *lokale* Schäden in einem *allgemeinen* Zusammenhang behandelt werden müssen.

Alexanders Gedankengut wurde von Krankengymnasten langsamer aufgegriffen als beispielsweise von den heutigen Sportlehrern. Zweifellos werden in nicht allzu langer Zeit die Krankengymnasten durch die Nachfrage von Patienten dazu gezwungen werden, sich gegenüber diesen Ideen aufgeschlossener zu zeigen.

Bei all den weiter oben genannten Zustandsbildern, bei denen Physiotherapie angewendet wird – bei den rheumatischen Leiden, den Schäden im Bereich des Rückgrats, bei Haltungsschäden, neurologischen Schäden, Atemstörungen, bei der Geburtsvor- und -nachbereitung, in der allgemeinmedizinischen Versorgung, auf Krankenstationen und bei der Rehabilitation – ist das Alexander-Prinzip von erheblicher Bedeutung. Der einzige limitierende Faktor für das Alexander-Prinzip ist die Verfügbarkeit von Zeit und die Fähigkeit von kranken oder älteren Menschen mitzumachen. Gegenwärtig schafft es die Krankenhausmedizin weder auf Krankenstationen noch im ambulanten Bereich, Patienten jene zweckmäßige Funktionsweise des Körpers wiedererlernen zu lassen, von der in diesem Buch die Rede ist. Mit dieser Aussage soll die geduldige und aufopferungsvolle Arbeit, die Krankengymnasten und Beschäftigungstherapeuten leisten, nicht herabgesetzt werden. Aber so wie die Dinge nun einmal aussehen, besteht einfach eine Lücke in der Ausbildung und bei der therapeutischen Praxis dieser Berufsgruppe.

Atemstörungen

Nirgendwo ist dies deutlicher zu sehen als bei der Behandlung von Atemstörungen. Um ein offensichtliches Beispiel herauszugreifen – trotz moderner Medikamente, die man bei einem akuten

Asthmaanfall einsetzen kann, steigt die Anzahl der Todesfälle bei dieser Erkrankung. Es genügt nicht, dafür einfach vermehrte Umweltbelastungen, Milben im Hausstaub oder die häufigere Verordnung von steroidhaltigen Medikamenten und Inhalationssprays verantwortlich zu machen. Es fehlt noch etwas – und meistens ist es der Körpergebrauch, der leicht übersehen wird. *Dem Asthmatiker muß beigebracht werden, wie er seine verkehrten Atemmuster ändern kann.* Natürlich haben Krankengymnasten bei dieser oder jener Atemstörung auch Atemübungen durchgeführt, aber sie helfen dem Asthmatiker nicht sonderlich. Mehrere Studien zeigen sogar, daß die Mehrheit der Patienten nach einem Kursus in »Atemübungen« weniger effektiv atmet als zuvor.
Im Bereich der *Physiologie* des Atmens besteht kein Informationsdefizit. Die meisten Menschen wissen, daß ein Sauerstoffmangel oder ein Überschuß von Kohlendioxid dazu führt, daß man mehr Luft holt, und es ist auch bekannt, daß verschiedene Reflexmechanismen im Gehirn, in den Blutgefäßen und in der Lunge automatisch dafür sorgen, daß die Atmung in Gang gehalten wird. Das geschieht von Geburt an, und hört erst auf, wenn man stirbt. Aber die physiologische Erklärung der Atemreflexe sagt noch nicht allzu viel darüber, *wie man atmet.* Dieses Wissen fehlt nicht nur im Bereich der Medizin. Schauspieler, Sänger, Sprecherzieher und Logopäden haben natürlich wie alle Leibeserzieher ein besonderes Bedürfnis, über die Atmung Bescheid zu wissen. Auf all diesen Gebieten – in der Medizin, in der Logopädie und in der Leibeserziehung – ist jedoch nur wenig über verkehrte Atemgewohnheiten bekannt. Der Asthmatiker braucht keine Atemübungen, sondern er braucht eine *Atemschulung*. Er braucht eine sorgfältige Analyse seiner falschen Atemgewohnheiten und klare Anweisungen, wie er sie durch einen verbesserten Gebrauch seiner Brust ändern kann. Der Gebrauch der Brust läßt sich nicht vom allgemeinen Körpergebrauch trennen. *Alle* Patienten mit chronischer Bronchitis und Asthma haben im »Eysenck Personality Inventory« und im »Cattell-self-analysis-test« höhere Werte. Ihre Persönlichkeitsstörungen werden ausgeprägter, wenn die Atemstörungen sich verschlechtern. Und wie bereits erwähnt, besteht eine sehr hohe Korrelation zwischen Persönlichkeitsstörungen und einem verkehrten Gebrauch des Körpers. Ich habe seit einigen Jahren meinen Patienten recht einfache Anweisungen für ihre Atmung gegeben; sie sind im Kapitel 11 abgedruckt. Wie bei allen schriftlichen Anleitungen sind jedoch fünf Minuten praktische Unterweisung mehr wert als eine noch so eingehende Lektüre zu dem Thema.

Streßkrankheiten

In diesem Kapitel habe ich bisher die Erkrankungen genannt, bei denen das Alexander-Prinzip am dringendsten benötigt wird. Zu dieser Liste gehören auch die Zivilisationskrankheiten oder die sogenannten »Streßkrankheiten«. Man kann nur hoffen, daß eine Kenntnis des Alexander-Prinzips das Auftreten dieser Krankheiten verhindern wird; aber zunächst einmal wird die Alexander-Methode im Leben von Menschen eine Rolle spielen, die bereits eine »Streßerkrankung« erworben haben, und die deshalb ihren ganzen *Modus vivendi* ändern müssen.

Ganz oben auf der Liste der Streßerkrankungen steht der Bluthochdruck. Ein erhöhter Blutdruck führt zu einer Schädigung des Herzens oder zu einem Schlaganfall. Bekanntlich spielen emotionale Faktoren für die Erhöhung des Blutdrucks eine wichtige Rolle. Häufig sinkt der Blutdruck eines Patienten beträchtlich, wenn er sich in einem Krankenhaus erholt, oder wenn er sich nicht mehr so sehr von der Krankenhausumgebung fürchtet, in der er sich nach seinem Anfall wiederfindet. Ich konnte beobachten, wie der Blutdruck eines Patienten nach einer halbstündigen Sitzung, in der verspannte Muskeln gelockert wurden, um ganze dreißig Einheiten fiel. Die meisten Blutgefäße durchziehen Muskeln oder sind von ihnen umgeben, und deshalb darf man vermuten, daß jede übermäßige Kontraktion von Muskeln zu einer Verengung der Blutgefäße führen wird und es dadurch dem Herzen erschwert, Blut durch die Gefäße hindurch zu führen. Je geringer der Widerstand für den Blutfluß ist, desto niedriger ist der Blutdruck.

Ich behandle eine beträchtliche Anzahl von Patienten, die eine Koronarthrombose erlitten haben. Ich habe jedoch noch keinen Fall gesehen, bei dem der obere Brustkasten nicht deutlich hochgezogen und verspannt gewesen wäre. Der »mächtige« Eindruck von Industriemagnaten geht häufig auf eine derartig aufgeblasene überfüllte Brust zurück. Ich halte es für unerläßlich, daß solchen Patienten beigebracht wird, ihren Brustkasten zu entspannen, und zwar so, daß auch der allgemeine Körpergebrauch verbessert wird.

Auch die gastrointestinalen Störungen stehen auf der Liste der streßbedingten Störungen weit oben, mögen dies nun Magen- oder Darmbeschwerden, ein »spastisches« Kolon, Colitis ulcerosa, Afterkrampf oder Anorexia nervosa bei Jugendlichen sein. Daneben gibt es nicht so leicht zu definierende Symptome im Bauchbereich – zwanghaftes Luftschlucken, Blähungen und laute

Geräusche im Unterbauch, und die einfache Verstopfung. Und natürlich gibt es da noch den nicht diagnostizierbaren Bauchschmerz. Der zehnthäufigste allgemeine Anlaß für einen Krankenhausaufenthalt bei Männern (und der sechsthäufigste bei Frauen) sind Bauchschmerzen, die auch nach medizinischen Untersuchungen unerklärlich bleiben. Bei Kindern und Jugendlichen ist der Schmerz eher weit unten auf der rechten Seite des Bauches lokalisiert, bei Männern im mittleren Alter eher weiter oben in der Bauchmitte. Kinder verlieren diese Schmerzen nicht einfach, wenn sie älter werden – man konnte zeigen, daß sie nach zwanzig Jahren noch immer vorhanden sind. Vielen dieser Patienten wird der Blinddarm entfernt, aber dadurch wird die Wiederaufnahmequote im Krankenhaus nicht verringert, die unverändert hoch bleibt. Es ist durchaus vernünftig, umfassende Untersuchungen durchzuführen, um abzuklären, ob pathologische Veränderungen bestehen. Wenn aber umfassende Untersuchungen abgeschlossen sind, und die Behandlungsmaßnahmen den Zustand nicht beheben konnten, ist es in vielen Fällen sinnvoll, den schlechten Körpergebrauch anzugehen, der bei diesen Zustandsbildern unweigerlich vorhanden ist. Auch die Patienten mit unerklärlichen Bauchschmerzen haben auf Eysencks Neurotizismus-Skala hohe Werte – und diese Skala korreliert, wie wir wissen, eng mit schlechten Körperhaltungen. Häufig besteht bei dieser Patientengruppe eine leichte, seitwärtige Verschiebung des Brustkastens im unteren Bereich des Rückens, und oft auch eine Verdrehung des dorso-lumbalen Rückgrats, die mit Muskelverkrampfungen einhergeht. Nach solchen verspannten Muskeln sollte bei ungeklärten Bauchschmerzen immer Ausschau gehalten werden.

Ich werde häufig gebeten, jemanden zu behandeln, der an Migräne leidet, und den meisten dieser Patienten kann geholfen werden, wenn man ihnen zeigt, wie sie ihre ungleichmäßig verteilten Spannungen im Kopf, dem Hals und im Gesicht lösen können. Es mag sehr wohl eine konstitutionelle Prädisposition für Migräne geben – etwa als eine Neigung zu hormonell bedingten Gefäßkrämpfen; nichtsdestoweniger sind übermäßige Verspannungen der Nackenmuskulatur immer ein Faktor, weshalb ein Zustand, der sich eigentlich innerhalb von wenigen Stunden beseitigen ließe, häufig über Tage hinweg bestehen bleibt. In Fachkliniken für Migräne hat man diesen Umstand auch erkannt, aber es fehlt ein Verständnis der komplexen Muskelspannungen im Bereich des Halses und des »Buckels«, und deshalb ist die in diesen Kliniken durchgeführte Entspannungstherapie nicht besonders erfolgreich. Ich habe eine gewisse Zahl von Epileptikern und Petit-mal-Patien-

ten behandelt; wenn sie bereit sind, sich einer Umerziehung zu unterziehen – viele dieser Patienten sind ungeduldig, wenn sie nicht gerade mit Medikamenten vollgestopft sind – ist es oft möglich, die Anfallshäufigkeit merklich zu verringern, in einigen Fällen bis hin zu einem völligen Verschwinden des Leidens.
Auch bei gewissen gynäkologischen Störungen kann mit der Alexander-Methode geholfen werden: Bei Dysmenorrhöe, bei Umstülpung des Uterus und bei Vaginismus. Die Anwendung des Alexander-Prinzips auf die sexuelle Funktionsweise wird eingehend im Kaptel 8 diskutiert. Auch in den Wechseljahren ist es sehr nützlich, wenn bekannt ist, wie ein stabiler Gebrauch des Körpers bewahrt werden kann; dies ist ein Lebensabschnitt, in dem es oft zu einer Beeinträchtigung des bewußten Körperempfindens (oder des Körperkonstruktes) kommt, mit daraus resultierenden Derealisations- und Depersonalisationsgefühlen.
Der Bereich, für den sich das Alexander-Prinzip vielleicht am offensichtlichsten anbietet, ist die Therapie von verschiedenen muskulären Krämpfen und Ticks, von den »Beschäftigungskrämpfen« wie dem Schreibkrampf oder dem Telefonistenkrampf, bis hin zu schweren Erkrankungen wie dem spastischen Schiefhals und anhaltenden Spasmen von Schulter und Rumpf. In diesem Zusammenhang sollte auch der »atypische Gesichtsschmerz« erwähnt werden –, ein akuter Schmerz, oft oberhalb der Nase, der Backen und der Augen, der sich von einer Trigeminus-Neuralgie dadurch unterscheidet, daß er für gewöhnlich bei jungen Erwachsenen auftritt. Wer diese Patienten einmal gesehen hat –, und die ineffektive Weise, auf die sie behandelt werden –, sollte sich nicht wundern, daß aus einer Gruppe von sechs Patienten, die ich hatte (das Leiden ist relativ selten), vier wegen ihrer Schmerzen Selbstmordversuche unternommen hatten; einer von ihnen, nachdem man ihm den Kiefer mit Draht zusammen gebunden hatte, um den Spasmus zu immobilisieren. Eine Veränderung des Körpergebrauchs ist in diesen Fällen mühsam und dauert viele Monate, aber alle sechs Fälle wurden schließlich schmerzfrei.
Es ist interessant, daß Alexander in seinen Schriften den Schiefhals und die Trigeminus-Neuralgie als zwei Krankheitsbilder beschrieben hat, denen er nach seiner Erfahrung mit seiner Methode in beträchtlichem Ausmaße helfen konnte. Man sollte sich daran erinnern, daß früher die Alexander-Technik häufig als allerletztes Verfahren probiert wurde, nachdem zuvor alle anderen Möglichkeiten versucht worden waren. Diese Patienten litten erheblich, sie waren wegen der chronischen Natur ihres Leidens erheblich sekundär gestört und natürlich skeptisch, Hoffnungen auf Hilfe in

ein weiteres, ihnen empfohlenes Behandlungsverfahren zu setzen. Eine weitere Störung, die Erwähnung finden sollte, ist die Unfallneigung, die im Straßenverkehr und auch als Ungeschicklichkeit im Umgang mit Gegenständen oder bei gewöhnlichen Bewegungen im alltäglichen Leben vorkommt. Ein körperlich harmonischer Mensch neigt weniger zu Unfällen. Eigentlich ist es ganz einleuchtend, daß sich ein harmonisches Individuum weniger Schäden durch Unfälle oder durch unerwartete Ereignisse oder bei plötzlichen Pannen zuziehen wird.

Lokale oder allgemeine Behandlung

In diesem Kapitel wurde das ganze Sammelsurium der medizinischen Behandlungsmaßnahmen angesprochen. Nun ist aber auch der Körper eigentlich ein Sammelsurium verschiedener, miteinander verflochtener physiologischer Prozesse und muskulärer Reaktionen.

Es ist klar, daß eine solche Ansammlung von Körperprozessen und von Arten des Körpergebrauchs durch ein Prinzip integriert werden müßte – durch ein Prinzip, das ihnen eine Ordnung und eine hierarchische Struktur gibt. Eine solche hierarchische Struktur soll verhindern, daß sich einzelne Körperteile zum Erlangen von kurzfristigen Zwecken entgegen den Belangen des übrigen Körpers durchsetzen. Dem Alexander-Prinzip zufolge sollte man lernen, wie man seine Körperfunktion regulieren kann, um den Körper in ein stabiles Gleichgewicht zu bringen. Die Alexander-Technik bietet Verfahrensweisen, mit denen sich verschiedene, einander sonst meist zuwiderlaufende Körperfunktionen in eine hierarchische Struktur integrieren lassen. Diese hierarchische Struktur wird als ein neues Körperkonstrukt gelernt, durch das die »dummen« Körperreflexe unter die Kontrolle des »vernünftigen« Gehirns gestellt werden. Zu Alexanders Lebzeiten wurde gegen seine Arbeit manchmal eingewendet, er behaupte, Menschen beibringen zu können, ihre Körperfunktionen direkt mit ihrem Bewußtsein zu steuern. In Wahrheit hat er dies nie behauptet, und auch an dieser Stelle soll nicht der Eindruck erweckt werden, daß ausreichend über die physiologischen und chemischen Prozesse bekannt ist, um den Versuch wagen zu können, diese Körpervorgänge willentlich zu beeinflussen, abgesehen einmal von wissenschaftlichen Experimenten (Ratten können lernen, die Herzrate, den Blutdruck, die Bewegung des Darmes und die Urinbildung zu beeinflussen; und auch Menschen können trainiert werden, ihren Blutdruck durch eine Konditionierung der autonomen Kontrolle ihrer Blutgefäße zu senken). Diese begrenzte Körperbeherrschung ist gegenwärtig mehr ein Kuriosum als ein klinisch anwendbares Verfahren. Bei der Alexander-Technik ist es vielmehr so, daß durch eine Lebensweise, die in Einklang mit dem Alexander-Prinzip steht, die Muskulatur in eine gewisse *absichtliche* Ordnung kommt, und als Folge verbleibt das autonome Nervensystem nicht mehr wie früher nach Anstrengungen in einem diffusen Erregungszustand. Ein ausgewogener körperlicher Ruhezustand, bei dem Teilbereiche des Systems nicht über andere Teilsysteme dominieren, denen sie in der gesamten Hierarchie untergeordnet sein sollten, modifiziert offenbar auch die Entwicklung vorhandener dystonischer autonomer Funktionen.

Das Alexander-Prinzip gilt für den gesamten Bereich der Medizin. Wenn ein Individuum krank wird, ist der erkrankte Teil seines Körpers natürlich wichtig. Aber genauso wichtig ist das, was in den übrigen Körperteilen als Reaktion auf die Funktionsstörung in einem Körperbereich geschieht. Der Patient fühlt sich krank, weil er beispielsweise eine akute Nasennebenhöhlenentzündung hat. Gleichzeitig fühlt er sich aber auch krank, weil er mit seinem Körper schlecht umgeht. Die über Jahre hinweg entstandene Art und Weise, auf die das betreffende Individuum seinen Körper gebraucht, bildet Voraussetzungen, die es für Krankheiten anfällig macht, und die außerdem die Widerstandsfähigkeit, die Fähigkeit, sich an Streß und an die gegenwärtige Krankheit anzupassen, vermindert. Doch all das wird meistens von dem betreuenden Arzt ignoriert. Der Arzt denkt, sein Patient sei beispielsweise an einer Entzündung der Nasennebenhöhle erkrankt, und der gesamte Hokuspokus der medizinischen Untersuchungen dreht sich um die Nasennebenhöhle. Die akute Entzündung kann tatsächlich dazu führen, daß sich der Patient schlecht fühlt, aber sein »Krankheitsgefühl« beruht weitgehend auf einem schlechten Gebrauch des Körpers. Sobald dies medizinisch möglich ist, sollte der Gebrauch des Patienten ebensosehr beachtet werden wie das spezifische Krankheitsgeschehen.

Wenn die Entzündung der Nasennebenhöhle schließlich abklingt, verschwindet der Arzt wieder von der Bildfläche, und nach seiner Auffassung hat der Patient für diesmal seinen normalen Gesundheitszustand wiedererlangt. Er sieht seinen Patienten nur in einigen seltenen Fällen, aber der Patient muß ständig mit sich und seinem anhaltenden gewohnheitsmäßig schlechten Gebrauch zurechtkommen. Sein Arzt stellt »keine nachweisbare Krankheit«

fest; er kann dem Patienten also kein deskriptives »Krankheitsetikett« verpassen, aber trotzdem bleiben die verkehrten gewohnheitsmäßigen Körperhaltungen weiter bestehen und führen dazu, daß sich der Patient ständig erschöpft und unwohl fühlt, und zwar so sehr, daß er außerstande ist, noch irgendwelche besonderen Anstrengungen zu unternehmen, weil die Energie, die dazu aufgewendet werden müßte, bei weitem die zu erwartende persönliche oder soziale Befriedigung übertrifft.

Bei Untersuchungen, die im Peckham Health Center durchgeführt wurden, zeigte sich, daß von 1666 »normalen« Individuen, die untersucht wurden, in 1505 Fällen klassifizierbare Erkrankungen vorlagen. Darüber hinaus stellten die Wissenschaftler jedoch einen weit verbreiteten »Erschöpfungszustand« fest, der von einem überwältigenden Gefühl der Kraftlosigkeit und einem Verlust an Vitalität gekennzeichnet wurde.

Heutzutage ist es üblich, Männer und Frauen über fünfzig einer allgemeinen »Vorsorgeuntersuchung« zu unterziehen, um ernsthafte Erkrankungen auszuschließen. Aber leider werden bei diesen Vorsorgeuntersuchungen Haltungsschäden nicht analysiert. Jede Untersuchung der Probleme von »Krankheit« und »Erschöpfungszuständen« sollte den nachhaltigen Einfluß des Körpergebrauchs auf jede Reaktion in jedem Augenblick des Lebens berücksichtigen. Eine Diagnose, die diesen Einfluß vernachlässigt, ist unvollständig. Ein Behandlungsplan, der den Körpergebrauch nicht beachtet, muß zwangsläufig eine Anfälligkeit für neue Erkrankung und schlechte Haltung bestehen lassen.

Empfohlene Maßnahmen

Deshalb empfehle ich die folgenden Maßnahmen hinsichtlich der Anwendung des Alexander-Prinzips in der Medizin:

1. Prävention: Ärzte, Leibeserzieher, Tanzlehrer und Schullehrer sollten wenigstens während der Schulzeit auf Haltungsschäden bei den ihnen anvertrauten Kindern achten. Die entsprechenden Entwicklungsfortschritte eines jeden Kindes sollten registriert und jede Verschlechterung notiert werden.
2. Therapeutisch: Der Gebrauch des Körpers sollte zu den Körpersystemen gehören, die von Ärzten bei medizinischen Untersuchungen berücksichtigt werden. Und zwar nicht nur wie heute bei einer flüchtigen Analyse der Beweglichkeit von Gelenken, der Vollständigkeit von Reflexen, der Muskelkraft

usw., sondern als ein eigenes Körpersystem, das genauso wichtig wie jedes andere System ist. Kein Medizinstudent sollte seine Ausbildung beenden, ohne etwas über die Bedeutung des Körpergebrauchs zu wissen.

3. In der Krankenhausmedizin muß sich eine neue Auffassung von Ruhe durchsetzen, damit bettlägerige Patienten keine dystonischen Muskelverspannungen entwickeln.
4. Das Alexander-Prinzip muß gezielt bei der Behandlung von rheumatischen, orthopädischen, neurologischen, psychosomatischen und psychischen Störungen angewendet werden.
5. Um dies zu erreichen, müssen Krankenschwestern und Krankengymnasten über den Gebrauch des Körpers unterrichtet werden. Dieses Wissen wird ihnen nicht nur helfen, mit ihren Patienten besser umzugehen, sondern es wird ihnen auch persönlich eine zusätzliche Möglichkeit verschaffen, mit dem Streß und der Belastung des Krankenhauslebens fertig zu werden. Und weiß Gott gibt es für Krankenschwestern eine ganze Menge Streß in einer Welt, die nebensächliche Dinge häufig zu wichtig nimmt, die voller starrer Regeln und Hierarchien ist, in der man sich ständig anpassen muß, um verschiedenen Patienten gerecht zu werden – und die noch dazu eine Welt ist, in der es an Freiraum für persönliche Initiative fehlt.
6. In der Industrie sollte die Tätigkeit von Arbeitswissenschaftlern und Betriebsärzten ausgeweitet werden, damit sich herausstellt, welche Arbeitsbedingungen einen schlechten Gebrauch des Körpers begünstigen, damit Haltungsschäden von Arbeitern erkannt und behandelt werden können.
7. Auf einer übergeordneten Ebene sollten jene Personen, die ein Interesse an Gesundheitserziehung haben, immer wieder für die präventive Wirkung des Alexander-Prinzips werben. Das Fernsehen, das Radio und Zeitungsartikel müssen als Mittel eingesetzt werden, um die Erkenntnisse des Alexander-Prinzips weithin bekannt zu machen.

Damit die genannten Vorschläge Wirklichkeit werden, müssen gezielt Alexander-Lehrer ausgebildet werden, die das Alexander-Prinzip unterrichten können, um den oben genannten Zielgruppen weiterzuhelfen. Die Größe des Problems sollte uns nicht davon abhalten, einen Versuch in dieser Richtung zu unternehmen. Früher oder später müssen die notwendigen Maßnahmen auf einer breiten Ebene in Angriff genommen werden.

7 Psychische Gesundheit

Es wurde einmal vermutet, daß im Bereich der psychischen Gesundheit die Entdeckung eines ähnlich fundamentalen Konzeptes wie das der *Masse* in der Physik diesen Bereich völlig umwälzen könnte. Dieses Konzept könnte durchaus der *Gebrauch* des Körpers sein.

Es kann nicht deutlich genug betont werden, daß Neurosen nicht durch Gedanken verursacht werden. Neurosen ergeben sich aus dystonischen Reaktionen des Körpers auf Gedanken. Dieser Umstand wurde in der Vergangenheit nicht erkannt, weil es vor Alexanders Arbeiten nie eine angemessene Mikroanalyse von dystonischen Körperhaltungen gegeben hatte. Bis Alexander das Konzept des Gebrauchs postulierte, gab es kein Kriterium, an Hand dessen man hätte beurteilen können, inwieweit die Reaktionen eines psychisch gestörten Menschen keinem guten Gebrauch entsprechen.

Viele Verhaltensweisen, die als normal gelten, enthalten bereits Ansätze von neurotischen Fehlhaltungen. Solche einer manifesten Neurose vorausgehenden Fehlhaltungen werden meist ignoriert oder übersehen, bis sie als entschieden merkwürdige Reaktionen auffallen. Bevor das Individuum derartige merkwürdige Verhaltensweisen entwickelte, galt es einfach als jemand mit den »normalen Abnormalitäten«, die zur Persönlichkeit der meisten Menschen gehören. Wenn diese Menschen eine bessere Körperhaltung annehmen, wird deutlich, wie sehr ihre frühere psychische Störung auf ihrem unzweckmäßigen Körpergebrauch beruhte. Die alte Gebrauchsweise der Muskeln wird wiederkehren, wenn das neurotische Muster wiederkehrt. Meine Auffassung von geistiger Gesundheit widerspricht ganz eindeutig dem, was derzeitig im Bereich der Psychologie gedacht und getan wird. Aber auf diesem Gebiet gibt es keine absoluten Wahrheiten. Psychiater, Verhaltenstherapeuten und Psychotherapeuten aller Schattierungen und Richtungen vertreten Ansichten, die nicht nur den Auffassungen anderer Schulen widersprechen, sondern oft sogar den Ansichten von Mitgliedern ihrer eigenen Schule. Ich bin lange Jahre Mitglied der »Society for Psycho-Somatic Research« und der »Philosophy of Science Group« gewesen. Wer einmal an Zusammenkünften dieser erlauchten Gremien teilgenommen hat, wird sich an die

streitsüchtige Atmosphäre erinnern, die in der Wissenschaft ja ganz schön und gut sein mag, aber die für den Umgang mit Patienten nicht unbedingt das Wahre ist.
Es mag so wirken, als ob ich mit meiner unschuldigen Einstellung »so scheinen mir die Dinge zu liegen, aber ich kann mich auch täuschen« Kritik abwehre. Doch die Leidenschaft, auf strenge wissenschaftliche Weise Theorien bestätigen und widerlegen zu wollen, läßt sich mit der unmittelbaren klinischen Arbeit und der Behandlung einer größeren Zahl von Patienten nicht vereinbaren. Nachdem ich herausgefunden hatte – auf eine so streng wissenschaftliche Weise wie nur möglich[26,27] – daß es eine Methode gibt, die den Gebrauch des Körpers verläßlich zu ändern vermag, hielt ich es für wichtiger, in meiner begrenzten Lebensspanne diese Methode auf einen möglichst großen Bereich medizinischer und psychischer Erkrankungen bei Patienten anzuwenden, die mir von anderen Ärzten überwiesen wurden, in der Hoffnung, allmählich ein Verständnis der Möglichkeiten und Grenzen dieses Behandlungsansatzes zu erlernen. Wenn meine Darstellung also vereinfacht erscheinen mag, ist dies auf meine allzu große Bereitschaft zurückzuführen, alles, was hierzu gesagt wird, mit in mein Denkschema zu übernehmen.

Angst und Muskelspannung

Annähernd zehn Jahre habe ich sehr eng mit Alexander zusammengearbeitet, häufig allein mit ihm und einem Patienten in einem Raum, und ich erkannte recht bald, daß seine Arbeitsweise einen Weg für die Diagnose und die Untersuchung von »psychischen« Störungen eröffnete, die bis dahin kein anderes Verfahren auf eine ähnlich konkrete Weise leisten konnte. Neben seiner Theorie der »primären Kontrolle« und seinem fast turnerisch anmutenden Bemühen, Menschen dazu zu bewegen, sich hinzusetzen und wieder aufzustehen, ohne dabei die Koordination ihrer Muskeln im Nacken und im Rücken durcheinandergeraten zu lassen, galt ein Hauptschwerpunkt seiner Arbeit den »beabsichtigten« und »unbeabsichtigten« Verhaltenskomponenten.
Einer der ersten medizinischen Artikel, den ich 1947 über Alexanders Arbeit schrieb, trug den Titel »Anxiety and Muscle Tension«[28] (Angst und Muskelspannung). Ich hatte damals erkannt, daß sein Ansatz für die Behandlung von neurotischen Störungen äußerst relevant war.
Die Beziehung zwischen Angstzuständen und Muskelspannung wird heute allgemein anerkannt. Auch die Pharmakonzerne haben

sich bald daran gemacht, die Briefkästen von Ärzten mit teuren Prospekten zu überfluten, in denen für eine Linderung von Angst durch spannungslösende Medikamente geworben wird. Aber noch 1944 war die gängige psychiatrische Lehrmeinung: »bei Angstzuständen gibt es keine bekannten strukturellen oder chemischen Veränderungen, die mit den hinlänglich bekannten Symptomen einhergehen«[29], und »wenn wir die große Gruppe der Psychoneurotiker mit ihren Hysterien, Ängsten, Zwängen und unerklärlichen Erschöpfungszuständen und Depressionen betrachten, gibt es keine charakteristischen körperlichen Begleitzustände, die sich mit heutigen Methoden entdecken lassen«. Durch Alexanders Arbeit wußte ich damals, daß es nach Alexanders Arbeit sehr wohl definitive körperliche Begleitzustände gibt, nämlich eine Überaktivität der Muskeln und schlechte Körperhaltungen, die immer mit Psychoneurosen einhergehen.

In den folgenden Jahren wurde durch den Einsatz von elektrischen Aufzeichnungsmethoden der Muskelaktivität – dem sogenannten EMG – deutlich, wie eng die Korrelation zwischen psychischen und muskulären Zuständen sein kann. Beispielsweise stellte sich heraus, daß Anspannung in den Armen mit Feindseligkeit und Anspannung im Gesäß und den Oberschenkeln mit sexuellen Problemen verbunden ist. Viele weitere Anzeichen sprechen dafür, daß psychisch Kranke auch körperlich angespannt sind. Eine der beeindruckendsten Beobachtungen wurde damals von Wolff[30] gemacht, der feststellte, daß über neunzig Prozent der Menschen, die an Kopfschmerzen leiden, ihren Schmerz unwissentlich durch »ausgeprägte anhaltende Kontraktionen der Nakkenmuskulatur« erzeugen und daß solche muskulären Verspannungen bei »emotionaler Belastung, Unzufriedenheit, Ängstlichkeit und Furcht« auftreten.

In den letzten zwanzig Jahren haben viele Forscher diese Beobachtungen über die Beziehung von Geist und Muskeln aufgegriffen. Eine Aufzeichnung, die ich vor vielen Jahren machte, veranschaulicht dies (Abb. 35). Sie zeigt (a) die elektrische Aktivität im Unterarm einer Person, wenn sie mit der Hand eine wirkliche Bewegung ausführt, aber auch (b) die Aktivität, die auftritt, wenn sie sich die Handbewegung nur *vorstellt.* Das ist ein erstaunlicher Hinweis für die Beziehung von Geist und Muskel. Verschiedene Anhänger der behavioristischen Schule haben behauptet, daß es unmöglich ist, sich eine Handlung vorzustellen, ohne solche minimalen Kontraktionen jener Muskeln zu verursachen, die auch in der Wirklichkeit die tatsächliche Bewegung ausführen würden. Einige meinten sogar, daß auch das Denken mittels solcher minimalen muskulären Bewegungen vor sich geht. Frühe Behavioristen betrachteten minimale Bewegungen der Stimmuskulatur oder der Augenmuskulatur als wahrscheinliche Vehikel des Denkens. Es ist verlockend, solche Spekulationen weiter zu denken, aber mir scheint es wahrscheinlicher zu sein, daß die unbestreitbar vorhandene Überaktivierung von bestimmten Muskeln beim Denken in Wirklichkeit auf einen unnötigen Gebrauch dieser Muskelgruppen zurückzuführen und einfach ein weiteres Anzeichen dafür ist, wie leicht man in Reaktion auf nebensächliche Gedanken überflüssige dystonische Muster erzeugt.

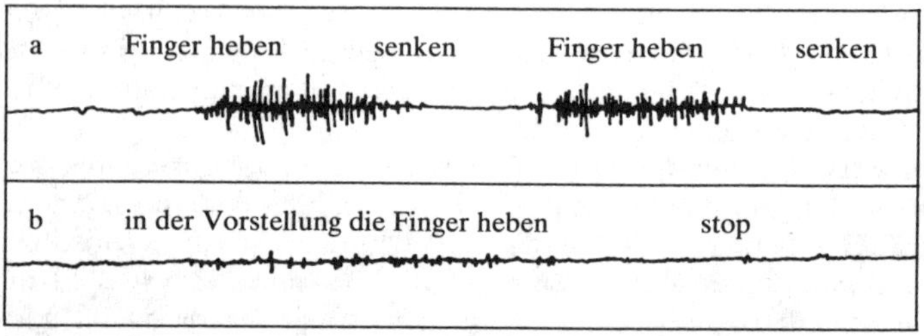

Abb. 35.

Auch Gilbert Ryle lehnt, von einem philosophischen Standpunkt aus (Royal Institute of Philosophy Lectures, Bd. I, 1966–1967), eine Gleichsetzung von Denken und Muskelbewegung ab, denn zum Geist würden dann auch Vorgänge gehören wie »die Hand- und Augenbewegungen eines Tennisspielers, die Zungenbewegung und das Ohrenspitzen eines Unterhaltungskünstlers, die Fingerbewegungen einer Stenotypistin usw.« Für weitere Einzelheiten sollte man Ryles Artikel lesen.
Aber selbst wenn die feinen Muskelbewegungen nicht als das »Vehikel« des Geistes angesehen werden, ist es eine unbestreitbare Tatsache, daß beim Denken winzige muskuläre Erregungen häufiger auftreten als man glauben sollte (sie überlagern die tonischen Aktionsströmungen des Muskels). In den Worten von R. C. Davis[31]:
»Man muß sie nur einmal auf Aufzeichnungsinstrumenten beobachtet haben, um zu glauben, daß sie die bei weitem häufigsten Reaktionen des Organismus sind. Ganz eindeutig wird jede offene Reaktion, jede sprachliche Äußerung oder jede Körperbewegung von einem breiten Fächer solcher Reaktionen umgeben.«

Verspannungen in sozialen Situationen

Je mehr ich mit Alexander arbeitete, desto deutlicher wurde mir, daß bei Bewegungsabläufen ganz andere Verspannungen entstehen als in zwischenmenschlichen kommunikativen Situationen. Die Herangehensweise an Menschen und die Auswahl von Personen, mit denen man Verbindung aufnehmen und kommunizieren möchte, ist tief im Charakter verwurzelt, und die bei diesen Verhaltensweisen auftretenden Reaktionen sind unter Umständen nicht unmittelbar und offensichtlich als schlechter Gebrauch zu erkennen. Die zwischenmenschliche Kommunikation findet natürlich in ihrer üblichen Form mittels Worten und Gebärden statt. An jedem Schauspieler kann man ohne weiteres körperliche Anzeichen für verschiedene Stimmungen beobachten. Neben den *offensichtlichen* Gebärden und Haltungen kann man bei den meisten Menschen auch Körperreaktionen entdecken, die eine bestimmte Stimmung unbewußt und automatisch anzeigen, ob dies einem nun paßt oder nicht, und häufig geschieht dies ganz im Gegensatz zu den eigenen Absichten.

Neuere Veröffentlichungen über die »Körpersprache« und das »Körperbewußtsein« haben auf die Bedeutung der nonverbalen Kommunikation hingewiesen. Aber viele Formen des Körpergebrauchs lassen sich nur durch jene sorgfältigen Analysen erkennen, die Alexander als erster durchgeführt hat. Einer der bedeutendsten Beiträge von Alexander ist seine Methode, winzige dystonische Muster sorgfältig zu beobachten, und daneben auch seine Erkenntnis, daß sich die meisten dieser Muster am deutlichsten zeigen, *wenn ein Patient gebeten wird,* etwas Neues zu lernen. Und vor allem beobachtete Alexander diese Muster in annehmbaren alltäglichen Situationen des Lernens, ohne ermüdende Meßinstrumente.

Viele Menschen wissen, daß sie ihre Hände leicht zusammenballen, wenn sie wütend sind, oder die Schultern einziehen und den Atem anhalten, wenn sie Angst haben, oder daß ihre Bewegungen fahrig werden, wenn sie ängstlich sind. Es gibt jedoch viele Spannungszustände, die unterhalb der Bewußtseinsschwelle stattfinden, obwohl sie zu einem großen Teil den allgemeinen Rahmen des Selbstgewahrseins ausmachen. Solche Reaktionen gehören zu den feinsten und empfindlichsten verfügbaren kommunikativen Äußerungen, die uns überhaupt zur Verfügung stehen, obwohl aus ihnen leicht irrelevante, unbeabsichtigte und unbewußte Gewohnheiten werden.

Diese Verspannungen enthalten oft Bruchstücke von Rollen, die früher einmal von Bedeutung waren, aber die inzwischen irrelevant geworden sind. Plötzlich können diese Bruchstücke in völlig ungeeigneten Augenblicken wieder auftauchen und bei den Mitmenschen unerwünschte Reaktionen auslösen. Wenn man nicht weiß, daß es einen grundlegenden ausgeglichenen Ruhezustand des Körpergebrauchs gibt, werden solche Verspannungen leicht zu Körperhaltungen, die unbemerkt die zwischenmenschlichen Beziehungen untergraben.

In vielen Fällen sind emotionale Spannungen ziemlich offenkundig und bringen die betreffende Person an Ort und Stelle in Schwierigkeiten – zum Beispiel die plötzlichen Muskelkrämpfe von Schriftstellern, Zimmerleuten, Musikern, Melkern, Zahnärzten, Golfspielern (wenn sie etwa mit dem Golfschläger gerade ganz weit ausholen), Billardspielern (die plötzlich den Billardstock nicht nach vorne stoßen können) und vielen anderen Leute. Auch ein Patient, den ich vor kurzem behandelte, hatte diese Probleme, wenn er ein Glas oder eine Teetasse an seinen Mund führen wollte, blieb er bei dieser Bewegung auf dem halben Weg stecken.

Diese Verspannungen treten häufig in einer emotional belastenden Situation auf. Schreibkrämpfe werden allgemein auf nicht geäußerten oder verleugneten Ärger zurückgeführt. Zunächst führt der Ärger zu einem Zusammenballen der Fäuste und einem Anspannen der Unterarme und dann zu einer immer bizarrer werdenden Haltung der Schultern und des Halses, mit der die Verkrampfung des Armes ausgeglichen werden soll. Auf ähnliche Weise kann man auch unliebsamen sexuellen Empfindungen durch übertriebene Anspannung der Beine und des Beckens entgegen wirken.

Bei den meisten dystonischen muskulären Spannungen ist es nicht einfach, physische und psychische Ursachen voneinander zu trennen. Die Art und Weise, wie man die Umgebung subjektiv auffaßt und sie nach den persönlichen Vorlieben gestaltet, ist ein psychophysischer Prozeß, bei dem eine Unterscheidung in Psyche und muskuläres Geschehen nur willkürlich vorgenommen werden könnte.

Geist und Muskel

Trotz seines altmodischen Stimulus/Response-Ansatzes bestand Alexander durchweg auf der psychophysischen Einheit des Menschen. Die Beziehung zwischen Geist und Muskel stellt man sich für gewöhnlich als »mens sana in corpore sano« vor (mit dem

Gegenstück des »mens insana in corpore insano«). Diese ungetrübte Begeisterung findet sich beispielsweise in einem Lehrbuch von Goldthwaite mit dem Titel *Body Mechanics* (1934)[32].
»Wenn der Körper richtig gebraucht wird, befinden sich alle Strukturen in einem Verhältnis zueinander, bei dem es in keinem Teilbereich zu einer besonderen Belastung kommt. Die Körpervorgänge sind optimal, die geistigen Funktionen werden völlig mühelos ausgeführt und die Persönlichkeit oder die Psyche des Individuums ist im Vollbesitz seiner Kräfte.« Das erinnert uns an William James: »Wenn uns die spontane Fröhlichkeit verloren gegangen ist, besteht darum der unumschränkte, aus freien Stücken bestimmte Weg zur Fröhlichkeit darin, sich fröhlich hinzusetzen, fröhlich umherzuschauen und so zu handeln und zu reden, als ob man bereits wieder fröhlich wäre.«
Worauf man entgegnen könnte: »Gewiß doch, wenn das alles nur so einfach wäre«. Leider geht diese Herangehensweise am eigentlichen Problem vorbei, nämlich wie genau man sich denn hinsetzen soll. Eine zusammengesackte Körperhaltung ist nicht einfach das Gegenteil einer aufrechten Sitzhaltung. Man kann auf unendlich viele Weisen zusammensacken und auf unendlich viele Arten verschiedene Körperteile strecken. Der Körper ist nicht einfach ein System von mechanischen Hebeln, die man wie einen mechanischen Kran in verschiedene Positionen bringen muß. Der Körper ist ein empfindliches Ausdrucksorgan, in dem emotionale Zustände muskuläre Verspannungen modifizieren und ihrerseits durch diese Verspannungen modifiziert werden. Auch William James wußte das, als er schrieb: »Durch die Empfindungen, die so unaufhörlich aus unserem überspannten, erregten Körper strömen, werden die überspannten erregten Tätigkeiten des Geistes aufrecht erhalten; und die hastige, bedrohende, ermüdende und donnernde innere Atmosphäre kommt nie vollständig zur Ruhe«. James' Allheilmittel, sich »fröhlich aufzurichten«, wird die »donnernden inneren Gefühle« so lange nicht beseitigen, wie die dystonischen muskulären Verspannungen bestehen bleiben.
Außerdem sollte man bei der Diskussion über die Beziehung von Psyche und Muskeln die Bedeutung des Mutes nicht vergessen. Sicherlich haben Langstreckenläufer, die eine Meile in vier Minuten laufen, Bergsteiger, Radfahrer, die von Gent nach Aix radeln, und selbst der einfache Mann, der Willenskraft aufbietet, um in ein kaltes Bad oder ins Meer zu springen, großen Mut. Es gibt Berichte über gelähmte und amputierte Helden, die unter erheblichen Schmerzen wieder laufen lernen, Schritt für Schritt. Viele dieser Leistungen sind bewunderswert und wahrhaft helden-

mütig, und sie geschehen jeden Tag auf den Rehabilitationsabteilungen im ganzen Land.

Aber in der alltäglichen Welt ist der »mutige« Gebrauch von Muskeln seit einiger Zeit, mit Ausnahme der samstäglichen Gladiatorenvorstellungen auf dem Fußballfeld oder im Leichtathletikstadion aus der Mode gekommen. Die Leute sind in die stampfenden Diskotheken ausgewichen; gleichzeitig jedoch ist auch das Interesse für einen weniger gewaltsamen Einsatz von Muskeln gewachsen – ein Gebrauch des Körpers, bei dem ein klares Denken und klare Gefühle möglich sind und nicht verhindert werden. Alexander hat sich mit einem solchen weniger gewaltsamen Einsatz von Muskeln befaßt.

Körperhaltung und Emotionen

Darwin gebraucht in seinem Buch *Der Ausdruck der Gefühle bei Tier und Mensch* (1872/1964)[33] den Begriff »Ausdrucksreaktion«, um Bewegungen, Gebärden und Körperhaltungen zu bezeichnen, von denen man auf das Vorhandensein von grundlegenden emotionalen Zuständen rückschließen kann, und er meinte, daß solche »Ausdrucksbewegungen die Gedanken von anderen Menschen wahrhaftiger wiedergeben als dies Worte tun, die irreführen können«. Neuere Begriffe wie »nonverbale Kommunikation« und »Körpersprache« sind aufgetaucht, und es ist ein Gemeinplatz geworden, daß Emotionen wie beispielsweise Furcht und Aggression unmittelbar durch Muskelbewegungen ausgedrückt werden. Bestimmte Gefühle, wie Glücklichkeit, freudige Erregung und Fluchttendenz sollen angeblich Entsprechungen in spezifischen muskulären Bewegungen und Haltungen haben.

Dieser Gedanke ist nicht gerade neu. St. Augustinus schrieb im fünften Jahrhundert: »Hoc autem eos velle ex motu corporis aperiebatur: tanquam verbis naturalibus omnium gentium«. (Ihre Absichten wurden aus ihren Körperbewegungen erkenntlich, weil sie die natürliche Sprache aller Völker war, aus: *Bekenntnisse*, Bd. I.).

Heute ist es ein Allgemeinplatz, daß viele von uns die Haltungen von Personen aus der sozialen Umgebung und vor allem die Haltungen der Menschen, die wir lieben, übernehmen. Selbst im Kino ahmen wir Personen nach, mit denen wir uns identifizieren (was die kraftprotzenden Empfindungen erklären könnte, die einen nach James-Bond-Filmen überkommen). Eine spezifische Familien-Körperhaltung drückt häufig eine grundlegende Stimmung in einer Familie aus. Die Ablehnung der typischen Familienstimmung kann zu einer Ablehnung der Familien-Körperhaltung führen. »So kann ich nicht stehen, sonst fühle ich mich genauso wie meine Mutter ausschaut!«, sagte mir ein Mädchen mit chronischen Rückenschmerzen, nachdem ihre Haltung vorübergehend korrigiert worden war. Sie wollte lieber ihre Schmerzen als die Haltung ihrer Mutter haben.

Und es ist ja nur natürlich, daß die Veränderung dieser tief verwurzelten Körperhaltungen auch Auswirkungen auf die zwischenmenschlichen Beziehungen haben muß. Ein Beamter litt wegen einer tief verwurzelten unterwürfigen Haltung an schweren Schulterschmerzen. Er konnte dazu gebracht werden, Verspannungen zu lösen, mit denen er seinen Körper entstellte; und mit seiner neuen Haltung war er schmerzfrei. Seine Unterwürfigkeit gegenüber seinen Vorgesetzten war jedoch so ausgeprägt, daß er lieber das Erlernte wieder aufgab und sich Schmerzen zufügte, um ja nicht als »nicht demütig« zu erscheinen. Erst nach einem heftigen Krach mit seinem Chef, bei dem er »für sich einstand«, konnte er seine bessere schmerzfreie Körperhaltung beibehalten. Solche entstellenden unterwürfigen und ausweichenden Haltungen führen schließlich zu strukturellen Veränderungen. Die ausweichende Bewegung des Kopfes beim Abwenden des Blicks führt mit der Zeit zu einer bleibenden Verdrehung des Halses, die es wiederum leichter macht, mit dem Blick auszuweichen.

Die Theorie von der Beziehung zwischen Körperhaltungen und Emotionen[34] ist so weit ganz gut und schön, aber ihre Beobachtungen werden auf einer relativ oberflächlichen verhaltensmäßigen Ebene gemacht. Die von mir erwähnten Fälle – die Reihe ließe sich beliebig fortsetzen –, bestätigen, daß jeder Körper seine eigene Sprache hat, und daß allzu lange wichtige Botschaften vernachlässigt worden sind, die in dieser Sprache ausgedrückt werden. Doch die oberflächliche James-Lange-Theorie, die besagt, daß eine bestimmte Körperhaltung mit einer spezifischen Emotion *gleichzusetzen* ist, wird den Tatsachen nicht gerecht. Fast jede Emotion kann mit fast allen gewohnheitsmäßigen Muskelspannungen einhergehen. Die Emotionen für die es Namen gibt – also Ärger, Furcht, Eifersucht, Unterwürfigkeit, Feigheit, Mut usw. – sind nur ein Bruchteil der vielen Schattierungen von Gefühlen, die in jedem von uns vorkommen. Die meisten Gefühle haben keinen besonderen Namen. Sie machen einfach den Hintergrund unserer allgemeinen Befindlichkeit aus – einen Hintergrund der durch die besondere Weise, wie wir unseren Körper gebrauchen, erhalten wird.

Doch selbst auf der groben, makroskopischen Ebene der beobachtbaren »Körpersprache« sind nicht alle Botschaften unmittelbar verständlich. *Viele gewohnheitsmäßigen Haltungen drücken nicht unmittelbar eine Emotion aus,* sondern sind vielmehr *eine Position, aus der heraus bestimmte Verhaltensweisen und Emotionen möglich sind.* Einen Jugendlichen mit zusammengesackter Haltung verwirrt es zunächst, wenn er einen verbesserten Gebrauch seines Körpers lernt, weil mit diesem neuen Gebrauch die meisten seiner bevorzugten sozialen Reaktionen unmöglich werden. Nur in seiner alten, krummen und verdrehten Körperhaltung fühlt er sich in der Lage, mit den Menschen zu kommunizieren, die er schätzt. Seine alte gebückte Haltung ist die Körperstellung, in der er bestimmte Emotionen ausdrücken und andere Reaktionen nicht ausdrücken kann. Seine typische Haltung muß nicht notwendigerweise mit einer bestimmten Emotion einhergehen, obwohl sich bei einer gebückten Haltung ziemlich leicht ein depressiver Zustand einstellt.

Viele Körperhaltungen beginnen nicht als eigentliche emotionale Reaktionen, sondern ergeben sich vielmehr aus dem Gebrauch des Körpers in sich wiederholenden Arbeitssituationen. Eine Büroangestellte, ein Ingenieur am Fließband, ein Lastwagenfahrer, eine Mutter, die sich über ihr Baby beugt, ein Zahnarzt, ein Pianist führen bestimmte Tätigkeiten so oft aus, daß diese Personen schließlich die entsprechenden verkrampften Haltungen selbst dann einnehmen, wenn der eigentliche Druck und die Belastungen ihrer Arbeit nicht mehr vorhanden sind. Die verbleibende Restspannung muß nicht bewußt sein; nach einer gewissen Zeit bleibt fast ständig eine gewisse Verspannung bestehen. Die Summe der verschiedenen, nur kurze Zeit eingenommenen Körperstellungen findet schließlich seinen Ausdruck in einer Körperhaltung – oder in einer begrenzten Zahl von verschiedenen Körperhaltungen –, die den Charakter der betreffenden Person bestimmen. Diese behindernden Körperhaltungen werden durch die Kräftigung bestimmter Muskelgruppen verursacht, die nie richtig entspannt werden. Irgendwann einmal ist es dann leichter, sich im Rahmen des auf diese Weise entstandenen starren Korsetts zu bewegen und zu entspannen. Schrittweise und zunächst unauffällig werden wir so zu Sklaven unserer Vergangenheit.

Die Neustrukturierung des Körpergebrauchs

Alexander erkannte wie viele andere Leute vor ihm, daß man Menschen helfen müßte, ihr Leben neu zu strukturieren, damit sie nicht Opfer ihrer Vergangenheit bleiben müssen. Alexander versuchte, eine solche Neustrukturierung durch eine Veränderung des Körpergebrauchs zu erreichen, und zwar auf einer allgemeinen statt auf einer spezifischen Ebene, und auf eine Art und Weise, die es bei keiner anderen psychologischen Behandlungsform gibt. Niemand kann behaupten, daß Medikamente oder eine Elektroschockbehandlung den Körpergebrauch einer Person verändern, außer in einem ganz oberflächlichen Sinne. Die alternativen Behandlungsverfahren der Einzel- oder Gruppentherapie, bei der die Gedanken und kognitiven Konstrukte einer Person überprüft und durchgearbeitet werden, sind, falls sie verfügbar sind, ein Fortschritt gegenüber den genannten groben physikalischen Behandlungsverfahren. Aber die Tatsache bleibt bestehen, daß alle neurotischen Individuen verkehrt mit ihrem Körper umgehen. Bis heute habe ich noch keinen neurotischen Menschen gesehen, der keine dystonischen Verspannungen gehabt hat. Dementsprechend besagt das Alexander-Prinzip, daß bei der Therapie neurotischer Störungen alle medikamentösen Behandlungsverfahren oder Psychotherapien, die den Gebrauch des Körpers vernachlässigen, unzureichend sind.

Der Alexander-Ansatz kehrt den psychotherapeutischen Ansatz um. Der Psychotherapeut sagt: »Sie werden Ihre unerwünschten Verhaltensweisen nur dann auf eine befriedigende Weise los werden, wenn Ihre psychischen Einstellungen in Ordnung sind«. Das Alexander-Prinzip hingegen sagt: »Es ist unmöglich, Ihre psychischen Einstellungen auf eine befriedigende Weise in Ordnung zu bringen, solange Ihr verkehrter Körpergebrauch besteht«. Nicht, daß ich den Einsichten in die Vergangenheit, die durch Psychotherapie und Psychoanalyse erzielt werden, meinen Tribut verweigern wollte. Aber wenn wir einen verkehrten Gebrauch des Körpers als einen umfassenden Versuch auffassen, mit persönlichen Schwierigkeiten fertig zu werden, dann besteht kein Anlaß, der Aufdeckung von psychischen Ursachen für diesen schlechten Gebrauch Priorität einzuräumen. Die Priorität sollte vielmehr einer Neustrukturierung des Körpergebrauchs gegeben werden, und von diesem Fundament aus können dann schlechte Haltungen entdeckt und rückgängig gemacht werden.

Durch eine Psychotherapie sollen Menschen erkennen, warum sie in der Vergangenheit diese oder jene Haltung angenommen haben.

Bei der Entstehung von gewohnheitsmäßigen Verspannungen ist das Denken jedoch nur eines von vielen Aspekten. Es ist durchaus möglich, daß eine bestimmte gewohnheitsmäßige muskuläre Verspannung wirklich an einem ganz bestimmten Zeitpunkt begonnen hat, und vielleicht sogar das Ergebnis eines schweren Traumas ist, oder daß sie bei einem bereits bestehenden schlechten Gebrauch irgendwann einmal beiläufig als zufällige Reaktion entdeckt wurde und in einer gegebenen Situation als passend erschien. Aber gleichgültig wann und wie diese gewohnten Verspannungen erlernt wurden, muß man sie (und viele andere Reaktionen) als Erwachsener intensiviert haben, bevor sie zu einem Teil des gewohnten Umgangs mit dem Körper werden konnten und ständig alle Verhaltensweisen im Verlaufe eines Tages beeinflussen. Ein Verständnis, welche Situationen zum Entstehen einer defensiven muskulären Dystonie geführt haben, kann zwar eine gewisse muskuläre Entspannung bewirken. Aber nach einer gewissen Zeit läßt die Wirkung dieser Einsicht nach, die Trägheit, die Erfordernisse, die Annehmlichkeiten einer etablierten Lebensweise (so geringfügig diese auch sein mögen) werden auch in Zukunft gewohnte Verspannungen auslösen und fortbestehen lassen. Die Verspannungen bleiben bestehen, bis eine gründliche Veränderung der verkehrten Körperhaltungen erfolgt ist. Selbst mit dem besten Willen, den tiefsten Einsichten und den besten Psychiatern der Welt können wir gewohnte Verspannungen letztendlich nur dann lösen, wenn wir in jedem Augenblick des Daseins gewohnte Verhaltensreaktionen verlernen, und das bedeutet, einen *bewußten, strukturierten Gebrauch* des Körpers aufzubauen.

Die Beeinflussung des Körpergebrauchs durch verbale Anweisungen

In der Vergangenheit hat Alexander mit dieser Technik viele Menschen verblüfft. Gerade hier erweist sich das Alexander-Prinzip als wirklich neuartiger Ansatz.

Das Neuartige daran ist das, was Alexander als »Anweisungen geben« oder »anordnen« bezeichnete. Alexander verlangte von sich und seinen Schülern etwas Neues, noch nie Dagewesenes. Und eine Schwierigkeit entstand daraus, daß er seinen Schülern nicht besonders deutlich erklärte, was er eigentlich von ihnen wollte, so daß es unzählige Versionen – oder gar keine – über diesen Aspekt seiner Arbeit gibt.

Nehmen wir eine Unterrichtssituation, in welcher der Alexander-Lehrer einem neuen Patienten oder Schüler Anweisungen erteilt. Der eigentliche Umerziehungsprozeß wird eingehend im Kapitel 10 beschrieben; hier soll nur kurz erwähnt werden, daß zu diesem Vorgang zwei Dinge gehören: Das erste ist eine sanfte Regulation des Körpers des Patienten, die der Lehrer mit den Händen ausführt; die verkehrt gebrauchten Muskeln sollen zu einer besseren Koordination »überredet« werden. Zweitens muß sich der Patient (oder der Schüler, wenn es sich um eine Ausbildungssituation handelt) an diesem Geschehen beteiligen, indem er *absichtlich eine Reihe von Gedanken aufsagt, die dem genau entsprechen, was sein Lehrer gleichzeitig in seinen Muskeln auszulösen trachtet.*

Diese Vorgehensweise ist nun wirklich völlig neuartig. Gewiß haben die Verhaltenstherapeuten ihre eigenen Verfahren des Muskeltrainings mit Belohnung und Bestrafung entwickelt. Und auch bei Massagetechniken, Streicheltechniken und Techniken des direkten Körperkontaktes gibt es einen engen Kontakt zwischen Therapeut und Patienten. Über einige dieser Methoden habe ich in *Modern Trends in Psychosomatic Medicine*[26] einen Überblick gegeben und darauf hingewiesen, daß Alexanders Ansatz sich von allen anderen unterscheidet. Alexander verlangte eine sorgfältige und feinfühlige Analyse aller Körperteile des Patienten, um dem Körper eine neue, *geordnete Struktur* zu geben: Geordnet einmal im Sinne von angeordnet, und geordnet in dem Sinne einer sequentiellen Aufmerksamkeit, die man bestimmten Körperteilen in einer bestimmten Reihenfolge (1-2-3-4-5) schenkt.

Oder noch anders ausgedrückt: Ein Dirigent kam einmal wegen Schmerzen in seinem rechten Arm zu mir, in dem Arm also, mit dem er den Taktstock hielt. Seine Schultern waren steif und schmerzten, und sein Ellbogen befand sich in einem Zustand, der dem Tennisarm ähnelte. Nachdem ich begonnen hatte, dem Patienten Anweisungen zu geben, bat er mich, zu einer Konzertprobe und den folgenden Aufführungen zu kommen. Ich hatte bereits beobachtet, daß, selbst wenn er ruhig auf meiner Couch lag, der obere Bereich seines Rückens eine Tendenz hatte, nach rechts zu wandern, und daß sich dann sein Brustkasten mehr nach rechts drehte. Sobald er zu dirigieren begann, konnte man sehen, daß die Bewegungen seiner rechten Körperhälfte völlig über den übrigen Körper dominierten. Er reagierte auf die Erfordernisse des Dirigierens mit einem Verlust der allgemeinen Koordination seines Rumpfes. Sein Kopf rutschte nach hinten und zur Seite, er zog seine Schultern nach oben, und sein Brustkasten drehte sich

zur rechten Seite. Und vor allem bewegte er den Taktstock nicht einfach von einem Punkt X zu einem Punkt Y, sondern dieser schnellte, nachdem der Punkt Y erreicht war, übertrieben heftig zum Punkt X zurück, ganz ähnlich dem Kniereflex.
Der Dirigent reagierte mit seiner Muskulatur auf eine völlig unkoordinierte Weise. Anstatt die zentrale Rolle seines Rückens als eine »Kernstruktur« zu bewahren, war er völlig mit den peripheren Bewegungen seiner Arme beschäftigt, so daß sich die Struktur seines Rumpfes verzog und seine grundlegende Körperharmonie durcheinander geriet. Auch in seiner Ruhehaltung wurde seine Körperstellung immer verdrehter, und gegen Ende des Konzertes hat er nicht nur den Kontakt zu sich selbst, sondern auch zu seinem Orchester und dem Chor verloren. Seine Muskeln reagierten in der falschen Reihenfolge.
Vielleicht ist es nur ein Wortspiel, von der doppelten Bedeutung von »ordnen« zu sprechen – einmal als ein Ordnen der Muskelreaktionen, so daß sie in einer bestimmten Reihenfolge geschehen und dann als eine »Anordnung an den Körper«. Deshalb ist es vielleicht besser, davon zu sprechen, dem Körper »Anweisungen« zu geben. Einigen Menschen mag selbst diese Formulierung zu sehr nach Vitalismus und einem Leib-Seele-Dualismus klingen. Aber das alles ist eigentlich nicht so wichtig. Wem es besser gefällt, der kann diese Aktivität auch als »Autosuggestion eines Reaktionsmusters«, als »Anwendung eines neuen Körperkonstruktes« bezeichnen oder darunter einfach verstehen, daß man sich daran erinnert, die Muskeln bei und nach Bewegungen in einer bestimmten Reihenfolge zu entspannen und zu dehnen. Wie immer dieser Vorgang auch bezeichnet werden mag, der Patient lernt jedenfalls formelhafte kurze Sätze, die er mit dem neuen, erwünschten *Gebrauch* des Körpers assoziiert, bis irgendwann der neue verbale Befehl auf eine solche Weise »erteilt«, »autosuggestiv vorgestellt«, »gedacht« werden kann, so daß der Körper zur erwünschten Ruhe-Homöostase zurückfindet.
Für den Patienten wird diese Methode zu einem Hilfsmittel, wenn er unter Streß steht. Einer meiner Patienten, ein bekannter Konzertpianist, hatte Furcht vor dem Fliegen. Er erzählte, wie er einmal von Amsterdam nach London zurückflog und nervös mit einer Papiertüte dicht an seinem Mund dasaß, auf das Schlimmste gefaßt, als plötzlich der Mann auf dem Nebensitz zu ihm sagte: »Es macht mir nichts aus, wenn Ihnen übel wird, aber ich wollte, Sie würden aufhören immer zu sagen, *Kopf hoch und nach vorn, Rücken dehnen und weiten.*«
Jeder Patient wird sich seine eigene Methode zurechtlegen, um

sich »Anweisungen zu erteilen«, die er mit oder ohne die Hilfe eines Lehrers mit der neuen, erwünschten Struktur des Körpergebrauchs assoziiert. Ein Patient sagte mir, daß er sich die Befehle als Fragen stellt, mit denen er nacheinander abfragt, ob seine Körperhaltungen mit dem erwünschten Körpergebrauch übereinstimmen, genau wie ein Laborangestellter die Farben einer Blutprobe mit den Standardfarben einer Hämoglobinprobe vergleicht. Die »Formel« wird zu einer Norm, mit der man die Information, die von den Muskeln kommt, vergleichen kann, so daß durch dieses Feedback eine Regelabweichung beseitigt werden kann und eine Übereinstimmung der angestrebten und der wirklichen Muskelreaktion erreicht wird.

Gerichtete Aufmerksamkeit

Dieser Aspekt des Alexander-Prinzips hat in der Vergangenheit das Interesse von Theologen, Philosophen, Künstlern und natürlich auch der wunderlichsten Vertreter von idealistischen Philosophien erregt. Es ist ein etwas fragwürdiges Vergnügen, an einem Morgen – wie es mir einmal geschehen ist – einen Nobelpreisträger, eine berühmte und etwas unterbelichtete Schönheit aus dem Fernsehen und einen spastischen Jungen zu behandeln, und von allen dreien gesagt zu bekommen, daß sie mit mir übereinstimmen, weil ich »ihre Sprache sprechen würde«. Der spastische Junge erklärte seiner Mutter, daß er mich völlig zu verstehen glaubte. Es macht nichts aus, wenn der Lehrer in die abenteuerlichen Bereiche der Meditation, des Sufismus, in die Lehre des Subut oder von Gurdjieff, in die Noosphären-Theorie, in Jungs Yin und Yang oder den reichianischen genitalen Charakter usw. geführt wird, solange sich der Patient offensichtlich seinen neuen besseren Körpergebrauch durch »Anweisungen« befiehlt. Ich glaube nicht, daß ich diesen Menschen geringschätzig gegenüber stehe. Ihre Anhänger sind – soweit sie mir begegnet sind – überwiegend geistig hochstehende und einfühlsame Menschen. Aber mein Alexander-Training wird von ihnen so bereitwillig aufgenommen und bereichert ihr eigenes Konzept von geistiger Gesundheit so sehr, daß ich den Eindruck bekommen habe, daß das Alexander-Prinzip des *Gebrauchs* für die Psychologie tatsächlich so fundamental sein könnte wie das Konzept der *Masse* für die Physik. Dieser Eindruck wird noch dadurch bestätigt, daß das Alexander-Prinzip von einer großen Gruppe von Psychiatern und Psychotherapeuten, von akademischen Psychologen und Verhaltenstherapeuten akzeptiert wird.

Die Binnenlandschaft

Der Dichter Gerard Manley Hopkins hat das Wort »Binnenlandschaft« geprägt, um die persönliche innere »Landschaft« zu beschreiben. Diese Bezeichnung mag einigen Menschen mehr zusagen als Begriffe wie »Körperschema« und »Körperkonstrukt«. Die »Binnenlandschaft«, die Alexander als Lehrer seinen Patienten und Schülern geben wollte, bestand aus einer formelhaften Reihe von Worten, durch die man sich zumindest an die Körperempfindungen erinnert, die man zuvor im Alexander-Unterricht erlebt hat. Doch die Alexander-»Binnenlandschaft« bezweckt mehr als dies. Sie soll gezielt gegen Zustände wie Angst und Depression wirken, und zwar nicht einfach, in dem ein autohypnotischer psychischer Nirwana-Zustand geschaffen wird, sondern durch eine Beeinflussung der eigentlichen muskulären Struktur des Körpers.
Abbildung 36 zeigt eine Frau, der gerade eine neue »Binnenlandschaft« beigebracht worden ist. Ihr Gesicht, das nicht gezeigt werden kann, wies die typischen depressiven Züge auf. Ihre Haltung war gebeugt und schwerfällig. Ihre Depression hatte eine Entsprechung in ihrer zusammengesackten Körperhaltung. Das zweite Bild zeigt die Patientin nur wenige Wochen nach der Umerziehung. Das dritte Bild zeigt sie sechs Monate später. In dieser Zeit hatte sie keinen weiteren Unterricht unter Anweisung eines Lehrers erhalten, sondern sie hatte an sich selbst so gearbeitet, wie man es ihr beigebracht hatte. Die Besserung ist sicherlich drastisch.
Es ist nicht notwendig, weiter auf die typische niedergedrückte und zusammengesunkene Haltung von Patienten einzugehen, die an einer endogenen Depression leiden. Diese Haltung läßt sich in und außerhalb von Nervenkliniken zur Genüge beobachten. Aber es ist traurig, daß unter den typischen Körperfunktionen, die normalerweise bei der Depression als gestört gelten – nämlich Schlaf, Appetit, Libido, Gewicht usw. – der Gebrauch des Körpers nicht berücksichtigt wird. Bei der Vernachlässigung des Gebrauchs des Körpers überrascht es nicht, daß vier von fünf Menschen mit einer depressiven Erkrankung Rückfälle erleiden und dies mit zuneh-

mendem Alter immer häufiger. Sicherlich können antidepressive Medikamente und Elektroschocktherapie den unmittelbar gegebenen unerträglichen depressiven Zustand lindern helfen. Die endogene Depression unterscheidet sich jedoch heutzutage wenig von ihrem Erscheinungsbild von vor fünfzig Jahren, und wenn sich die Dinge so weiter entwickeln, werden sie auch in fünfzig Jahren ganz ähnlich ausschauen, falls die Menschen nicht offener für den Faktor des Körpergebrauchs werden.

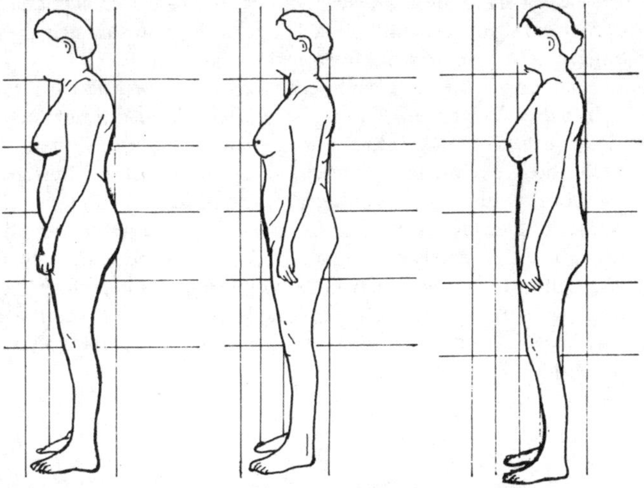

Abb. 36. Zusammengesackte Haltung und Depression; Depression verschwindet mit dem Verschwinden der zusammengesackten Haltung.

Ein einflußreicher Neuropsychiater der sechziger Jahre antwortete auf meine Frage, was man zur Vorbeugung gegen Depressionen tun könnte: »Ich glaube nicht, daß man als einzelner viel dazu tun kann, um Krankheiten zu vermeiden, außer vielleicht so offensichtlich selbstmörderische Angelegenheiten wie das Rauchen und übermäßiges Trinken zu unterlassen«. Als er gefragt wurde: »Würde es in der medizinischen Wissenschaft und Praxis als ein großer Fortschritt gelten, wenn Sie jemandem einfach eine Spritze von der richtigen Zusammensetzung geben könnten, die das jeweilige Problem lösen würde?«, antwortete er: »Natürlich würde man eine rasche und wirksame Maßnahme bevorzugen. Meine Erfahrung hat mich gelehrt, daß dies aller Voraussicht nach sehr viel effektiver ist.« Aus dem gleichen Interview wurde eine weitere Aussage von ihm zitiert: »Es kann schrecklich lästig sein, einen intelligenten Patienten zu haben«.

Das Alexander-Prinzip wendet sich an intelligente Menschen und an intelligente Patienten, die es leid haben, wie Schwachsinnige behandelt und mit Medikamenten vollgestopft zu werden. Wenigstens einige Menschen haben begonnen zu erkennen, daß ein Dämmerleben unter Medikamenten für ihre Menschenwürde und ihre menschlichen Möglichkeiten entwürdigend ist, selbst wenn einige psychiatrischen Langzeitpatienten durch diese Medikamente die Krankenhäuser verlassen können und wieder in die Tretmühle zurückkehren. Diese Gruppe von Menschen sucht nach anderen Lösungen, obwohl sie sich im klaren ist, daß sich diese Lösungen nicht leicht finden lassen werden.
Das Alexander-Prinzip, so viel sollte deutlich geworden sein, ist kein einfaches Verfahren. Die meisten Menschen, die mit dieser Methode praktische Erfahrungen gemacht haben, finden sie einleuchtend, aber niemals einfach. Doch die meisten Menschen greifen bereitwillig eine Methode auf, die ihnen eine Chance für eine lang anhaltende psychische Gesundheit gibt, so schwierig die Methode auch zu erlernen sein mag. Das Alexander-Prinzip ist kein Allheilmittel, doch vielen Menschen bietet es einen wichtigen Ausweg – einen Ausweg aus der Abhängigkeit von Ärzten und Medikamenten, und einen Ausweg aus langweiligen gewohnten Denk- und Verhaltensweisen.

Die Ursache psychischer Störungen

Wie bereits im Kapitel 5 betont wurde, soll eine Diagnose sowohl eine Erklärung als auch eine Prognose geben, um etwas gegen eine vorhandene Situation unternehmen zu können und um eine »bessere Zukunft« zu entwerfen. Welche Erklärungen lassen sich aus dem Gebrauch des Körpers für die Ursachen von psychischen Störungen ableiten? Und wie kann eine Berücksichtigung des Körpergebrauchs für die Vorausplanung der Zukunft verwendet werden?
Zunächst einmal muß man verstehen, was *Ursachen* eigentlich sind, denn es gibt alle möglichen Formen von Ursachen. Wenn man einen Stein in ein zerbrechliches Glasfenster wirft, wird es kaputt gehen, und unter ähnlichen Bedingungen wird es immer kaputt gehen. Aber für das kaputte Fenster gibt es mehr Ursachen als den Stein als solchen. Wenn ich den Stein nicht hätte werfen *wollen,* wäre das Fenster noch ganz. Auch wenn ich mit einem Tischtennis-

ball geworfen hätte, wäre das Fenster noch ganz. Und wenn das Fenster so dick gewesen wäre wie eine Windschutzscheibe, wäre es vielleicht nicht zersprungen. Es gibt also drei Arten von Ursachen: Erstens mein Motiv, zweitens den Stein, drittens die Zerbrechlichkeit des Fensters.

Für diese Ursachen werden meistens drei Bezeichnungen verwendet:

1. Die Endzweck-Motivation, das heißt mein Streben nach einem bestimmten Zweck, beziehungsweise die Konsequenzen, die sich aus dem Erstreben dieses Zweckes ergeben, beispielsweise der Wunsch, aus dem Fenster ein diamantenes Armband zu stehlen.
2. Die »wirkende (oder Wirk-) Ursache«, das heißt der eigentliche agierende Faktor, in diesem Fall der Stein.
3. Die »dispositionelle Ursache«, das heißt die Voraussetzungen, die das Geschehen möglich machen – die Zerbrechlichkeit des Glases, die Abwesenheit von Polizisten usw. Diese Eigenschaft des Glases ist eine latente Möglichkeit, die unter den entsprechenden Bedingungen zum Tragen kommt.

Nehmen wir ein anderes Beispiel. Ich mache zum Frühstück ein Ei in einer Bratpfanne über einer Gasflamme. Der Endzweck (meine Motivation) ist, daß ich das Ziel wünsche (ein Spiegelei).
Die eigentliche Gasflamme ist die wirkende (Wirk-)Ursache. Ich habe das Gas angeschaltet – erster Schritt. Nun ist es angezündet und brennt fröhlich vor sich hin. Ohne die ausdrückliche Entscheidung, diese Handlung auszuführen, hätte ich das Gas nicht angeschaltet, diese Entscheidung resultiert aus dem von mir angestrebten »Endzweck«.
Zuletzt gibt es noch die dispositionelle Ursache. Ein Ei hat wegen seiner chemischen Zusammensetzung die Eigenschaft, bei Erwärmung zu gerinnen.

Welche Ursache?

Welche dieser drei Formen von Ursachen muß man nun für psychische Störungen verantwortlich machen? Und welche von ihnen lassen sich therapeutisch beeinflussen?
Wenn Menschen für ein Problem verschiedene Erklärungen vortragen, widersprechen sich diese Erklärungsversuche nicht

unbedingt – oft sind es nur Antworten auf teilweise unterschiedliche Fragen. Es gibt so viele mögliche Antworten wie es Fragen gibt. Dabei geht es einfach um Prioritäten. Von Bedeutung sind diejenigen Ursachen (Prämissen), die sich beeinflussen lassen. Wer eine bestimmte Ursache als die wichtigste ansieht, ist meist auch der Meinung, daß gerade diese Ursache geändert werden sollte.

Wenn beispielsweise ein Fußgänger von einem Auto erfaßt wird, sind unzählige Ereignisse vorausgegangen, ohne die der Unfall nicht geschehen wäre. Der überfahrene Fußgänger wird sagen, daß es an schlechten Bremsen des Autos lag. Der Fahrer hingegen meint, daß die Ursache des Unfalls die Unachtsamkeit des Fußgängers war, der sich beim Überqueren der Straße nicht umgeschaut hat. Diese Tatsachen müssen einander gar nicht widersprechen. Beide Beteiligte können übereinstimmend der Meinung sein, daß die Bremsen schlecht waren und daß der Fußgänger sich nicht ausreichend umgeschaut hat, und daß es nicht zu einem Unfall gekommen wäre, wenn beide Bedingungen anders gewesen wären*. Vor Gericht wird entschieden, wer die Schuld an dem Unfall hat. In der Medizin wird dagegen keine »Schuld« zugewiesen, sondern es werden Maßnahmen verordnet, die verhindern sollen, daß bestimmte Dinge weiterhin oder von neuem geschehen.

Für dieses vereinfachte Beispiel mit dem Fußgänger und dem Autofahrer gibt es Parallelen in der Auseinandersetzung um die Ursachen von psychischen Störungen. Der Streit zwischen Psychiatern über deren Ursachen kann wirklichkeitsgerechter als eine Auseinandersetzung über verschiedene Behandlungsmethoden verstanden werden. Die wahren Ursachen liegen tief in der Psyche – also ist Psychotherapie erforderlich; die wahren Ursachen liegen tief in der Chemie des Gehirns – also sind Medikamente erforderlich; die Wahrheit liegt tief in den konditionierten Reflexen – also ist Verhaltenstherapie erforderlich.

Die drei rivalisierenden Erklärungsansätze müssen nicht immer so deutlich voneinander geschieden sein, und manchmal stimmen die empfohlenen Behandlungsmethoden auch überein. Im großen und ganzen bleiben sie jedoch voneinander unterscheidbar. Drei verschiedene Ursachen werden postuliert und drei verschiedene Behandlungsverfahren empfohlen.

* Ich bin Anthony Flew (persönliche Mitteilung) für dieses Beispiel verpflichtet.

Diesen drei verschiedenen psychiatrischen Schulen entsprechen die drei Formen von »Ursachen«, die ich weiter oben erwähnt habe –, »dispositionelle Ursachen«, »Endzweckursachen« und »Wirkursachen«. Die Anhänger der Anlagentheorie suchen nach chemischen und physikalischen Ursachen im Gehirn, die zu abnormem Verhalten führen können und haben nur die allergröbsten Vorstellungen darüber, wie diese chemischen Veränderungen aussehen könnten, und verwenden deshalb grobe chemische Keulen, um die Chemie des Gehirnes zu verändern; es kümmert sie auch nicht, dabei gleichzeitig chemische Prozesse zu verändern, bei denen keine Funktionsstörung vorliegt. Auf gleiche Weise werden auch physikalische Methoden, wie Elektroschockbehandlung oder Lobotomie eingesetzt, um tief verwurzelte Strukturen des Gehirnes zu verändern.

Die Anhänger der Theorien, die von einer »Endzweckursache« ausgehen, also die verschiedenen psychotherapeutischen Schulen, bemühen sich, die irgendwann einmal gefällte Entscheidung »den Stein zu werfen« oder das »Ei zu braten« in Erinnerung zu rufen. Diese Entscheidung für bestimmte Handlungen wurde unter Umständen absichtlich getroffen und erschien seinerzeit vielleicht durchaus zweckmäßig, aber inzwischen sind die entsprechenden Reaktionen nicht mehr gewollt und unzweckmäßig. Wenn man den neurotischen Gebrauch des Körpers in Begriffen von Endzweckursachen verstehen will, findet man vielleicht irgendwann nach Monaten, Jahren oder Jahrzehnten heraus, durch welches »Spiel« des Patienten eine bestimmte manifeste Verspannung begonnen hat. Doch in der Zwischenzeit ist diese Verspannung so sehr zu einem Teil der Persönlichkeit geworden, daß sie sich nicht einfach durch eine Erinnerung an die Faktoren, die sie ausgelöst haben, wieder zurückbildet. Möglicherweise kommt der Patient dazu, sich mit der ursprünglichen Situation abzufinden. Doch die Verspannungen gehören inzwischen zu dem gesamten Lebensstil, den er im Lauf der Jahre entwickelt hat, und zu den muskulären Reaktionsweisen, in denen sich dieser Lebensstil äußert.

Die dritte Ursache – die Wirkursache – hat ihre Verfechter in der verhaltenstherapeutischen Schule. Die Verhaltenstherapeuten schlagen sich recht mannhaft bei ihren Versuchen, konditionierte Reflexe zu verändern, die in die allgemeine Lebensweise integriert worden sind, gleichgültig, was der ursrpüngliche Anlaß für die Konditionierung war. Doch die Verhaltenstherapeuten haben mit einem Nachteil zu kämpfen, der eigentlich unnötig ist. Sie sind nicht ausreichend über schlechte Gebrauchsweisen des Körpers informiert und arbeiten daher mit einer Ätiologie von *Makro-Ver-*

halten, also relativ groben beobachtbaren Verhaltenseinheiten, und nicht an der feineren *Mikro-Analyse* des Körpergebrauchs. Die Schreibkrämpfe und die Phobien, die Verhaltenstherapeuten mit Aversionstherapie und durch Dekonditionierungsverfahren behandeln, sind zwar recht üble Störungen; doch ihre operanten Konditionierungstechniken wirken erschreckend aggressiv, wenn man Alexanders differenziertes Konzept des muskulären Gebrauchs gewohnt ist.

Es gibt also drei Arten von Ursachen für psychische Störungen: Endzweckursachen, Wirkursachen und dispositionelle Ursachen, oder Gedanken, muskuläres Verhalten und körperliche Anlagen. Das Alexander-Prinzip – der Unterricht in dieser Methode und ihr Erlernen werden im Kapitel 10 behandelt – berücksichtigt alle drei Formen von Ursachen. An der Endzweckursache, also an der Entscheidung zu einer bestimmten Aktion wird gearbeitet, indem ein neues Körperschema geschaffen wird, und indem der Patient die Fähigkeit erlernt, »sich Anweisungen zu geben«. An der Wirkursache oder den Muskelreaktionen wird durch eine sorgfältige muskuläre Analyse des Körpergebrauchs gearbeitet, wie sie sich Verhaltenstherapeuten nicht träumen lassen würden.

Die dispositionelle Ursache ist das, was im Kapitel 4 als »Ruhezustand« bezeichnet wurde, der entweder harmonisch oder disharmonisch sein kann. Dieser Ruhezustand manifestiert sich im *allgemeinen* Zustand des Körpergebrauchs, und er muß über einen längeren Zeitraum hinweg behandelt werden, und zwar durch eine allmähliche Umerziehung der Körperhaltungen und Körperdispositionen, nicht durch einen direkten chemischen oder physikalischen Angriff. Auf diese Weise wird eine neue Körperdisposition aufgebaut, die auf der Struktur eines neuen Gebrauchs beruht. Die Umerziehung des Körpers nach Alexander berücksichtigt in einer praktischen Lernsituation alle drei Formen von »Ursachen« für psychische Störungen.

Alexanders Auffassung von psychischer Gesundheit

Das Alexander-Prinzip ist kein Allheilmittel, aber wer bereit ist, sich einer weitreichenden Disziplin zu unterwerfen, erhält durch diese Methode eine Chance zur psychischen Gesundheit, wo es zuvor nur Verzweiflung gab. Am Anfang dieses Kapitels habe ich geäußert, daß viele meiner Aussagen den gegenwärtigen Behandlungsmethoden von psychischen Störungen widersprechen. Aus dem Alexander-Prinzip lassen sich die folgenden Aussagen ableiten:

1. Keine psychologische Diagnose ist vollständig, wenn der Gebrauch des Körpers nicht berücksichtigt wird.
2. Eine Psychotherapie kann einem Hilfe und Einsicht in die Vergangenheit geben, aber Einsichten allein werden den gewohnten Körpergebrauch nicht ändern. Ein unveränderter gewohnheitsmäßiger Körpergebrauch bleibt jedoch ein Nährboden, auf dem künftige psychische Störungen gedeihen können.
3. Man sollte nicht unbedingt allzuviel auf Einsichten geben, die man gemacht hat, als man seinen Körper sehr schlecht gebrauchte.
4. Bei einer psychotherapeutischen Behandlung sollte zunächst die Körperhaltung herausgefunden werden, in der sich der Körper in einem entspannten Ruhezustand befindet, bevor die eigentliche psychotherapeutische Behandlung eingeleitet wird. Das gilt auch für Gruppentherapien.
5. Der Erfolg jeder gegebenen Behandlungsmethode, sei es nun Psychotherapie, Verhaltenstherapie oder eine medikamentöse oder Elektroschockbehandlung, sollte nach ihrer Wirkung auf den allgemeinen Gebrauch des Körpers beurteilt werden, und nicht nur an ihrem Erfolg, Patienten zurück in die Tretmühle zu bringen. Auf den Straßen kann man genauso häufig einen verrückten *Gebrauch* des Körpers sehen wie auf den Stationen der Nervenkliniken.

Schlußfolgerung

In diesem Kapitel haben wir die grundlegendsten Aspekte von Alexanders Arbeit berührt; ihre Grundlage sind die persönliche Entscheidung für einen neuen Körpergebrauch, die inneren formelhaften Anweisungen für diesen neuen Gebrauch und der Aufbau einer neuen »Binnenlandschaft« oder Kernstruktur, die einem Rückhalt gibt, um frei handeln zu können. Es sollte deutlich geworden sein, daß das Alexander-Prinzip weder überwiegend psychisch noch überwiegend physisch, sondern *psycho-physisch* ist. Damit schlägt es eine Brücke zwischen den Psychoanalytikern und den Verhaltenstherapeuten, zwischen Gebeten und Medikamenten, zwischen Psyche und Körper.

Dem Alexander-Prinzip zufolge versetzt Sie ein neuer Gebrauch des Körpers in die Lage, neue Umgebungen zu erkunden, neue oder alte Erfahrungen, die Sie zuvor fertig gemacht haben, zu akzeptieren, ohne dadurch ebenso stark wie früher belastet zu werden. Diesen Fortschritt wird es nicht unmittelbar und sofort geben, sondern Sie werden allmählich neue Wege finden, bestimmten Situationen und Menschen ohne Furcht und Streß zu begegnen. Nirgendwo ist dies von größerer Bedeutung als im Bereich der sexuellen Funktionen. Dieses Thema wird im nächsten Kapitel behandelt.

8 Die Psychomechanik der Sexualität

Wenn das Sexualleben in Ordnung ist, bietet es uns die schönsten, erstrebenswertesten, lustvollsten Aktivitäten überhaupt. Man braucht ein ganzes Leben, um die Möglichkeiten zu erkunden und zu empfinden, die die Sexualität bietet. Bei allen Menschen geht das Sexualleben manchmal völlig daneben; bei den meisten Menschen funktioniert die Sexualität erstaunlich gut, und zwar häufig dann, wenn wir es am wenigsten erwarten oder verdienen. Wie alle anderen Körpervorgänge werden auch die sexuellen Reaktionen durch eine Empfindsamkeit für die Gebrauchsweise des Körpers begünstigt beziehungsweise behindert. Es ist aufreibend und rätselhaft, aber wir wissen nie so ganz genau, was den Erregungsstrom fließen läßt oder unterbricht.

Heutzutage gibt es bei sexuellen Fragen keine Übereinstimmung darüber, was richtig und gut ist. Ein abwechslungsvolles, schuldfreies und notfalls auch durch Medikamente unterstütztes Sexualleben mit verschiedenen Partnern wird von manchen Menschen als recht harmlos angesehen und lange währenden »normalen« sexuellen Beziehungen gegenüber gestellt, in denen der gleiche Mann meist mit der gleichen Frau verkehrt. Die einen versprechen sich »wunderbare« Erfahrungen von technischen Variationen und Stimulantien; die anderen erhoffen sie sich von einer über ein ganzes Leben hinweg wachsenden und sich entwickelnden »normalen« sexuellen Beziehung mit einem festen Partner. Beide Parteien halten die Gegenposition für falsch, einmal für »obszön«, das andere Mal für »altmodisch«. Beide Seiten streben anscheinend nach einem »Gut«, das sich mit dem von der jeweils anderen Seite erwünschten »Gut« nicht vereinbaren läßt.

In einer wissenschaftlich orientierten Gesellschaft wie der unseren werden zweifellos irgendwann Soziologen, Anthropologen und Psychologen mit Beweisen kommen, daß bei einem Vergleich von Kontrollgruppen die Menschen mit einem abwechslungsreichen Sexualleben glücklicher waren als die altmodischen »normalen« Menschen, oder umgekehrt – man stelle sich einmal die Schwierigkeiten vor, eine ausreichende Zahl von Versuchspersonen zu bekommen, geschweige denn, sie über einen Zeitraum von zwanzig Jahren hinweg zu untersuchen. Mangels konkreter Fakten läßt sich heute nur sagen, daß bestimmte unmittelbar gegebene biologische Grundsätze für das sexuelle Verhalten in allen Kulturen gültig sind.

Der Einfluß der Erziehung ist so groß, daß die meisten Menschen gegenüber ihren sexuellen Regungen vorsichtig sind. Ein junges Mädchen, dem die Mutter erklärt hat, sie dürfe sich niemals von einem Mann anfassen lassen, und die nun beim Busfahren steif dasitzt, weil ein Mann sie zufällig berühren könnte, wirkt lächerlich. Die jähe Entwicklung der Sexualität im Jugendalter läßt die meisten Menschen vorsichtig darüber wachen, wozu sie sich hinreißen lassen könnten, und viele lernen sehr bald, auch die geringsten sexuellen Regungen zu unterdrücken.

Die Psychoanalytiker haben in dieser Frage auch nicht weiter geholfen. Bis vor kurzem war es in der Psychoanalyse unerwünscht, Körperkontakt zu dem analysierten Patienten zu haben. Meine eigene Körperarbeit, bei der der Körper des Patienten ständig berührt, manuell beeinflußt und in bestimmte Stellungen gebracht wird, führt nach Ansicht einiger Psychoanalytiker zu verheerenden Übertragungssituationen. Dies ist jedoch keineswegs negativ zu beurteilen. Damit Patienten lernen, mit sich selbst besser umzugehen, ist es nicht nur notwendig, daß sie berührt werden, sondern es ist sogar durchaus von Vorteil, wenn diese Patienten erkennen, daß sie sich ohne Furcht und Gefahr berühren lassen können, und daß sie nicht vergewaltigt werden oder das Bedürfnis bekommen, die nächstbeste Person anzugreifen.

Waylord Young hat in seinem Buch *Eros denied*[35] Überlegungen angestellt, wie es möglich ist, daß »sexuelle Gedanken und Handlungen von Gefühlen der Verlegenheit und Unsicherheit begleitet werden, und daß diese Spannungsgeladenheit und Furcht bei weitem alle Empfindungen übertrifft, die sonst mit irgendeinem normalen und sinnvollen Lebensbereich unserer Kultur verbunden sind«. In den siebziger Jahren gab es Versuche, die von Reich gepredigte sexuelle Revolution in die Wege zu leiten. Doch bei dieser Revolution ging es hauptsächlich um die rein *körperlichen* Aspekte der Sexualität: Sexshops, Aufklärungsunterricht in den Schulen, die Pille, liberalere Möglichkeiten zur Abtreibung, eine größere Bereitschaft zu sexuellem Verkehr, eine liberalere Zensur, bessere Gelegenheiten für Voyeure. Aber die Mittel und die körperlichen Voraussetzungen zur Sexualität zur Verfügung zu haben, ist etwas ganz anderes als eine Kunst auszuüben, die die Häßlichkeit kopulierender Hunde ebenso umfaßt wie die Schönheit eines Markus Perennius. Der simulierte Geschlechtsverkehr von puppenhaften nackten Schauspielerinnen auf Bühnen und Bildschirmen sagt wenig oder nichts über die entscheidende

Bedeutung der Psychomechanik der Sexualität aus, die so unsichtbar wie der Atem ist und so zart wie die leichten Pinselstriche eines chinesischen Kalligraphen.

Der Gebrauch des Körpers in der Sexualität

Alle unsere Sinne sind bei sexuellen Aktivitäten geschärft. Die Sinne erfassen, sie wählen Empfindungen aus und deuten sie, so intensiv wie in kaum einem anderen Bereich des Lebens – jedenfalls nicht bei gewöhnlichen Männern und Frauen, die nicht ausgesprochen viel mit kreativer Kunst zu tun haben. Bei der Sexualität haben die gewohnten Rollenspiele und Belohnung für geleistete Arbeit keine Gültigkeit mehr. Geben und Nehmen, Geben und Belohnen passieren im gleichen Augenblick.

Das Schlüsselwort ist Empfänglichkeit, – die Empfänglichkeit des eigenen Körpers für Berührungen und Bewegungen, für gespürte Reaktion des Partners, aber vor allem auch die Empfänglichkeit für die eigenen Gefühle.

Im vorangegangenen Kapitel haben wir gesehen, daß die Muskelreaktion durch »Feedback« gesteuert wird. Bei dieser Rückkopplung wird die Wahrnehmung von Körperempfindungen durch ein vorhandenes »Körperkonstrukt« modifiziert und kontrolliert. Dies geschieht durch die Weise, wie wir »interpretieren«, was geschieht und wie wir die bevorzugten Muskelreaktionen gestalten«.

Es gibt zwei Formen von Feedback – *negatives* Feedback, bei dem, wie in einem Thermostaten, regelnde Sinnesfühler die Temperatur einstellen, damit diese nicht außer Kontrolle gerät, und *positives* Feedback, bei dem jeder neue Stimulus zu der Intensität der Muskelreaktion die ihrerseits durch einen Stimulus ausgelöst wird, beiträgt und damit eine noch stärkere Stimulierung bewirkt. Eine Atombombenexplosion, bei der innerhalb von Millisekunden eine Kettenreaktion von Auslösereizen und Reaktionen unkontrollierbar wird, ist der Prototyp für positives Feedback.

In ähnlicher Weise sind auch an der sexuellen Empfänglichkeit ganz offensichtlich sowohl negative als auch positive Feedbackmechanismen beteiligt. Durch negatives Feedback wird verhindert, daß sexuelle Empfindungen allzu rasch zu einer nicht länger kontrollierbaren Situation führen, wie sie für positives Feedback charakteristisch ist. Doch die kulturell bedingte Furcht vor positivem sexuellen Feedback ist so groß, daß häufig schon die geringsten lustvollen sexuellen Regungen erstickt werden. Die gegensätzlichen Pole von völliger sexueller Kälte und totaler sexueller Explosion stellen eine »Alles-oder-nichts-Situation« her, der ungeheuer große Bereich dazwischen wird nicht entdeckt und nicht empfunden.

Erotik

In unserer Sprache sind Worte, die den großen Bereich zwischen sexueller Empfindungslosigkeit und totaler sexueller Entladung bezeichnen, rar. Überhaupt gibt es nur wenige Worte für erotische, lustvolle Empfindungen außer der eigentlichen orgasmischen Entladung. Sich »scharf« oder »geil« fühlen bezieht sich bereits auf einen Erregungszustand, der schon fast ungehörig oder tadelnswert klingt. Es liegt mir ferne, den Sprachgebrauch jener schmutzigen Geschichten abwerten zu wollen, die wir von unserer frühesten Schulzeit an lernen und die wie Graffitti auf die Wände unseres zerebralen Cortex gekritzelt sind und die noch lange erhalten bleiben, nachdem wichtigere und schönere Gedanken bereits aus dem Gedächtnis verschwunden sind. Mir sind noch Bruchstücke in Erinnerung geblieben, wie die Geschichte von der »jungen Dame aus Spanien« oder Passagen aus dem Gebetsbuch, die in der Jugend oft wiederholt wurden, seit langem nicht mehr gehört, aber doch leicht wach gerufen werden können: beispielsweise das Nachtgebet gegen den Teufel, der »wie ein brüllender Löwe umherwandelt, auf der Suche, wen er verschlingen kann, und dem wir auf uns alleingestellt nicht widerstehen können«.
Die in unserer Sprache offensichtlich fehlenden erotischen Worte bezeichnen Empfindungen, die einen nicht gleich allnächtlich vor Leidenschaft verschlingen und denen zu widerstehen es keinen besonderen Grund gibt. Von »Begierde« zu reden hat beispielsweise einen lasterhaften Anflug von Sinnlichkeit, der weit entfernt ist von den alltäglichen angenehmen Körperempfindungen der Muskeln und der Haut, die in jedem Augenblick das Körperbewußtsein ausmachen. »Erotik« ist vielleicht ein besseres Wort, wenn es von den Andeutungen von Schuld, den ihm der Freudsche Begriff »Autoerotik« gab, frei bleiben kann. Vielleicht mögen Worte nicht so wichtig sein, doch sie sind immerhin Hinweiszeichen. Und für diesen Bereich unseres Bewußtseins und für lustvolle Körperempfindungen haben wir Worte bitter nötig, die keine unmittelbare sexuelle Bedeutung besitzen, die jedoch trotzdem in den weiteren sexuellen Bereich gehören.

Das Gefühl der Körperlichkeit

Bei der Erotik geht es genauso sehr um das Gefühl der Körperlichkeit wie um das Empfinden der Struktur des Körpers. Ein Verlust des Gefühls der Körperlichkeit bedeutet auch den Verlust von Lebendigkeit. Man fühlt sich dann stumpf und abgestorben. Unter Umständen hat man das Gefühl, zwar noch aktiv zu sein, um bestimmte Zwecke zu erreichen, doch die Befriedigung entsteht nicht aus dem eigentlichen Handeln heraus, sondern lediglich durch das Erreichen eines bestimmten Zieles. In diesem Zustand sind bestimmte Ziele, die von ihrem Hintergrund isoliert sind, wichtiger als die Beschaffenheit des gesamten Hintergrundes.

Die gestaltpsychologische Schule, die heute allerdings etwas aus der Mode gekommen ist, hat die Begriffe »Figur« und »Grund« in die Wahrnehmungspsychologie eingeführt. Um ein einfaches Beispiel zu nehmen – ein Landbewohner, der nach London kommt, findet den Verkehrslärm betäubend und die schmutzigen Straßen widerlich. Für ihn treten der Lärm und der Schmutz als »Figur« gegen den Hintergrund seiner Erwartungen hervor. Aber für einen Londoner ist der Verkehrslärm seit langem im allgemeinen Hintergrund untergegangen – er bemerkt ihn gar nicht mehr. Statt dessen bemerkt er vielleicht die Nummer eines sich nähernden Busses oder andere »Figuren«, die für ihn eine Bedeutung haben. Für einen Augenblick kann die Sirene eines Polizeiautos als »Figur« hervortreten, oder vielleicht ein Düsenflugzeug, aber auch sie treten gegenüber anderen unmittelbar wichtigeren Figuren in den Hintergrund.

Beim sexuellen Empfinden handelt es sich weitgehend um eine Situation, in der diese Beziehung von Figur und Grund bedeutsam ist. Durch Gedanken und Körperbewegungen kann man die Aufmerksamkeit von einem Aspekt zu einem anderen verlagern, von einer »Figur« zu einer anderen, bis schließlich durch die Muskelempfindungen und muskuläres Feedback ein allgemein erhöhtes Bewußtsein der Körperlichkeit entstanden ist. Man sollte also nicht nur auf die Strukturen des Körpers achten, sondern auch auf das Entstehen und auf das Erkennen eines Gefühles der Körperlichkeit.

Computeranalysen haben bewiesen, daß die Beschaffenheit von Materialien – sei dies nun bei der Mikroanalyse eines Gemäldes oder eines Gewebes – auf *Ordnung* und der Wiederholung von bestimmten Ordnungen in einer sich progressiv entwickelnden Hierarchie beruht. Wenn die hierarchische Ordnung verloren geht,

geht auch die innere Beschaffenheit des Materials verloren. Wenn ein Gemälde in der falschen Reihenfolge gemalt wird geht nicht nur seine integrierte Oberfläche verloren, sondern zu spät aufgetragene Farbe fängt an zu verlaufen und bildet »Lacknasen«, weil ihre molekulare Struktur sich nicht mit der bereits aufgetragenen Farbe verbindet.

Im Bereich sexueller Empfindungen entsteht das Gefühl der Körperlichkeit aus einer sich wiederholenden Abfolge von Reaktionen, die ein Fortschreiten von einer Erregungsstufe zur nächsten ermöglichen. Bei der sexuellen Wahrnehmung und auch bei alltäglichen Aktivitäten ist die Beschaffenheit der Muskelempfindungen von der richtigen Abfolge der Reaktion abhängig und davon, daß man es unterläßt, die sich steigernde sexuelle Erregung durch muskuläre Verspannungen zu bremsen. Ein entspanntes, lockeres Gefühl der Körperlichkeit wird durch Verspannungen gestört.

Muskelverspannungen können bewußt einer Abwehrfunktion dienen oder auch unbewußt und dennoch absichtlich sein. Nicht immer sind sexuelle Gefühle willkommen, die allmählich das Körperbewußtsein zu bestimmen beginnen. Normalwerweise reichen die negativen Feedbackmechanismen des Körpers aus, um leichte alltägliche lustvolle erotische Gefühle zu regulieren und genießen zu können, obwohl bereits diese Regungen durch eine Anspannung der Muskulatur abgeblockt werden können. Wenn es jedoch zu einer gesteigerten sexuellen Erregung kommt, bei der positive Feedbackmechanismen wirksam werden, wird häufig durch muskuläre Anspannung gebremst.

Für den Beginn solcher sich steigernder sexuellen Gefühle sind Empfindungen charakteristisch, die als »schweben« oder »sinken«, als »Leichtigkeit« oder auch als eine bleierne »Schwere« beschrieben werden. Vielen Menschen machen solche Empfindungen Angst. Das Gefühl, das bei einer eintretenden Narkose entsteht, gleicht diesem Gefühl des zunehmenden In-sich-hinein-Sinkens teilweise. Viele von uns haben bestimmte Situationen erlebt, in denen für einen Augenblick alle sichtbaren Stützen verschwunden sind und wir das Gefühl hatten zu fallen.

Es gehört schon ein gewisser Mut dazu, nicht zu versuchen, gegen diese Gefühle des Fallens oder des Strömens anzusteuern. Es kann unendlich beruhigen, in den Armen eines Menschen »loszulassen«. Aber das bedeutet noch nicht, daß man all die gewohnheitsmäßigen dystonischen Verspannungsmuster, die in einem ganzen Leben entstanden sind, los wird, sobald man sich in die Horizontale begibt. Selbst ein raffinierter Liebhaber, der alle sexuellen

Künste und Techniken kennt, wird feststellen, daß er und seine Partnerin durch ohne ersichtlichen Grund auftretende dystonische Verspannungen aus dem Rhythmus kommen, die seine Gefühle, den Genuß und die natürliche Steigerung bis zum Orgasmus abtöten. Oder die Verspannungen beeinflussen die Qualität und das zeitliche Auftreten von Gefühlen, die dadurch unbefriedigend werden.

Es wäre nicht richtig, den Eindruck erwecken zu wollen, als ob die meisten Menschen mit ihrer Sexualität große Probleme hätten. Aber man wird Mühe haben, eine Person zu finden, die nicht gelegentlich sexuelle Schwierigkeiten hat. Und es gibt eine gewisse Anzahl von Menschen, deren Liebesspiel nie ganz befriedigend ist, und bei denen gesteigerte körperliche Empfindungen von Gefühlen der Verspannungen verdrängt werden. Statt erotischer, strömender Gefühle und einem Empfinden der Leichtigkeit spüren sie, wie sie sich anstrengen und abmühen. Es kann sogar zu Krämpfen und Schmerzen kommen, oder alle Empfindungen werden abgetötet und erstickt.

Wenn das Gefühl der Körperlichkeit durch Verspannungen verdrängt wird, kann es sein, daß die sexuelle Erregung mißverstanden wird als die Ausführung von relativ heftigen Bewegungen. Viele Frauen meinen, daß sie durch intensive Körperbewegungen, ungestümes Atmen und wilde Geräusche zeigen müssen, daß sie keinesfalls frigide sind. Mit diesen Reaktionen machen sie sich selbst vor, daß es auf diese Verhaltensweise ankommt.

Bei der sexuellen Empfänglichkeit komt es nicht auf ungestüme Bewegungen an, ausgenommen vielleicht bei der Auslösung von Reflexen durch positives Feedback. Es kommt darauf an, mit feinen, differenzierten Gefühlen, mit einer Expansion und einem Anschwellen, mit der Systole und Diastole des ganzen Körpers umzugehen. Mit einem Wort geht es um die Harmonie und um die richtige »Abfolge« von muskulären Reaktionen, damit ein lebendiges Gefühl der Körperlichkeit entsteht.

Die Abfolge der Körperreaktionen

Die Abfolge der Muskelreaktion wurde bereits im vorangegangenen Kapitel besprochen. Genau wie der weiter oben erwähnte Orchesterdirigent die Bedürfnisse seines übrigen Körpers den Erfordernissen des Dirigierens unterordnete, konzentrieren sich viele Leute auf bestimmte genitale Bewegungen und Empfindun-

gen und werden dadurch steif und verkrampft, was sie daran hindert, die vielen natürlichen Phasen des Liebesspieles zu durchlaufen. (Nebenbei ist es ganz erheiternd, sich daran zu erinnern, daß es nach Ansicht der Kabbalisten des vierzehnten Jahrhunderts insgesamt 301 655 722 Engel gibt. Diese Zahl ist nicht beliebig wenn man weiß, daß es für die verschiedenen Phasen des Liebesspiels siebenundvierzig verschiedene Engel geben soll, von denen jeweils einer für den Beginn einer Phase verantwortlich ist; es wurde empfohlen, sich beim Übergang von einer Phase des Liebesspiels zur nächsten kurz an den betreffenden Engel zu erinnern. Diese Empfehlung paßt zu dem, was man als »Sex nach Maß« bezeichnen könnte, im Gegensatz zu den Zehn-Sekunden-Sprintern).
Solche »Engel-logie«[36] bedeutet nicht, die Spontaneität zu verlieren, sondern erzeugt die höchsten Lustempfindungen, weil Geist und Körper harmonieren. Diese Anekdote sollte all jenen eine Lektion sein, die der Meinung sind, daß sexuelle Funktionen ruhig den instinktiven Trieben und Begierden überlassen bleiben können. Törichterweise wird manchmal geglaubt, daß es beim Liebesspiel eine natürliche gesetzesmäßige Steigerung gibt, die ganz von selbst und einigermaßen befriedigend abläuft. In medizinischen Kliniken, in Eheberatungszentren und vor den Scheidungsgerichten finden sich jedoch genügend Paare, deren Sexualleben mißlang oder wo die Partner impotent oder frigide waren. Selbst wenn einer der Partner zurecht kommt, ist es möglich, daß der andere Partner trotz seiner ausbleibenden orgastischen Befriedigung nur gute Miene zu bösem Spiel macht. Der Orgasmus wurde gelegentlich als die »Last der weißen Frau« bezeichnet, weil es als beschämend galt, keinen Orgasmus zu haben und dies ein Stigma der Unzulänglichkeit und Gefühlskälte mit sich brachte. Dies brachte andersherum eine Geringschätzung des Orgasmus mit sich, – einige Leute haben ihn mit einem unbeabsichtigten Niesen verglichen – und bei manchen Frauen eine fast viktorianische Hinnahme des unvollendeten sexuellen Aktes. Dieses Verhalten wiederum führte zu immer einseitigeren männlichen Leistungen und zu einer Tendenz, erotische Gefühle, die in der Vergangenheit frustriert worden waren, durch muskuläre Verspannungen zu unterdrücken. Nun müssen erotische Gefühle sehr stark abgewehrt werden, und deshalb sind entsprechend heftige muskuläre Verkrampfungen notwendig, die schließlich zu einem wesentlichen Bestandteil der Charakterstruktur werden. Das Liebesspiel, um es noch einmal ganz klar zu sagen, funktioniert nicht durch die weise Natur ganz von alleine. Und dort, wo die

»Natur« des Menschen durch einen schlechten Gebrauch des Körpers beeinträchtigt ist, wird eine andauernde sexuelle Befriedigung auch wahrscheinlich ausbleiben.

Sexuelle Empfindungen

Man kann die größte sexualwissenschaftliche Bücherei besitzen, die man überhaupt zusammentragen kann und über alle nötigen biologischen Anlagen verfügen, und dennoch sexuell versagen. Der Unterschied zwischen dem Wissen *daß* und dem Wissen *wie* ist altbekannt. Das sexuelle Verhalten unterscheidet sich durch diese Abhängigkeit von der Praxis – und nicht von der Theorie – in keinerlei Hinsicht von anderen Fertigkeiten. Die richtigen Bedingungen müssen vorhanden sein: Eine Verabredung, weiches Licht; eine Ehebeziehung und sexuelle Begierde; die Begleitumstände und die Hilfsmittel; die sexuellen Reflexe, die den gleichen Rhythmus im Sumpf und Urwald bis hin zum komfortablen zivilisierten Schlafzimmer haben – und dennoch fehlt noch etwas. Der Zivilisationsmensch muß seine sexuellen Empfindungen nicht nur bei jedem sexuellen Kontakt von neuem schaffen, sondern auch in jedem Augenblick eines sexuellen Kontaktes. Wie kann jeder sexuelle Augenblick neu und kreativ sein? Wie können zwei Menschen die dummen Fallen vermeiden, die ihnen ihre noch dümmeren Körperreflexe stellen? Ausgedrückt in der Sprache des Alexander-Prinzips – wie läßt sich ein bewußter Gebrauch des Körpers für das feine Instrument der sexuellen Kommunikation verwenden?

Zwischen der Herangehensweise an Kunstwerke und dem Liebesspiel lassen sich gewisse Parallelen ziehen. Kunstwerke unterscheiden sich von Kitsch darin, daß man zu ihnen immer wieder zurückkehren kann, neue Aspekte bemerkt, ursprüngliche Eindrücke revidiert und Feinheiten und Nuancen entdeckt.

Viele Menschen haben bemerkt, daß einige sehr deutliche Parallelen zur Welt der Musik bestehen. Ein geübter Hörer ist zunächst nur in der Lage, bei einer Beethovensymphonie bestimmte melodische Stellen, rhythmische Muster und die dominanten Instrumente herauszuhören.*[37] Wenn er erfahrener wird, erkennt

* Dieses Beispiel hat Howard Gardener, »Figure and Ground in Aesthetic Perception«, *British Journal of Aesthetics,* Winter 1972, gegeben, obwohl er nicht die Parallele zum sexuellen Erleben zieht.

er Variationen der Themen oder Muster, darunter vielleicht einige Inversionen, abgekürzte Varianten oder transponierte Abschnitte; er kann sich auf verschiedene Instrumente konzentrieren und ihre Entwicklung im Verlauf des Stücks oder über ausgedehnte Passagen hinweg verfolgen. Er hat genügend Geduld, um jede Bewegung einer Sequenz zuzuhören und die unterschiedlichen Stimmungen zu bemerken.
Wenn der Betreffende zu einem vollendeten Hörer wird, kann er Beziehungen zwischen diskordanten Abschnitten wahrnehmen und wird freier sein, mal auf den einen, mal auf den anderen Aspekt des Rhythmus, der Melodie, der Harmonie oder der Instrumentation zu achten und vielleicht seine Aufmerksamkeit auf verschiedene Aspekte gleichzeitig zu lenken. Schließlich kennt er das Stück so gut, daß er es in seiner Vorstellung wiedererschaffen kann und bestimmte Varianten kritisieren und ihre Auswirkungen und Möglichkeiten vorwegnehmen kann. Trotz dieser Differenziertheit kann er gelegentlich auf eine einfachere Wahrnehmung zurückgreifen und sich nur auf die Melodie und den Rhythmus konzentrieren, und andere Aspekte ignorieren. Aber anders als weniger fortgeschrittenen Zuhörern steht es ihm frei, zu einer differenzierteren und artikulierteren Wahrnehmung des Stückes zurückzukehren, falls er es wünscht.
Ich muß wohl keine plumpen Parallelen von einem sensiblen Musikliebhaber zu einem aufgeschlossenen Umgang mit der Sexualität ziehen; ich will lediglich darauf hinweisen, daß man sich beim sexuellen Verkehr mehr in der Position eines Orchesterspielers befindet, der selbst Töne erzeugt und sie wahrnimmt, und nicht so sehr in der Situation einer Person im Publikum. Für viele Menschen ist die Sexualität so ziemlich der kreativste und künstlerischste Akt, den sie je ausführen werden.

Die Voraussetzungen für sexuelle Aktivitäten

Neben den eigentlichen Geschlechtsorganen sind für das Liebesspiel drei Körperregionen relevant, weil es in ihnen zu störenden Verspannungen kommen kann. Alle drei Regionen müssen jeweils gesondert diskutiert werden, weil sie unabhängig voneinander die sexuellen Empfindungen hemmen können. Diese drei Bereiche sind die Kopf- und Nackenmuskeln, die Brust- und Bauchmuskeln, soweit sie die Atmung beeinflussen, und die Muskeln des unteren Rückens, des Beckens und der Oberschenkel, sofern sie die genitalen Bewegungen beeinflussen. (Natürlich können auch die Arme und die Beine bei sexueller Aktivität verspannt und verkehrt gebraucht werden; im großen und ganzen benehmen sie sich aber recht ordentlich, solange das Becken frei beweglich ist, und solange die Schulter, die Hüften, und die Kniegelenke beweglich sind.)

Wir haben bereits teilweise die Verspannungen behandelt, die in der Kopf- und Halsregion entstehen (die »primäre Kontrolle« von Alexander). Deshalb können wir uns gleich den dystonischen Verspannungen widmen, die im Zusammenhang mit der Atemtätigkeit entstehen können. Die Atmung ist nicht nur bei sexuellen Aktivitäten, sondern auch in vielen anderen Bereichen untrennbar mit dem emotionalen Leben verbunden.

Auf die Beziehung zwischen sexuellen Empfindungen und der Atmung wurde bereits häufig hingewiesen. Alte Yogis haben komplizierte und in jeder Hinsicht unmögliche Methoden beschrieben, so soll man etwa die Luft durch ein Nasenloch einatmen und zum Genitalbereich abwärts fließen lassen, wo sie umherkreisen soll, bevor man sie wieder heraufholt und durch das andere Nasenloch ausatmet. Neuere Atemtechniken haben durch die Arbeit von Wilhelm Reich eine gewisse Bedeutung erlangt. Ich bin auf Reichs Ideen zum ersten Mal 1949 in den USA gestoßen und war von seiner Darstellung des »Muskelpanzers« beeindruckt – so werden Verspannungen bezeichnet, die ein vollständiges Empfinden von sexuellen Regungen verhindern.

Reichs Darstellung der verschiedenen *Stufen* beim Orgasmus ist meisterhaft. Aber mit seinem Konzept der Atmung versagte er kläglich. Reich hatte keine geeignete Vorstellungen vom Körpergebrauch. Dennoch entwickelte er eine Reihe von Körper- und Atemtechniken, bei deren Anwendung tiefliegende dystonische Muster nur geringfügig verändert zurückbleiben müssen, nachdem der erste, durch die Neuartigkeit der Verfahren bedingte Effekt verflogen ist. Die Heftigkeit seiner Atem- und Beckenbewegungen mag vielleicht einigen wirklich steifen und gefühlskalten Menschen eine kurze emotionale Entladung verschaffen, aber sie sind vom alltäglichen Leben zu sehr abgehoben, um wirklich nützlich sein zu können. Anscheinend findet die Scharfsinnigkeit von Reichs theoretischen Arbeiten keine Entsprechung in seiner praktischen Arbeit.

Ähnliche Atemtechniken kann man überall in den sexuellen Praktiken der Mittelklasse finden. Beispielsweise besteht eine plumpe Methode, um sexuelle Gefühle auszulösen, darin, mehrere Male tief aus der oberen Brust in den Genitalbereich zu atmen und

gleichzeitig die Schenkel und das Gesäß leicht zu kontrahieren; ähnliches hat Reich beschrieben. Ich habe verläßliche Informationen von einer prächtigen Schuldirektorin, daß man in ihrer Jugendzeit an ihrer eigenen Schule im Mädchenschlafraum zu sagen pflegte: »Los, Mädchen, *treiben* wir es« – und zwar durch Atmung und Kontraktion der Muskeln in der beschriebenen Weise, und das ungefähr zwanzig Jahre vor Reich. Jederzeit würde ich Roedean gegenüber Reich den Vorzug geben. Zweifellos sind in den volkstümlichen Praktiken vieler Länder ähnliche und gleichartige Ratschläge für junge Mädels und Männer bekannt.
Ich habe keinen esoterischen Rat zu geben, sondern ich empfehle lediglich, daß man lernen sollte, den Atem nicht durch übertriebene oder ungleichmäßig verteilte Muskelspannungen anzuhalten und, daß man bei einem Ausbleiben von sexuellen Strömungsempfindungen oder bei irgendeiner sonstigen Beeinträchtigung der sexuellen Empfindungen eine gewisse Ordnung in die Atmung bringen sollte. Es ist wichtig, beim Einatmen nicht mit dem Heben des oberen Brustbereichs und des Brustbeins zu *beginnen,* obwohl sich diese Region normalerweise gegen *Ende* der Einatmung hebt. Es hilft auch, wenn man lernt, Verspannungen in den Schultern und im oberen Brustbereich beim Einsetzen der *Ausatmung* zu lösen – das ist der einzige Punkt im Atemzyklus, an dem man Verspannungen der oberen Brust lösen kann, ohne die Atemfolge durcheinander zu bringen. Je mehr man sich vorstellt, daß die Atmung in den mittleren Rücken auf der Höhe des Bauches und entlang der Taille fließt, desto weniger Gelegenheit besteht für das Auftreten nachteiliger Verspannungen.

Wie man sich hinlegt

In Ratgebern zur Sexualität werden unzählige Varianten von sexuellen Stellungen beschrieben: Sitzend, stehend, liegend, kniend; diese oder jene Position. Bei den meisten sexuellen Stellungen wird im allgemeinen wenigstens einer der beiden Partner liegen. Und meistens sind die Beine des einen oder des anderen Partners von den Hüften aus relativ gestreckt.
Interessanterweise wurde in der Vergangenheit bei der Diskussion über die Evolution der »aufrechten Haltung« meistens an das aufrechte Stehen oder Sitzen gedacht. Aber nur wenige Tiere können flach *liegen* und dabei ihre Beine vom Becken aus flach strecken. Doch wir wissen nicht automatisch, wie wir mit gestreck-

ten Beinen am besten liegen, genauso wenig wie wir von alleine richtig aufrecht stehen oder sitzen können. Wenn es beim Koitus eine richtige und exakte Koordination des Beckens und seiner Muskeln geben soll, muß man mehr über eine harmonische Stellung des Beckens im Liegen wissen.
Einige Punkte sollen bei der Selbstanalyse behilflich sein.
Legen Sie sich auf den Rücken (siehe Abb. 55, S. 221), mit den Armen an der Seite, die Ellbogen nach außen gewandt, die Knie weisen zur Decke. In dieser Position sollte der untere Rücken nicht gewölbt sein. Es sollte unmöglich sein, eine Hand zwischen den unteren Rücken und die Unterlage zu schieben. Wenn der Rücken in dieser Position doch gewölbt ist, ist dies auf zwei Dinge zurückzuführen. Die Brust wird an ihrem untersten Punkt zu weit nach vorne geschoben, und der gesamte Brustkasten muß flacher auf der Unterlage ruhen, die Schulterblätter weiter auseinander liegend. Die zweite und häufigere Ursache für die Wölbung des unteren Rückens ist eine Neigung, das Becken nach vorne zu den Oberschenkeln hin zu schieben. Wenn man je einen Finger ungefähr drei Zentimeter rechts und links vom Nabel auf den Bauch setzt und sie dann abwärts zum Becken führt, stößt man jeweils auf einen hervorstehenden Knochenhöcker des Beckens. Diese »Darmbeinstachel« (Spina iliaca anterior superior) stehen bei einem verkrümmten Rücken zu dicht an den Oberschenkeln. Die Gesäßbacken müssen ein wenig nach unten sinken, von der Mitte des Rücken aus – das kann eine beträchtliche Regulation erfordern, wenn der Rücken im Ruhezustand stark verkrümmt ist – und dabei werden die Darmbeinstachel leicht zur Bauchhöhle zurücksinken. Wenn die Finger bei dieser Bewegung auf den Darmbeinstacheln ruhen bleiben, entsteht der Eindruck, daß sie sich leicht auseinander bewegen. Es sollte deutlich geworden sein, daß die hier beschriebene Bewegung sehr stark der Annäherung des männlichen und weiblichen Genitalbereiches beim Geschlechtsverkehr ähnelt. Beim Koitus entspricht die beschriebene Bewegung bei Männern und bei Frauen der eigentlichen sexuellen Penetration, wenn sie mit einer leichten Kontraktion der Gesäßbacken einhergeht; eine leichte Lösung der Spannung in den Gesäßbacken ergibt die auseinander gerichtete Bewegung bei der geschlechtlichen Vereinigung.
Dieser zusammengesetzte Bewegungsablauf – die nach vorne gerichtete Bewegung des Beckens, mit der geringfügigen Verflachung des Rückens – hat eine Entsprechung in der Weitung des Brustkastens beim Atemholen. Das leichte Kippen des Beckens nach hinten bei der auseinandergerichteten Bewegung der Genita-

lien geht mit dem Ausatmen und einer leichten Entspannung der Vaginalmuskulatur bzw. beim Mann der Dammuskulatur einher. Natürlich ist die Korrektur eines sehr krummen Beckens und Rückens eine sehr viel größere Maßnahme als die winzigen Koitusbewegungen in der »Plateauphase«. Aber es sollte doch einleuchten, daß bei einem gegebenen Bewegungsspielraum, der von »A« bis »B« reicht, die Ruheposition ungefähr auf halbem Weg zwischen A und B liegen sollte. Wenn die Ruheposition – wie im Fall eines krummen Rückens – näher an A als an B liegt, ist der Spielraum für eine muskuläre Entspannung für eine Dehnung und Verkürzung der Muskeln beträchtlich reduziert. Wenn bestimmte Muskeln im Beckenbereich fast permanent verkrampft sind, besteht nur ein geringer Spielraum für sich steigernde sexuelle Bewegungen. Die Muskeln, die sich für gewöhnlich als verkrampft erweisen, sind meist die Gesäßmuskeln sowie die vorderen und inneren Muskeln der Oberschenkel.

Wenn man sich auf die beschriebene Weise hinlegt und die Finger auf den Darmbeinstacheln ruhen, kann eine Körperseite etwas höher liegen, das heißt mehr zur Decke des Raumes hin als die andere, und einer der knöchernen Höcker des Schambeines kann sich weiter oben zur Brust hin befinden als der andere. Wenn dies der Fall ist, ruht das Körpergewicht wahrscheinlich mehr auf einer Seite des Rückens als auf der anderen. Es sollte relativ leicht fallen, das Körpergewicht gleichmäßiger zu verteilen, wodurch eine Lösung von Verspannungen im Gesäß und im Rücken begünstigt wird.

Muskuläre Blockaden und Störungen

Bei sexuellen Aktivitäten geht es wie beim Atmen nicht »um etwas Bestimmtes«. Man kann natürlich sagen, daß es darum geht, Kinder zu zeugen oder gemeinsam Lust zu empfinden, und das Atmen kann zum Sprechen genutzt werden. Aber bei der eigentlichen Sexualität und bei der Atmung geht es nicht um einen bestimmten Zweck. Es sind einfach Körpervorgänge, die ablaufen, und Körpervorgänge sind etwas, was man geschehen lassen und nicht stören sollte. Es gibt keine Regeln dafür, wie man diese Körpervorgänge richtig macht – es gibt höchstens Regeln darüber, was man unterlassen sollte. Im alltäglichen Leben begeht man häufig den Fehler, bestimmte Dinge vorsätzlich *tun* zu wollen, anstatt einfach in einem Prozeß begriffen zu sein: Wir *lesen, lieben einander, essen* und *reden bewußt,* anstatt einfach *spontan diese Tätigkeiten auszuführen.*

Der Mensch ist so geschaffen, daß er am besten funktioniert, wenn er in einem spontanen Prozeß begriffen ist. Wenn man sich um *Ziele* anstatt um *Mittel* kümmert, funktioniert der Körper nicht besonders gut. Der menschliche Organismus ist für Prozeßoperationen angelegt und nicht so sehr für zielstrebiges Handeln.

Wenn man in einem prozeßhaften Geschehen begriffen ist, können unerwartete Ereignisse eintreten, die man erkennen und auf die man sich mühelos einstellen kann, wenn man nicht bestimmte Ziele anstrebt. Bei der Sexualität muß man lernen, nicht bestimmte Körpervorgänge und Rhythmen zu stören, die spontan entstehen und sich steigern. Man muß lernen, sich von neuartigen Reizen nicht stören zu lassen, sondern sich auf sie einzustellen. Zu Störungen kann es auf zwei Ebenen kommen. Auf der groben mechanischen Ebene gibt es Störungen, wenn Körperhaltungen, die über viele Jahre hinweg entstanden sind, die Beweglichkeit eingeschränkt haben, entweder weil die Gelenke durch einen schlechten Gebrauch steif geworden sind oder weil sexuelle Bewegungen in bereits verspannten Muskeln Schmerzen und Krämpfe verursachen. Es überrascht nicht, daß Menschen, die ihren Körper verkehrt gebrauchen, sich in den letzten Jahren auf eine Vielzahl von sexuellen Techniken eingelassen haben, für die nur ein absolutes Minimum von Beweglichkeit erforderlich ist. Wenn der untere Rücken, das Becken und die Beine frei beweglich sind, gibt es sicherlich ein genügend großes Potential für neue sexuelle Empfindungen, die mehrere Leben erfüllen könnten.

Auf einer subtileren Ebene können sehr komplexe muskuläre Verspannungen auch die Qualität von Empfindungen beeinträchtigen, die dem Gehirn über ablaufende Prozesse bei Muskelbewegungen und Muskelkontraktion rückgemeldet werden. Der Körpersinn (er wurde bereits im vorangegangenen Kapitel erwähnt) wird durch Verspannungen blockiert, und jeder Versuch, eine bestehende Empfindungslosigkeit durch gezielte Aktionen oder Bewegungen aufzuheben, muß deshalb scheitern. Unter solchen Umständen ist die Fähigkeit, den wichtigsten Kernstrukturen des Körpers, das heißt, dem Kopf, dem Hals, dem Rücken und der Atmung, Anweisungen und Befehle zu erteilen, der direkteste Weg, um lokale Verspannungen zu lösen. Wir haben bereits gesehen, daß man einen Schreibkrampf nicht ausreichend durch eine gezielte Arbeit an den Muskeln des Handgelenkes und der Hand behandeln kann, sondern daß man auch die Koordination von Nacken und Schultern beachten muß. Wenn es einmal zu einer

Ungleichverteilung von Spannungsmustern gekommen ist, machen die Verspannungen des Beckens zunächst eine Entspannung der Muskulatur im Bereich des Nackens und der Schultern erforderlich, und später sollte ein verbesserter Gebrauch der mittleren Bereiche des Rückens und des Brustkastens angestrebt werden.

Arthur K. war ein 52jähriger Pianist, seit drei Jahren verheiratet, aber er hat es nie vermocht, seine Ehe zu vollziehen. Zuvor hatte er eine psychotherapeutische Behandlung erhalten, und er berichtete mir, daß er seine einzige Orgasmuserfahrung gegen Ende der Teenagerzeit gehabt hatte; damals war er wegen Masturbation streng getadelt worden. Er versicherte mir, daß er seit jener Zeit keine sexuelle Befriedigung gefunden hatte und daß ein Psychotherapeut die Schuld für seine sexuelle Unempfänglichkeit diesem unbefriedigenden Erlebnis gegeben hatte.

Der Patient war vor allem in meine Behandlung überwiesen worden, weil sein Arm und seine Schultern schmerzten. Es dauerte mehrere Wochen, bis er sein sexuelles Problem eingestand. Ich hatte bereits begonnen, mit ihm an den übermäßig starken und ungleich verteilten Spannungsmustern im unteren Rückenbereich und in seinen Beinen zu arbeiten. Langsam lernte er, seine Spannungen teilweise zu lösen. Er machte Fortschritte bis zu einem Punkt, an dem ich ihm eine Koordination seines unteren Rückens und seines Beckens beibringen konnte, bei dem der Gebrauch seines Körpers normal und harmonisch war. An diesem Punkt platzte er heraus: »Das kann ich nicht machen, ich muß dabei an sexuellen Verkehr denken!«

Wir arbeiteten weiter daran, ihn mit den neuen muskulären Koordinationen in der sicheren Behandlungssituation vertraut zu machen. Er vereinbarte mit mir eine Sitzung für die kommende Woche. Als er wiederkehrte, berichtete er mir die außergewöhnliche Geschichte, wie er heimgekehrt war und in einer Illustrierten ein Aktphoto gesehen hatte, das ihn so sehr erregte, daß er danach seine Ehe vollziehen konnte. Es ist nicht bekannt, was seine Frau davon hielt; später konnte er jedenfalls dieses Erlebnis wiederholen.

Diese merkwürdige Geschichte veranschaulicht die Tatsache, daß man sich der Faktoren, die in der Vergangenheit zu einer muskulären Abwehrblockade geführt haben, durchaus bewußt sein kann. Doch die Einsicht in den Ursprung des Muskelblocks löst nicht notwendigerweise auch die muskuläre Blockade auf, die über einen Zeitraum von Jahren in die gesamte grundlegende Gebrauchsweise des Körpers integriert worden ist. Dieser Patient konnte erst nach einer Beseitigung seiner Blockaden, und nachdem er sich in diesem Zustand sicher und wohl fühlte, auch ohne mich reagieren, ohne abzublocken. Solche Geschichten kommen in Behandlungssituationen immer wieder vor, und verdeutlichen die Furcht, die Menschen vor neuen Gefühlen haben. Die meisten muskulären Blockaden und Abwehrhaltungen wurden ursprünglich aus guten Gründen angenommen, meistens um Schmerzen oder Zurückweisungen zu vermeiden (die sogenannte »traumatische Vermeidungsreaktion«), ähnlich wie ein Kind es lernt, Feuer als ein »pfui« zu bezeichnen, nachdem es sich einmal verbrannt hat, wobei seine Eltern schrien und es vor dem Feuer Furcht bekam. Auch die sexuellen Empfindungen, die bei freien Bewegungen und Strömungsgefühlen auftreten, können zu einem »pfui« werden. Diese Patienten haben ein schlechtes Körperbild. Sie müssen lernen, ihre Gefühle nicht mehr als ein »pfui« anzusehen. Mit Hilfe der Alexander-Technik können sie lernen, ein neues Körperkonstrukt in ihr Denken zu integrieren, durch das seinerseits dem Gehirn neue Empfindungen rückgemeldet werden, Empfindungen, die nicht mit Furcht verbunden sind.

Sexuelle Störungen

Die kürzlich verstorbene Joan Malleson schrieb mir einmal, welche Bedeutung für sie die Alexander-Methode für sexuelle Verspannungen wie etwa den Vaginismus hat. Der Vaginismus ist ein weiteres Beispiel für eine muskuläre Blockade, die ein Eigenleben in der allgemeinen Hierarchie von Muskelreaktionen führen kann. Eine bereits vorhandene muskuläre Dystonie kann auch zu Störungen wie etwa der vorzeitigen Ejakulation führen, die sich durch eine umfassende Neuordnung des Körperkonstruktes behandeln lassen. Diese »Neuordnung« ist nicht nur für die eigentliche zeitliche Abstimmung und die Ausführung des sexuellen Aktes relevant, sondern auch für die Rolle, die Gewohnheiten und Zwänge bei dem Bedürfnis nach einem sexuellen Ventil spielen, und für die Erwartungshaltung und dem »schuldbewußten Sehnen«, von dem die Gedanken der meisten Menschen mehr oder weniger erfüllt sind (eine neuere Studie zeigte, daß die meisten jungen Erwachsenen ungefähr alle fünfzehn Minuten an Sex denken).
Aber viele Menschen kommen noch nicht einmal an einen Punkt, an dem sie sexuellen Verkehr überhaupt nur versuchen. In der

heutigen »freien« Gesellschaft gibt es noch immer allzu viel Schüchternheit und Einsamkeit. Über die Tragödie »unvorbereitet genommen zu werden« wurde viel geredet. Aber es gibt eine noch größere Tragödie, nämlich vorbereitet zu sein und es sich niemals zuzugestehen, sich nehmen zu lassen. Es ist so, als ob viele Menschen ihre Zeit damit verbringen, Geld in einen Münzfernsprecher zu werfen. Sie machen sich die Mühe, eine bestimmte Nummer zu wählen, und im kritischen Augenblick, wenn sie sich nur melden müßten, damit eine Verbindung zustande kommt, legen sie statt dessen wieder auf, um ihr Geld zurück zu bekommen. Und selbst wenn sich am anderen Ende der Leitung »ihre einzige wahre Liebe« meldet, und sie bittet, doch dranzubleiben, verlieren sie wieder einmal die Nerven und legen doch auf.
Gleichgültig wie freizügig die sozialen Verhältnisse auch sein mögen, Schüchternheit und Einsamkeit werden auch in Zukunft durch muskuläre Blockaden und Abwehrmechanismen erzeugt werden, die es verhindern, daß eine Gelegenheit zu sexuellem Kontakt geschaffen und ergriffen wird.

Die Freiheit des Denkens

Alexander war nicht mehr am Leben, als uns in den siebziger Jahren die sogenannte »permissive Gesellschaft« heimsuchte. Aber er hatte schon früher erklärt, was er unter Freiheit verstand: Die Freiheit *von* äußeren Zwängen ist viel weniger maßgeblich als die persönliche Freiheit *zu* bestimmten Gedanken und Handlungen. Ganz treffend erkannte er, daß das Gefühl, glücklich zu sein, selbst unter den perfektesten Umweltbedingungen, in Geselligkeit und mit ausreichenden finanziellen Mitteln immer noch von der Fähigkeit abhängt, frei und unabhängig zu denken, und daß dieser Fähigkeit ihrerseits Grenzen darin gesetzt sind, wie frei man seinen Körper gebraucht.
Es ist ein enormer Fortschritt, daß heute junge (und alte) Menschen ohne Schuld und ohne das Gefühl, mißbilligt zu werden, es leichter haben, sexuelle Ventile zu finden. Der Sexualtrieb ist von einer nahezu unverwüstlichen Stärke. Der menschliche Körper geht verschwenderisch mit seinen sexuellen Funktionen um. Nicht allein werden Millionen von Spermatozoen für eine Aufgabe bereit gestellt, die ein einzelnes Sperma besorgen kann, sondern auch kranke Menschen empfinden sexuelle Lust. Es wird behauptet, daß das Gehirn die letzte Region des Körpers ist, die

stirbt, aber die Geschlechtsdrüsen dürften gleich an zweitletzter Stelle kommen. Der kranke Mensch, der böse Mensch, der alte Mensch verlieren nicht so leicht ihre sexuelle Reaktionsfähigkeit. Ich erinnere mich daran, wie ich als Chirurg bei dem verstorbenen Kenneth Walker arbeitete und mitten in der Nacht wegen eines älteren Geistlichen auf die Privatstation gerufen wurde, dem man die Prostata entfernt hatte. Zu seinem Leidwesen mußte er nun feststellen, daß er keine Erektion mehr bekommen konnte. Er war natürlich nicht ganz bei Sinnen und dürfte wohl bei dem Gedanken an diesen Zwischenfall wenige Wochen später errötet sein. Meine beruhigenden Versicherungen beschwichtigten ihn; aber dieses Beispiel zeigt, wie hartnäckig der Sexualtrieb ist, und warum in der Vergangenheit Moralvorschriften und Strafen notwendig waren, um ihn zu unterdrücken, und warum einige Leute soziale Unterdrückungsmechanismen für notwendig halten.
Über Moralphilosophie, über Willensfreiheit und Handlungsfreiheit wurden unzählige Abhandlungen geschrieben. In zahllosen theologischen Systemen werden verschiedene Ansichten über einen rechtschaffenen Lebenswandel dargelegt, über Himmel und Greuel und den kommenden göttlichen Zorn. Man sollte meinen, daß dieser ganze Kram irgendwie einem jungen (oder alten) Menschen einen praktischen Rat geben sollte, wann und ob er sich sexuell betätigen soll oder nicht. Fünfundneunzig Prozent der Menschen masturbieren oder haben irgendwann einmal masturbiert, und eine erhebliche Zahl von Personen wird sich in der Zukunft fragen, ob sie masturbieren sollen oder nicht. Die trockenen Lehrbücher über Moralphilosophie würden sicherlich zu Bestsellern werden, wenn sie sich einmal mit Fragen wie beispielsweise diesem einen sexuellen Dilemma befassen würden. Aber die meisten Abhandlungen über Moralphilosophie behandeln solche Fragen, wie und warum ich mich etwa entscheide die Straße zu überqueren und ein Tabakgeschäft betrete, oder was es bedeutet, eine Erdbeere als eine »gute« Erdbeere zu bezeichnen. Diese Schriften sagen einem jungen Mann, der sich schuldig fühlt, weil er masturbiert hat, nichts über diese faszinierende Stimulus/Response-Situation, in der sich Willensfreiheit und Determinismus gegenüber stehen.
In dem Internat, das ich besucht habe, mußten wir als kleine junge Burschen um sieben Uhr aus den Betten springen, die Schlafanzüge ablegen, und dann gab es einen raschen Spurt die Treppen hinab zu einer eiskalten Dusche, wo, unter den Blicken der älteren Jungen, ein kalter Wasserstrahl auf den Körper gerichtet wurde. Und man konnte sehen, daß die meisten der kleinen Jugendlichen

eine reduzierte Erektion hatten, d. h. reduziert durch die kalte Dusche. Einer der Jungen bewahrte neben seinem Bett die große Sprungdeckeluhr seines Vaters auf, die er an sein Genital führte, in der Hoffnung, daß er damit der Schwellung ihre Kraft nehmen könnte, bevor der peinliche Lauf veranstaltet werden mußte. Viele der Jungen, jedenfalls diejenigen mit denen man sprach, waren von Schuldgefühlen geplagt. Andere machten aus ihrer Situation einen wahrhaften Portnoy (zwanghaftes exzessives Masturbieren, d. Übers.) – und einer von ihnen erreichte vor den Augen einer ihn bewundernden Freundesschar zwischen dem Klingeln der Glocke zum Gebet und dem blitzsauberen Erscheinen in der Halle zwei Minuten später zum Dankesgottesdienst ganze zwei Höhepunkte. Nach meiner Meinung – und ich bin verständnisvoller Empfänger unzähliger »Beichten« von ratlosen Patienten – gibt es niemanden, dessen Sexualorgane durch Masturbation in irgendeiner Weise geschädigt worden wären. Wer intensiv masturbiert, hat deswegen nicht wahrscheinlicher ein gestörtes Sexualleben als andere Menschen. Einige Patienten können jedoch durch Masturbation ihre erste sexuelle Neugierde befriedigen, die aus einem unbefriedigten Sexualleben resultiert. Und die meisten Patienten werden unablässig von dem Problem »soll ich oder soll ich nicht« geplagt. Zur moralischen Seite der Frage, ob man Sex ohne Partner haben sollte oder nicht, und wann man dies darf, möchte ich nur einen Satz bemerken, den ich der ausgezeichneten Monographie *An Enquiry into Goodness*[38] von Professor Sparshott entnehme: »Die Aussage, daß eine Sache gut ist, heißt, daß sie Eigenschaften besitzt, welche die Wünsche und Bedürfnisse der betreffenden Person oder der betreffenden Personen befriedigen«. Professor Sparshott füllt ein ganzes Buch mit der Diskussion über die Folgerungen, die sich aus diesem einzigen Satz ergeben. Dieser hat jedenfalls den Vorzug, daß er sich sowohl auf die eigene Person als auch auf andere Menschen bezieht, und er berücksichtigt nicht nur das Hier-und-Jetzt, sondern auch die Folgen nach einem Monat, nach einem Jahr oder fünf Jahren. Die Bedürfnisse der eigenen Person zu einem späteren Zeitpunkt müssen sehr wohl bedacht werden – natürlich muß man in Erwägung ziehen, in fünf Jahren Syphilis zu haben oder eine Genitalstriktur oder ein vaterloses Kind, oder andererseits sich mit einer »toten« gefühlskalten sexuellen Einstellung wegen Übervorsichtigkeit und Schüchternheit wiederzufinden. Wie bei den meisten Dingen weiß man es leider auch in diesem Fall erst hinterher besser. Immerhin kann man versuchen zu vermeiden, die gleichen Fehler allzu oft zu begehen, und man kann sich bemühen, sich nicht durch eine oder zwei schlechte Erfahrungen mit ungeeigneten Menschen abschrecken zu lassen. Man muß sich nicht beispielsweise für homosexuell halten, wenn man ein- oder zweimal mit Angehörigen des anderen Geschlechtes erfolglos herumexperimentiert hat, oder nachdem man ein oder zwei schöne Erlebnisse mit Angehörigen des eigenen Geschlechts hatte. Vielleicht kann man aus dem Alexander-Prinzip lernen, daß bestimmte Partner, deren Körpergebrauch durcheinander und desorganisiert ist, zwar für kurze Zeit angenehme Gefährten sein können, aber daß ihre unangenehmen und schwierigen Gewohnheiten, die sich bereits in ihrem Gebrauch manifestieren, beiden Partnern langfristig gesehen ein elendes Leben bereiten werden. Umgekehrt fällt es uns vielleicht leichter, aus einer Beziehung etwas zu retten, die uns immer noch etwas bedeutet, *wenn wir lernen, auf den eigenen verkehrten Gebrauch des Körpers zu achten.* Wenn das nicht möglich ist, kann einem vielleicht der stabile Gebrauch des Körpers den Mut geben, eine Trennung zu vollziehen oder sie zu ertragen.

9 Persönliches Wachstum

Im zwanzigsten Jahrhundert sind die Möglichkeiten und Risiken der Kindererziehung immer besser und differenzierter verstanden worden. Das Gewicht, das die Freudianer und die Kleinianer den ersten Jahren der Kinder beimessen, hat einigen Eltern geradezu Schuldgefühle bereitet, weil angeblich selbst die kleinsten Begegnungen mit den eignen Kindern, gleichgültig was man auch tut, weitreichende Folgen haben können. Ich kenne einen sonst ganz intelligenten Philosophen, der sich, seine Frau und seine drei Kinder einer psychoanalytischen Behandlung unterzog – das älteste Kind war sechs Jahre alt – und er glaubte so fest an die Therapie, daß es eine ungewisse Sache war, wenn eines seiner Kinder von einem Baum fiel und sich dabei übel verletzte, ob die Familie zuerst die Unfallambulanz aufsuchen würde, um die Wunde nähen zu lassen, oder den Analytiker, um den Vorfall richtig zu verarbeiten.

In der letzten Zeit hat sich Winnicott von der Theorie einer direkten elterlichen Schuld abgewendet und betont, daß »Mutter es am besten weiß«, und daß Eltern sich von ihrer natürlichen Sachkenntnis leiten lassen sollten. Eine meiner Patientinnen hat diese Auffassung in einem Schreiben über die Ähnlichkeit von meinem Umgang mit Patienten und dem Umgang von Eltern mit ihren Kindern besonders schön ausgedrückt.

»Vor Jahren drehte mein Ehemann einen Film über mich, in dem ich unseren zweiten, fünf Monate alten Sohn in einen Kinderwagen lege. Als ich später den Film sah, war ich davon beeindruckt, wie gewandt und geschickt ich mit dem Kind umgegangen war. Ich war ganz überwältigt, weil ich mir nie so wie in diesem Film vorgekommen war, und ich hatte auch nicht erkannt, daß die Beziehung einer Mutter zu ihrem Kind eine Ähnlichkeit mit der Beziehung eines Handwerkers zu seinem Werkstoff hat. Es ist faszinierend zuzuschauen, wie ein Tischler, ein Töpfer und so weiter mit ihrem Material *mitgehen* und durch ständigen Kontakt etwas aus ihm entwickeln. Auch Mütter und ihre Kinder können dies erreichen. Und ich, in meiner Eigenschaft als Patient, kann mich ganz damit zufrieden geben, mich von meinem Körperempfinden ganz in Anspruch nehmen zu lassen. Denn der Körper ist ein Material von einer ganz besonderen Beschaffenheit und

Anpassungsfähigkeit, wenn man nur das Bedürfnis zu *reagieren* ausschalten kann. In meinem Fall war dies der Schlüssel zum Erfolg. Im alltäglichen Leben reagiere ich heftig; aber in den Behandlungssitzungen gebe ich mich damit zufrieden, zu einem Material zu werden, das nur auf den Lehrer reagiert.«

Der Abschnitt über die »natürliche Geschicklichkeit« ist in gewisser Hinsicht wahr, aber genau wie beim Liebesspiel wird aus der natürlichen *Geschicklichkeit* (wie auch aus den übrigen Weisheiten des Körpers) allzuhäufig eine natürliche *Dummheit,* wenn nur kurzfristige Ziele angestrebt werden. Es mag sein, daß einige Mütter im Umgang mit ihren Neugeborenen ein angeborenes Geschick haben, aber schon bald werden andere Faktoren wirksam. Es ist eine traurige Tatsache, daß eine Mutter, die sehr entschieden bestimmte Ziele verfolgt und deren Körper disharmonische Spannungsmuster aufweist, sehr rasch ihr Kind in eine verkehrte Richtung beeinflußt.

Vom Augenblick seiner Geburt an ist das hilflose Kind vom Verhalten und von den Vorstellungen seiner Mutter abhängig. Es wird ruckartig oder sanft, ärgerlich oder freundlich hochgehoben. Sein Kopf und sein Rücken werden sorgsam oder ungeschickt gestützt. Entsprechend der herrschenden Mode liegt es mit dem Kopf nach oben oder unten gewandt. Man läßt es schreien oder nimmt es auf, wenn es sich meldet. Es kommt zu seiner Mutter beim Stillen – an der Brust oder mit der Flasche – in Kontakt. Während es saugt, mag das Kind lange und tief in die Augen seiner Mutter schauen, eine einzigartige visuelle Vereinigung, die das Kind vielleicht nie wieder erleben wird. Sein Kontakt ist jedoch hauptsächlich kinästhetisch, das heißt er kommt über Muskeln und Bewegungen zustande. Und schon bald nimmt das Kind Spannungen, Ängstlichkeiten und Abweisungen wahr, wiederum mehr mit dem Körper als durch Augenkontakt, und vor allem durch die Hände der Mutter, denn die Hände eines anderen Menschen sind ein äußerst wirksamer Reiz für einen guten oder schlechten Gebrauch des eigenen Körpers.

Mit der Reifung des Nervensystems erreicht das Kind eine Entwicklungsstufe, auf der es sich aufrecht hinsetzen kann. Eine amerikanische Alexander-Lehrerin, Alma Frank, hat in einer sorgfältigen Studie untersucht, wie sich Kinder zum ersten Mal in ihrem Leben aufrecht hinsetzen. Sie konnte zeigen, daß Kinder, die man dazu anhält, sich aufrecht zu setzen, bevor ihr Nervensystem dazu genügend gereift ist, herumlümmeln und erste Anzeichen für einen schlechten Gebrauch des Körpers aufweisen, und sie entwickeln eine seitwärtige Verbiegung des Rückens. Alma

Frank hat einige wunderschöne Filme über Kinder gedreht, denen es selbst überlassen blieb, sich zu einem von ihnen selbst gewählten Zeitpunkt aufrecht hinzusetzen. Nach diesen Filmen nehmen Kinder die man sich selbst überläßt, von alleine eine harmonische aufrechte Haltung des Rückens an, mit dem Kopf in Alexanders Position der »primären Kontrolle«.

Es sollte also den Kindern selbst überlassen bleiben, bestimmte Bewegungen zu einem ihnen gemäßen Zeitpunkt zum ersten Mal ausführen zu dürfen. Wenn man ein Kind zu früh an den Armen hochzieht, führt das zu einem schlechten Gebrauch des Körpers. Bereits im Alter von zwölf Monaten haben über neunzig Prozent der Kinder eine seitwärtige Verbiegung ihres Rückens entwickelt. Man sollte sich auch mit dem Wunsch zurückhalten, das Kind auf den Topf zu setzen und es dort erwartungsvoll sitzen zu lassen, bis das Kind selbständig aufrecht sitzen kann, ohne herumzulümmeln oder in sich zusammenzusacken. Gleichfalls sollte man auch bei den Meilensteinen der kindlichen Entwicklung – dem aufrechten Stehen und den ersten Schritten – nicht drängen. Das Kind sollte nicht genötigt werden, aufzustehen oder zu laufen, bevor sein eigener harmonischer Körpergebrauch es dazu befähigt.

Das stehende Kind

Es gibt kaum einen schöneren Anblick als ein Kind, das in einer ausbalancierten Körperhaltung, wie Alexander sie vorgeschlagen hat, dasteht, mit leicht gebeugten Beinen, die Wirbelsäule weit nach hinten, und der entsprechenden ausgleichenden Kopfhaltung. Doch bereits im Alter von zweieinhalb oder drei Jahren ist die körperliche Entwicklung in den meisten Fällen bedauerlich daneben gegangen.

Ein Kind in diesem Alter hat bereits die Verspannungen seiner Eltern und ihr Zeitmaß bei Bewegungsabläufen angenommen. Die Stimmung in der Familie – oder eines dominanten Elternteils – regt das Kind zu der mit dieser Stimmung einhergehenden Körperhaltung an. Dieser Prozeß setzt sich das ganze Leben lang fort, denn wenn wir die Auffassungen von geschätzten Menschen teilen möchten, sind wir gezwungen, auch ihre Körperhaltungen zu übernehmen. Dabei findet ein »Austausch von Körperhaltungen« statt, bei dem auch sie etwas von unseren Körperhaltungen übernehmen. Wir imitieren die Haltungen der Menschen, die wir bewundern, um den sozialen Umgang mit ihnen zu erleichtern.

Durch den Körpergebrauch ordnen wir unsere Umwelt, und da die Beziehungen zu anderen Menschen zu einem großen Teil aus dem Versuch bestehen, sich ihre Auffassung der Dinge zu eigen zu machen, müssen wir unseren Körpergebrauch an den ihrigen anpassen. In einer Situation, in der wir selbst dominieren, passen sich die anderen Menschen an unseren Gebrauch an. Der »Austausch von Haltungen« geht selten gleichberechtigt vor sich. Die dominante Person ist im Vorteil.

Dieses gegenseitige Austauschen von Körperhaltungen führt zu einem ganz persönlichen, individuellen Muster von Verspannungen und strukturellen Prädispositionen, das sich aus den Anlagen und weniger aus der Erziehung als vielmehr aus den selektiven Vorlieben des Kindes ergeben, das seine Eltern so gut erzieht, wie es nur kann!

Der Schulunterricht

Im Schulalter befindet sich das Kind nicht mehr unter dem ausschließlichen – guten oder schlechten – Einfluß seiner Eltern, und auch sie sind nun nicht mehr die einzigen Objekte für die Manipulation des Kindes. Über die körperlichen und psychischen Entwicklungsphasen vom Grundschulalter an aufwärts wurde eine ganze Menge geschrieben, zuviel, um in einem kurzen Kapitel wie diesem und noch dazu von jemanden zusammengefaßt zu werden, der so medizinisch orientiert ist wie ich. Aber auch für einen relativen Außenseiter in der pädagogischen Szene ist es deutlich, daß heutzutage über die verschiedenen Phasen der persönlichen Entwicklung im Schulalter sehr viel mehr bekannt ist als früher. Piagets Modell der kognitiven Entwicklung hat eine umfassende Veränderung der Lehrpläne zur Folge gehabt. Psychologen haben heute im allgemeinen sehr viel bessere Methoden als früher, um die Fähigkeiten und Schwächen einzelner Kinder zu beurteilen. Gesell hat detailliert die Phasen beschrieben, in denen die Persönlichkeit von Kindern reift, und Tanner[39] hat erfreulicherweise darauf hingewiesen, daß Kinder verschieden schnell größer werden und reifen.

Aber ungeachtet all dieser Erkenntnisse und Statistiken bleibt die Tatsache bestehen, daß jeder Mensch seine eigene Persönlichkeit besitzt, und jedes Individuum muß seine eigene, ganz persönliche Sichtweise der Welt finden. Zunächst mag es unmöglich wirken, Verallgemeinerungen über das persönliche Wachstum machen zu wollen, denn jeder wache Augenblick im Leben eines aufgeweckten Kindes ist für gerade dieses Kind ganz einzigartig. Das Kind hat seine einzigartigen Eltern, ein einzigartiges Zuhause, es reagiert einzigartig auf die Schule und den Unterricht, es hat seine einzigartigen körperlichen Fähigkeiten und Grenzen, und schließlich auch seine ganz individuelle Weise, an die Welt und die Menschen heranzugehen.

Die Theorie der Persönlichkeitsentwicklung ist wahrhaftig über die Stimulus/Response-Psychologie der Behavioristen und über das Höllenfeuer der Geistlichen hinausgediehen. Doch ohne Freud, Gesell, Piaget, Winnicott und ihren Mitarbeitern zu nahe treten zu wollen, hat die Psychologie bis heute nur wenig zum Gebrauch zu sagen gewußt. Der Gebrauch des Körpers ist jedoch das umfassende Konzept, in das sich das Freudsche Unbewußte, die Reifungsprozesse von Gesell, die kognitive Entwicklung nach Piaget und das »natürliche« Verhalten nach Winnicott einfügen müssen. Der Gebrauch läßt sich beobachten und verändern, und deshalb sollte er sowohl vom Kind als auch von seinen Lehrern und Eltern – sobald ihnen bekannt ist, wie sie dies tun können – bei der Erziehung ebenso wichtig genommen werden wie im Bereich der präventiven Medizin.

Analyse des Gebrauchs

Worauf sollte man achten, wenn man, den Gebrauch eines Kindes oder eines Jugendlichen anschaut? Die vorangegangenen Kapitel sollten deutlich gemacht haben, daß bei einer oberflächlichen Untersuchung viele subtilere Formen eines verkehrten Gebrauchs überhaupt nicht auffallen. Doch wiederholt angenommene Haltungen – und zwar sowohl geistige als auch körperliche – hinterlassen in der betreffenden Person sichtliche Spuren. Betrachten wir also systematisch einige der häufigsten und offenkundigsten Formen eines verkehrten Gebrauchs, die fast jeder erkennen kann, wer nur hinschaut.

Kopf und Hals

Betrachten wir die schematische Darstellung eines Kopfes von der Seite (Abb. 37a). Nehmen wir dazu die sieben Halswirbel, die ihn mit der Brust verbinden (Abb. 37b). Schauen wir nun wieder die seitwärtigen Röntgenaufnahmen von Kopf und Hals an (Abb. 32,

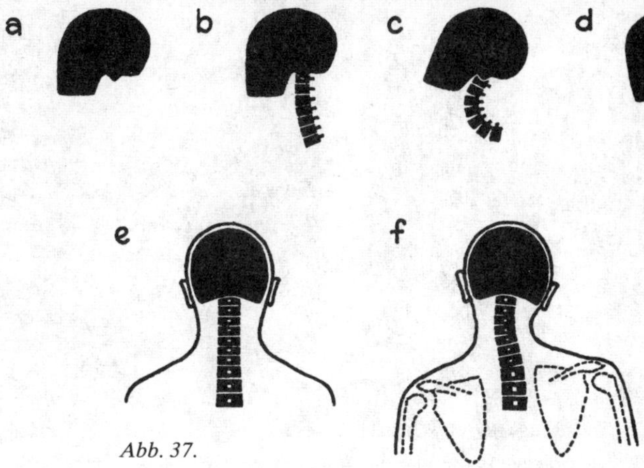

Abb. 37.

vgl. S. 102). Die am häufigsten vorkommende schlechte Haltung besteht aus einem Zurückziehen des Kopfes und einem nach vorne Sinken des Halses (Abb. 32a, b, c, d, vgl. S. 102 und Abb. 37c), aber es gibt noch viele weitere Variationen. Manchmal wird der Hals übertrieben gestreckt (Abb. 32e, vgl. S. 102 und Abb. 37d).
Schauen wir uns den Kopf und den Hals nun von *hinten* an und fügen wir der Darstellung noch einige weitere Wirbel hinzu – und zwar jene, die im »Buckel« im oberen Teil des Brustkorbes liegen (Abb. 37e).
Viele Menschen können in einem Spiegel sehen, daß sie die Gewohnheit angenommen haben, ein Ohr ein wenig abwärts zur Schulter hin zu ziehen (Abb. 37f), was man an der Höhe der beiden Ohrmuscheln sieht. Wenn ein Ohr tiefer liegt als das andere, wird zum Ausgleich der Hals verdreht, und zwar meist im unteren Bereich des Halses und am »Buckel«.
Nun ist es so, daß man von dieser Körperregion nur schwer Röntgenaufnahmen machen kann, zumindest bei routinemäßigen Röntgenuntersuchungen von Hals und Brust. Entweder wird der Hals oder die Brust geröntgt. Der Übergangsbereich wird meist vernachlässigt. Dabei werden häufig geringfügige Verdrehungen (eine zerviko-dorsale Skoliose) übersehen, die jedoch auf eine beträchtliche Störung der muskulären Koordination im Halsbereich hinweisen (Röntgenbild, Abb. 38).
Achten Sie auf die Linie, die dort von den Muskeln gebildet wird, wo sie vom Hals in die Schultern übergehen (Abb. 39 und Abb. 34b, vgl. S. 107).

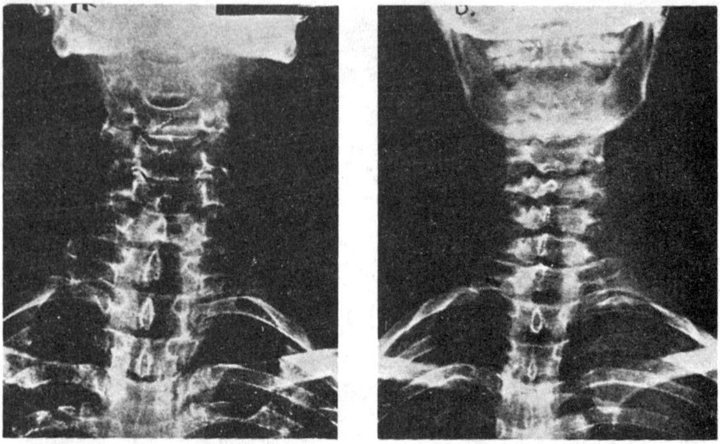

Abb. 38. Seitwärtige Verdrehung am Halsansatz, siehe Abb. 10 und Abb. 34a.

Wahrscheinlich liegt die Linie auf einer Körperseite tiefer als auf der anderen – nicht etwa weil die Muskeln durch eine Rechts- oder Linkshändigkeit gekräftigt wurden, sondern wegen eines Haltungsschadens, einer sogenannten Skoliose.

Bei der Skoliose bestehen meistens auf der einen Seite des Halses mehr Spannungen als auf der anderen, was eine ergiebige Quelle für Kopf- und Nackenschmerzen darstellt. Oder der Sternocleidomastoideusmuskel ist auf der einen Seite verspannter als auf der anderen. Der Sternocleidomastoideus ist ein dünner Muskel, der vom Mastoideusknochen zur Spitze des Brustbeines verläuft. Man kann spüren, wie er sich zusammenzieht, wenn man das Kinn auf die Brust sinken läßt und die Finger auf eine Stelle direkt oberhalb der inneren Endpunkte des Schlüsselbeines legt. Es muß nicht eigens erwähnt werden, daß sich andere Muskeln an den Seiten des Halses und unterhalb des Kinnes verspannen werden, wenn das Kinn auf diese Weise herabsinkt.

Wenn der Kopf mehr auf eine Seite nach unten gezogen wird, ist er im allgemeinen auch ein wenig verdreht, so daß man von hinten mehr von dem einen Kiefer als von dem anderen sehen kann. Eine seitwärtige Verschiebung des Kopfes oder eine Verdrehung führt zu einer Asymmetrie im Gesicht und manchmal zu geringfügigen Bißanomalien, weil sich die Kiefer etwas seitlich öffnen; daher kommt auch das quälende Symptom des Schnappkiefers.

Wenn wir gerade beim Kopf sind, dann achten Sie einmal auf die Augen. Ist die Stirne gerunzelt? Falten können je nach Alter vorhanden sein, aber tief fixierte Runzeln kann man meistens ein

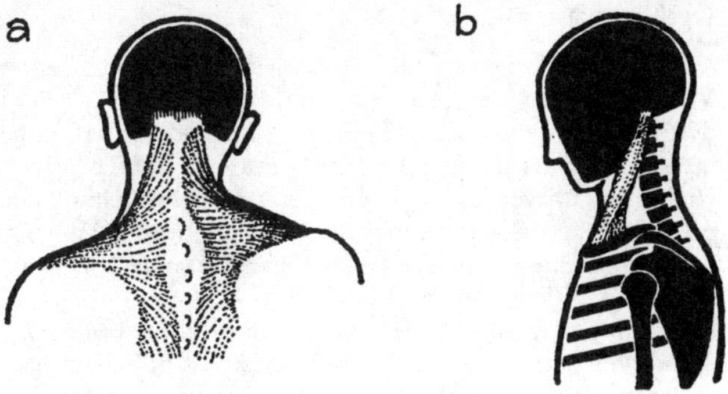

Abb. 39.

wenig beheben, ohne dadurch weniger ernsthaft zu wirken (falls man diese stirnrunzelnde Ernstheit überhaupt nötig hat). Die Kiefer können zu fest aufeinander beißen, was machmal zu unwillkürlichem Zähneknirschen führt. Die Spannung wird sich lösen, wenn man den Unterkiefer ganz ähnlich wie ein Dorfidiot hängen läßt. Wenn die Kiefer geschlossen sind, sollten die unteren Zähne nicht die oberen berühren, sondern gerade unterhalb von ihnen liegen. Wenn man den Mund öffnet, sollte der Unterkiefer zunächst ein wenig nach unten sinken und sich dann etwas nach vorne bewegen, genau wie eine Bulldogge ihren Unterkiefer nach vorne geschoben hält. Viele Leute ziehen ihre Unterkiefer ständig zu weit nach hinten zur Gurgel hin. Diese Stellung des Gebisses ist nicht etwa vererbt, sondern eine Angewohnheit. Bekanntlich glauben einige Menschen, daß ihr Kinn groß und häßlich ist und ziehen es deshalb absichtlich nach hinten, damit es kleiner wirkt. Für diesen zweifelhaften kosmetischen Vorteil, wird ein hoher Preis in Form von Verspannungen und Unbeweglichkeit bezahlt. Wenn wir gerade schon vom Kiefer reden, muß auch eine Bemerkung zum Stottern gemacht werden. In den letzten Jahren haben führende Logopäden erkannt und eingesehen, wie fundamental das Alexander-Prinzip für ihre therapeutische Arbeit ist. Ich habe gesehen, wie vielen unverbesserlichen Stotterern durch eine entsprechende Umerziehung erheblich geholfen wurde. Die führenden Ausbildungsinstitute für Logopädie in Großbritannien kennen heute das Alexander-Prinzip und berücksichtigen es als einen zentralen Teil ihrer Ausbildung.

Der Brustkasten

Wir haben bereits gesehen, daß es leicht zu einer seitwärtigen Verdrehung der Wirbelsäule kommt, und zwar dort, wo der Hals in den Rücken übergeht (Abb. 39, vgl. S. 173). Damit einher geht meist eine Verschiebung der Brust, und zwar auf die Seite, die der Richtung des Kopfes entgegengesetzt ist. Die Stellung der Brust und der beiden Schlüsselbeine sollte ungefähr so aussehen wie auf der Abbildung 40a, statt dessen aber ist sie meist so wie auf der Abbildung 40b zu sehen ist.

Das Schlüsselbein auf der Körperseite, zu der die Brust hin verschoben ist, liegt unter Umständen etwas höher als das auf der anderen Seite (obwohl *beide* Schlüsselbeine eventuell bereits wegen einer Verspannung der Schultern zu hoch liegen). Der Winkel zwischen den Rippen ist dann auf der einen Körperseite spitzer als auf der anderen, und möglicherweise ist die Brust auf der einen Körperseite weniger aufgebläht als auf der anderen. In diesem Fall kann man spüren, daß der Knorpel, der die Vorderseite der unteren Rippen verbindet, auf der einen Körperseite mehr nach vorne drückt als auf der anderen.

Solche Verdrehungen und Rotationen des Brustkastens werden von Ärzten häufig übersehen. Viele Patienten leiden an quälenden Schmerzen in der Brust, die manchmal als »Pleurodynie« oder als »Interkostalneuralgie« bezeichnet werden; sie sprechen auf Physiotherapie nicht an, und sie lassen bei dem Patienten einen bohrenden Zweifel zurück, ob nicht trotz aller gegenteiligen Befunde ein Herz- oder Lungenschaden vorliegt. (Ich beschreibe diese Anweisung zur Selbstanalyse unter der Voraussetzung, daß die üblichen naheliegenden medizinischen Untersuchungen durchgeführt werden, um sicher zu gehen, daß keine gravierenden Erkrankungen vorhanden sind. Aber auch im Falle einer solchen Erkrankung kann es eigentlich nur von Vorteil sein, wenn auch die Gebrauchsweise des Körpers berücksichtigt wird.)

Der Bauch

Wenn man sich von vorne betrachtet, bemerkt man vielleicht, daß eine Seite des Bauchs straffer als die andere ist – so, als ob auf der einen Körperseite weniger »Bauch« vorhanden wäre als auf der anderen. Das kommt von der seitwärtigen Verschiebung des Thorax (Abb. 40b).

Die Bauchmuskeln sind auf der Seite, zu welcher der Thorax verdreht ist, überdehnt und überstreckt und auf der entgegenge-

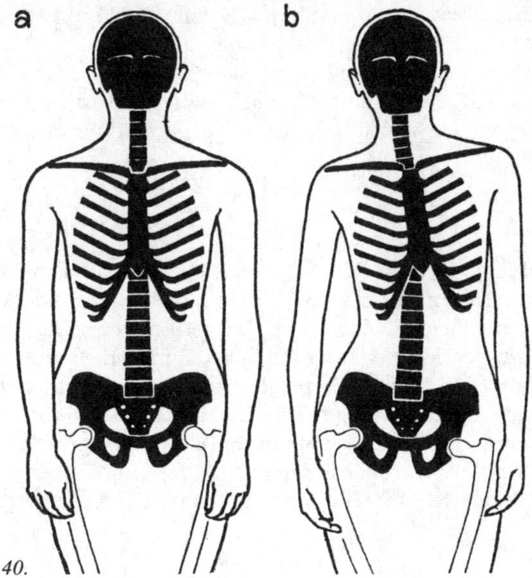

Abb. 40.

setzten Seite verkürzt und bauchig. Und häufig wird das Becken auf der verkürzten Körperseite aufwärts zur Brust hingezogen.
Chiropraktiker machen für solche Verdrehungen häufig ein verkürztes Bein verantwortlich; meist wird dies behauptet, weil eine Röntgenaufnahme des Beckens zeigt, daß es auf der einen Körperseite mehr nach aufwärts gekippt wird als auf der andern. *Manchmal* ist ein Bein tatsächlich kürzer, bei verheilten Knochenbrüchen etwa oder nach Kinderlähmung oder bei Arthritis usw. kann die Verkürzung des Beines ausgeprägt sein, aber in den meisten Fällen wurde die *wahre* Länge des Beines falsch gemessen (das heißt die Messung wurde an den falschen Knochenpunkten vorgenommen), und ein erhöhter Schuh als Behelfsmittel, mit dem das vermeintlich kürzere Bein verlängert werden soll, verstärkt nur eine schiefe Haltung, die sich aus einer seitwärtigen Verschiebung des Halses und der Brust ergibt.
Manchmal werden auch die Bauchmuskeln allzu stark kontrahiert. Neben ihrer Funktion als »Muskelpanzer«, durch den Nervosität, Angst oder sexuelle Erregung durch anhaltende Anspannungen der Muskulatur kontrolliert werden sollen, verursachen diese Verspannungen gelegentlich Bauchschmerzen. Bei der Diagnose »spastisches Kolon« liegt häufig solch ein unbemerkter schlechter Gebrauch des Bauches vor. Vielen Menschen, die dieses quälende

Leiden haben, kann geholfen werden, und sie können unnötige und ergebnislose Bauchoperationen umgehen.
Bei Menschen in den mittleren Lebensjahren ist der Bauch meist eher schlaff und allgemein lasch. Um diesen Zustand zu verstehen, müssen wir das Rückgrat und die Körperhaltung von der Seite her betrachten.

Das Rückgrat

Abbildung 41 zeigt zwei Schülerinnen, deren Bäuche nach vorne sacken. In den meisten Schulen ist diese krumme Haltung die Regel und nicht die Ausnahme. Die natürliche, immer vorhandene Vitalität des Menschen ermöglicht ursprünglich eine allgemeine wachsame Haltung. Aber die meisten Schulkinder verbringen unerträglich langweilige Stunden im Klassenzimmer, die von gelegentlichen Ausbrüchen von Furcht und Aggression unterbrochen werden. Darüber hinaus sitzen die Kinder zum Lesen- und Schreibenlernen hinter einer Schulbank, die Augen und der Kopf

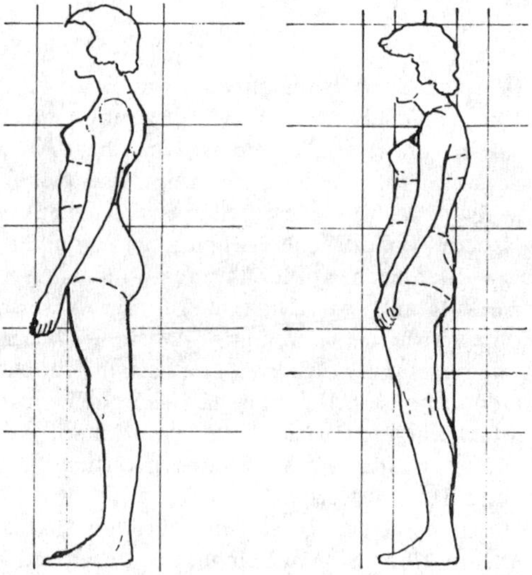

Abb. 41. Zwei Schulmädchen, die von ihrer Schule wegen ihrer »guten« Körperhaltung ausgewählt wurden. Man beachte die mehrfachen schweren Haltungsschäden – Schwanken nach hinten, Hohlkreuz, Ausbildung eines Buckels und Vorstrecken des Kopfes.

schauen auf diese Schulbank herab*. Das begünstigt die Ausbildung eines übertrieben starken Buckels an der Stelle wo der Hals in die Brust übergeht, sowie ein Zusammensacken des unteren Rückens und einen Kollaps des Brustkastens (Abb. 42a).
Die gebeugte Position des Kopfes wird so sehr zur Gewohnheit, daß man beim Aufschauen den Hals noch weiter nach vorne durchbiegt (Abb. 42b). Die Gewohnheit, die Augen gesenkt zu halten, kann dazu führen, daß die Hinterseite des Schädels schließlich permanent zum oberen Nacken gezogen werden muß, um geradeaus schauen zu können (Abb. 42c).
Anders formuliert wird also eine Veränderung der Blickebene der Augen mehr durch eine Bewegung des Kopfes als durch eine Bewegung der Augen erreicht, obwohl auch die Augen sich ein wenig bewegen.
Was geschieht, wenn das Kind aufsteht? Wenn das Kind aufsteht, kann es nicht einfach den Rücken genauso krumm wie im Sitzen lassen, denn diese Haltung wäre völlig unmöglich (Abb. 42d). Anstatt den Körper so zu gebrauchen, wie dies in Abbildung 22f zu sehen ist, macht das Kind eine notwendige, aber verkehrte Ausgleichsbewegung mit dem unteren Rücken. Das führt zusammen mit der Ausgleichsbewegung des Kopfes zu einem Anblick, wie in der Abbildung 42e zu sehen ist – das vertraute Bild eines vorgewölbten unteren Rückens, das bei Schulkindern über fünf Jahren so häufig anzutreffen ist, ein Anblick, den wir bereits aus den Abbildungen 10 (vgl. S. 33) und 41 kennen. Bei der Rückenansicht sehen wir die seitwärtige skoliotische Verbiegung, die am Hals (Abb. 38, vgl. S. 172) beginnt, und die auf verkehrte Weise mit der Brust und dem unteren Rücken kompensiert wird. Diese Kombination von einem Hohlkreuz (einem vorgewölbten Rückgrat) sowie einer Skoliose (also einer seitwärtigen Verbiegung) wird bis ins Erwachsenenalter fortbestehen. Diese Haltungsschäden sind für gewöhnlich bei chronischen Rückenschmerzen vorhanden (meistens ist die Wölbung des Rückgrats nur bei *akutem* Rückenschmerz durch eine Verkrampfung abgeflacht, was einige orthopädische Chirurgen dazu bewegt hat, die Verflachung der Wirbelsäule zu behandeln und die Patienten zu einer Haltung mit einem Hohlkreuz anzuregen). Der jämmerliche Anblick, der

* Ein schöner wortwörtlicher Bericht von Crispin, neun Jahre alt: »Die meisten Kinder in der Schule sitzen mit ganz zusammengerolltem Rückgrat da. Das kann gar nicht gut sein, nicht wahr? Manchmal sagt uns die Lehrerin, wir sollten gerade sitzen, und wenn wir fragen, warum ihr eigener Rücken ganz krumm ist, sagt sie, daß sie sich ›entspannt‹.«

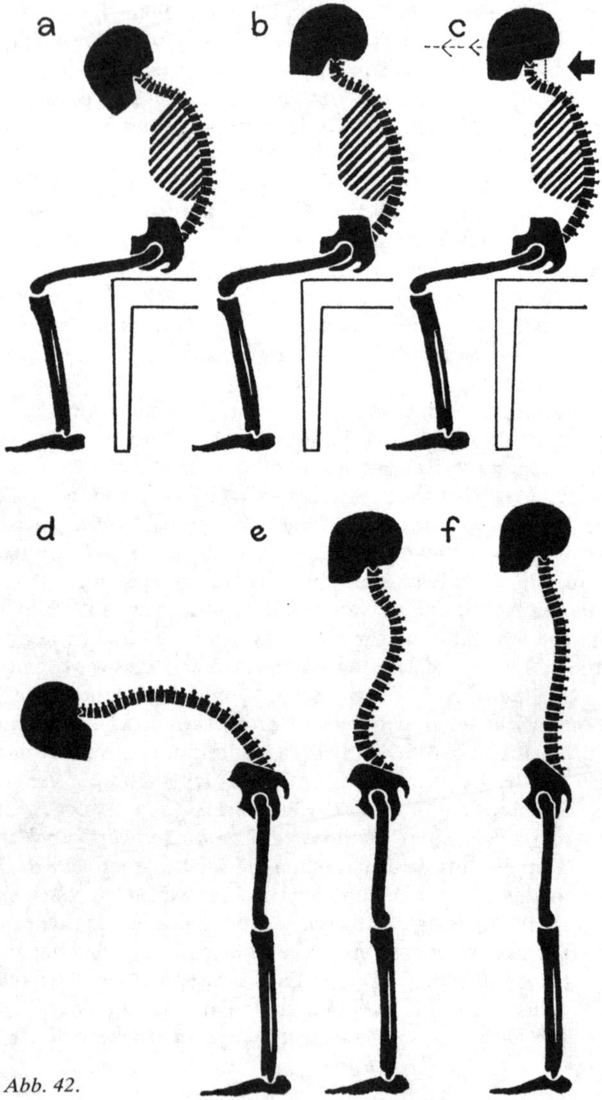

Abb. 42.

in der Abbildung 43 gezeigt wird, zeigt einen solchen Patienten, der sich bereits einer Rückenoperation unterzogen hat und dem

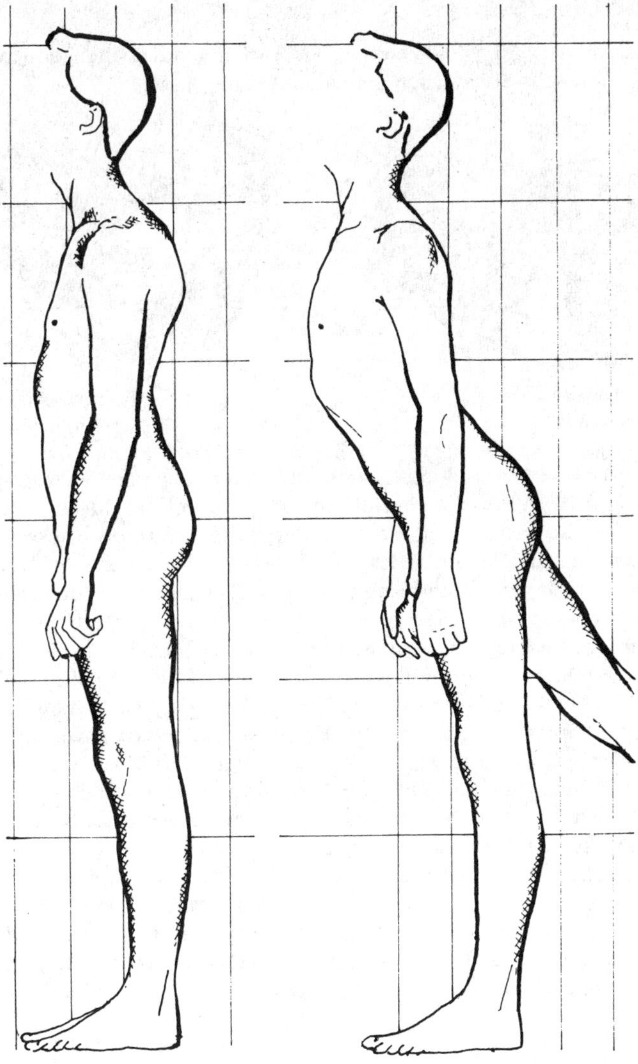

Abb. 43. Patient mit gewölbtem Rücken, der verkehrte Übung macht.

ausgerechnet die Übungen empfohlen wurden, die seine bereits schlechte Körperhaltung noch beträchtlich verschlechterten.

Becken und Beine

Wie die Abbildung 44 zeigt, ist das Becken ein Knochen, den man sich nur schwer räumlich vorstellen kann.

Abb. 44. a

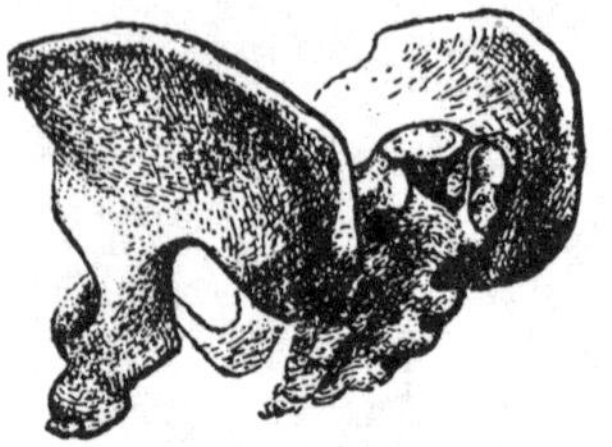

Becken, schräg von hinten

b

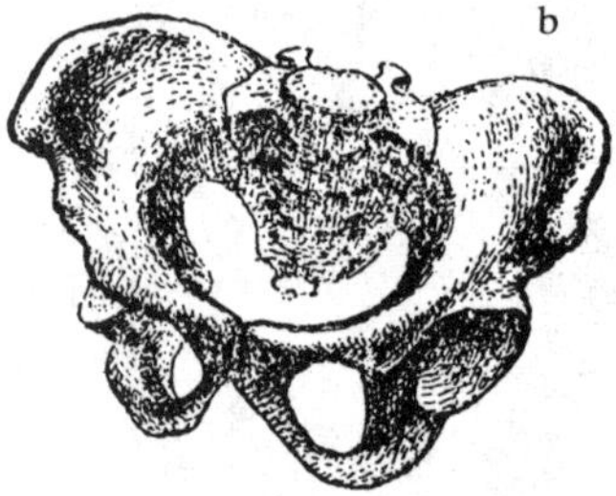

Becken, schräg von vorne

Der bei weitem am häufigsten auftretende allgemeine schlechte Gebrauch im Bereich des Beckens kommt durch ein Zurückziehen der Gesäßbacken nach hinten und oben zum unteren Rückenbereich hin zustande, als Resultat des bereits besprochenen Hohlkreuzes. Darüber hinaus kann das Becken genauso wie der Schädel ein wenig zu der einen oder zu der andern Körperseite gekippt werden, und auf der einen Seite nach hinten verdreht sein.
Die Beckenmuskeln sind äußerst komplex. Zu ihnen gehören die Muskeln an der Innenseite des Beckens, die den Rücken mit dem Damm und den Beinen verbinden (Abb. 45a und b), sowie an der Außenseite des Beckens die kleinen und großen Muskeln, die für das Gehen, Stehen, Laufen und Springen verantwortlich sind. Es sollte vielleicht noch einmal darauf hingewiesen werden, daß man im Sitzen die Knie niemals übereinanderschlagen sollte. Wenn die Knie übereinandergeschlagen werden, führt dies zu einem schlechten Gebrauch der Muskeln, die den unteren Rücken mit den Oberschenkeln und die Oberschenkel mit dem Becken verbinden (Abb. 45c und d). Bei einem Übereinanderschlagen der Fußgelenke ist ein schlechter Gebrauch lange nicht so wahrscheinlich.

Stehen und gehen

Die folgenden Anweisungen können dem Leser helfen, Fehler im Körpergebrauch beim Stehen und Gehen zu entdecken.
Wenn Sie mit dem Rücken zu einer Wand stehen (Abb. 46a), die Fersen ungefähr fünf Zentimeter von der Wand entfernt, und die

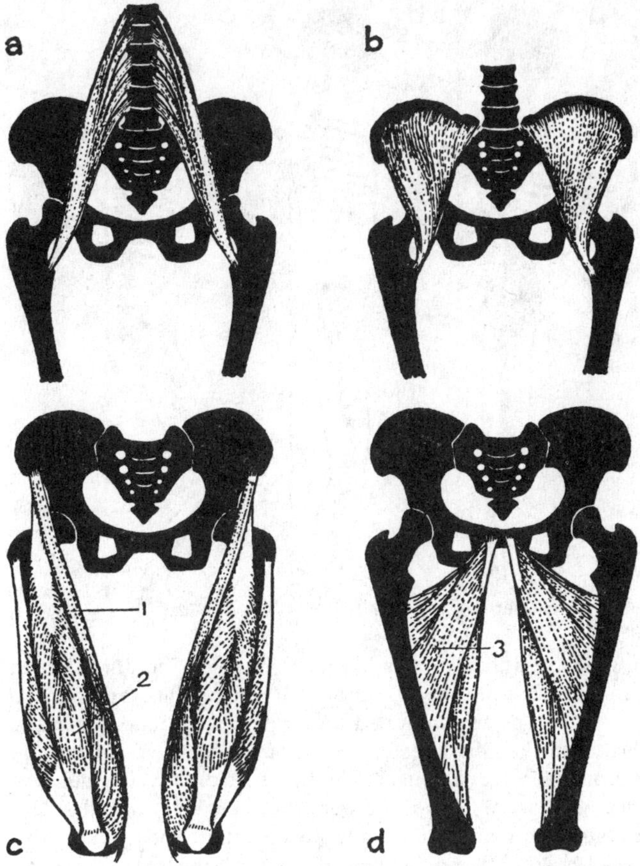

Abb. 45. Der Iliopsoasmuskel wird zur besseren Übersichtlichkeit in zwei Teilen dargestellt (a. Musculus Psoas; b. M. iliacus). Die abgebildeten Oberschenkelmuskeln sind 1. M. sartorius; 2. M. quadriceps; 3. M. adductor.

Füße etwa fünfundzwanzig Zentimeter auseinander, können Sie einige ihrer Haltungsschäden bemerken und entdecken.
Neigen Sie Ihren Körper nach hinten, zur Wand hin, und lassen sie dabei die Zehen auf dem Boden (Abb. 46b). Ihre Schulterblätter *und* Ihre Gesäßbacken sollten die Wand gleichzeitig berühren. Wenn Sie eine schiefe Haltung haben, wird eine Körperseite zuerst auf die Wand treffen. Wenn Sie Ihr Becken meist zu weit vorne halten, werden Ihre Schultern die Wand berühren, aber nicht Ihre Gesäßbacken.

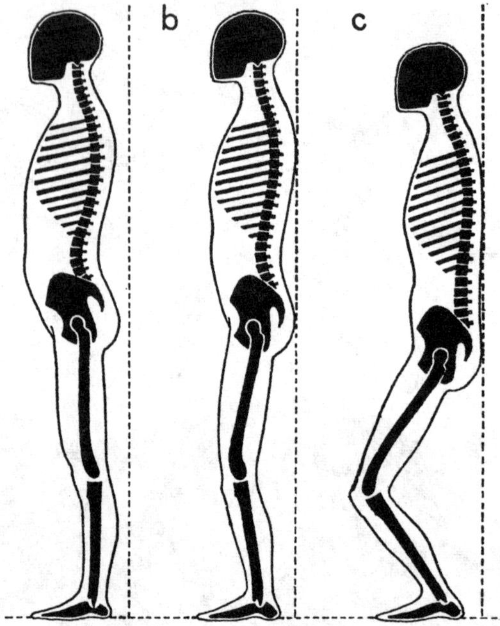

Abb. 46.

Wenn Ihre Gesäßbacken die Wand nicht gleich berühren, dann bringen Sie sie nun nach hinten zur Wand hin. Sie werden bemerken, daß es zwischen dem unteren Rücken und der Wand eine große Lücke gibt. Diese Lücke wird verschwinden, wenn Sie beide Knie nach vorne beugen (die Fersen bleiben dabei auf dem Boden), gleichzeitig Ihre Gesäßbacken senken und die Geschlechtsorgane mehr nach vorne anstatt zum Boden kippen zu lassen (Abb. 46c). Wenn Sie diese Körperhaltung nach einer recht kurzen Zeit ermüdend finden, dann ist Ihr Körpergebrauch wirklich schlecht! Aber Sie werden dankbar spüren, daß nun Ihr schlaffer, hängender Bauch schlanker erscheint. Sie können auch bemerken, daß die Rückseite ihres Schädels die Wand berührt – das kommt durch einen schlechten Gebrauch und ist der Grundfehler des »zurückgezogenen Schädels« (vgl. Kapitel 2). Beachten Sie in dieser Haltung, ob die Wölbung ihrer Füße flacher wird. Sie können die Füße wahrscheinlich weniger platt werden lassen, wenn Sie mit noch immer gebeugten Knien Ihre Kniescheiben nach außen weisen lassen, genau wie die Augäpfel auseinander schielen können. Dadurch werden auch O-Beine (eine Verdrehung der Unterschenkel) korrigiert.

Strecken Sie nun Ihre Knie leicht, aber drücken Sie die Knie nicht ganz durch, wenn Sie aufrecht stehen. *Die Knie sollten im Stehen nie ganz durchgedrückt werden,* sondern immer leicht angewinkelt sein. Das gleiche gilt für das Gehen.

Abhängig von Ihrem besonderen Körperbau und Ihrem Körpergewicht sollte Ihr unterer Rücken ein leichtes Hohlkreuz aufweisen. – Sie können jetzt Ihren Körper von der Wand weg nehmen. Lassen Sie dabei die Füße, wo sie sind. Wenn Sie Ihren Körper auf

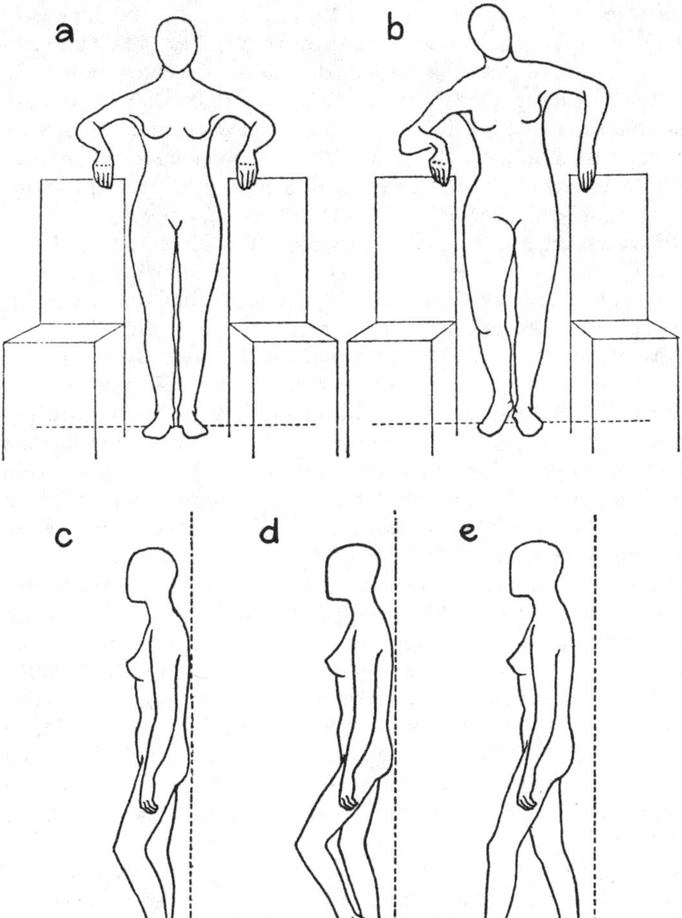

Abb. 47.

diese Weise nach vorne bringen, sollte die Bewegung vom Kopf ausgehen und nicht von der Brust oder dem Bauch.
Wenn Sie nun Ihre Füße nebeneinander stellen, können Sie in dieser Haltung Fehler entdecken, die Sie beim Gehen machen. Stellen Sie zwei Stühle mit hohen Lehnen vor sich auf (Abb. 47a), und berühren Sie die Lehnen mit den Fingerspitzen und dem Daumen, die Ellbogen weit nach außen. Beginnen Sie mit dem rechten Bein zu gehen, indem Sie das rechte Knie leicht heben, bis die rechte Hacke den Boden nicht mehr berührt. Dabei wird es zu einer leichten Verlagerung des Körpergewichts auf das linke Bein kommen, damit Sie den rechten Fuß vom Boden heben können. Viele Leute werden feststellen, daß sie den rechten Fuß nicht durch eine Beugung des rechten Knies vom Boden heben, sondern stattdessen die rechte Seite des Beckens aufwärts zur rechten Seite der Brust hochziehen (Abb. 47b). Sie können dies an dem übermäßigen Druck feststellen, den Sie mit der einen Hand, die den Stuhl berührt, spüren. Der Oberkörper und die Arme sollten am anfänglichen Beugen der Knie nicht beteiligt sein (Abb. 47c).
Bei der nächsten Phase des Gehens beugen Sie einfach die Knie weiter, bis nur noch die Spitze der großen Zehe den Boden berührt (Abb. 47d). Wenn sich nun der gesamte Körper nach vorne bewegt, hebt sich der Fuß vom Boden, und er sollte ihn wieder mit der *Ferse* berühren, kurz bevor die Fußsohle aufgesetzt wird (Abb. 47e). Die Knie sollten nicht wie beim »Stechschritt« durchgestreckt sein. Wenn die Fußsohle den Boden zuerst berührt, ist meistens das Hohlkreuz im Bereich des unteren Rückens zu ausgeprägt. Durch das Aufsetzen der Ferse und der Zehen in dieser Weise vermeiden Sie, daß der untere Rückenbereich zu stark gewölbt wird.
Diese Übungen haben nicht das Ziel, Ihnen das Gehen beizubringen, sondern Sie sollen auf dieser Stufe einfach Fehler im Bewegungsablauf des Gehens herausfinden. Bei einer vollständig integrierten Gehbewegung müßte neben dem Gebrauch der Beine auch der Gebrauch des Oberkörpers berücksichtigt werden. Es geht natürlich leichter mit der Hilfe eines Lehrers, der Ihnen zeigen kann, wie Sie die Stuhllehne so zwischen den Fingern und Ihrer Hand halten können, daß Sie keine unnötigen Spannungen im Kopf, im Hals, in den Schultern und in den Armen erzeugen.

Schultern und Arme

Außer den Bequemlichkeiten bei der Darstellung gibt es keinen besonderen Grund, eine Diskussion der Rolle von Schultern und

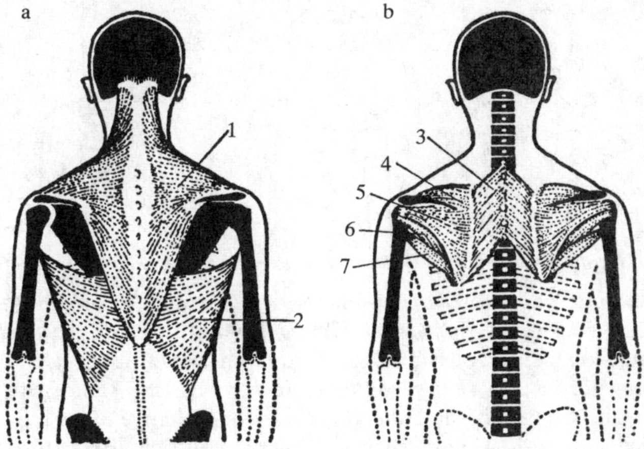

Abb. 48. 1. Trapezius; 2. Latissimus dorsi; 3. Rhomboideus; 4. Supraspinatus; 5. Infraspinatus; 6. Teres Minor; 7. Teres major.

Armen so lange zurückzustellen. Sie sind bei vielen Menschen eigentlich eine wichtige Körperregion, in der es einen verkehrten Körpergebrauch gibt, weil die Extremitäten im Leben des Zivilisationsmenschen so intensiv gebraucht werden. Abbildung 48 zeigt die Muskeln, die auf den Gebrauch der Schulterblätter häufig einen verzerrenden Einfluß ausüben.

Bei den meisten Menschen sind die Schulterblätter bei Bewegungen und irgendwann auch einmal im Ruhezustand nach oben und zu einer Seite des Halses gezogen. Häufig werden sie auch zu stark zusammengezogen, entweder wegen der verkehrten Aufforderung in der Schule »Schultern gerade«, oder weil bei der energielosen, sitzenden Lebensweise, die die meisten Menschen führen, der Brustkasten relativ wenig geweitet wird. Die Schulterblätter, die flach liegen und die Weite eines richtig geweiteten Brustkastens einnehmen sollten, nähern sich einander an und werden flügelartig, wenn die Brust nicht geweitet ist. Wenn man eine Hand über den Rücken legt und das Schulterblatt der anderen Körperseite berührt, steht möglicherweise das untere Ende des Schulterblattes hervor.

Die flügelartige Stellung der Schulterblätter läßt sich für kurze Zeit durch eine Hebung der Hände und Arme nach vorne kompensieren. Diese Bewegung (zu der es kommt, wenn man auf die zuvor beschriebene Weise einen Stuhl berührt) hat meist die Wirkung, daß die Schulterblätter nun flach auf dem Rücken liegen; in dieser Position sollten sie sich übrigens auch befinden, wenn die Arme an

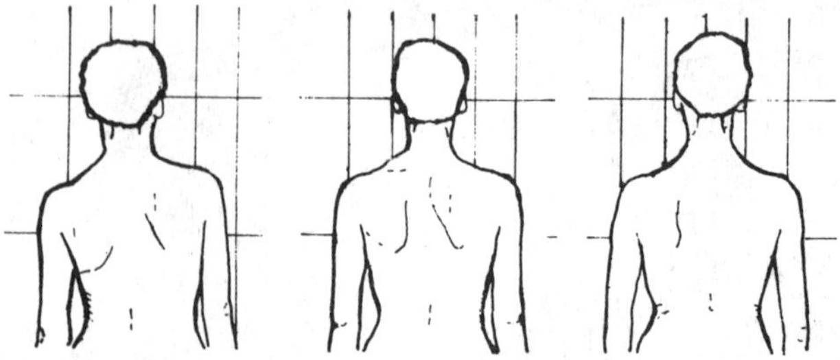

Abb. 49. Rücken nach Unterricht gerade und rechte Schulter geweitet.

den Seiten des Körpers herabhängen. Wenn man einen Stuhl auf diese Weise hält, sollten die Ellbogen vom Körper abgewendet sein, wobei die Fossa cubitalis, die Innenseite des Ellbogengelenks, zum Körper hin zeigen sollte. In dieser Haltung kann sich das Gefühl einstellen, daß die Schultern herabhängen, aber diese Empfindung ist darauf zurückzuführen, daß der »Buckel« jetzt deutlicher wird und nicht durch eine häßliche Breitschultrigkeit verborgen ist.

Wenn die Schulterblätter zusammengezogen sind, werden sie für gewöhnlich auch zu stark zum Nacken und zum Buckel gezogen. Der obere Teil des Brustkastens verjüngt sich und ist schmäler als der untere Teil des Brustkastens, und deshalb werden die Schulterblätter nach innen, zum Buckel hingezogen, wenn sie über dem sich verjüngenden Teil des Brustkastens liegen. Solche Verspannungen müssen natürlich durch ein leichtes Absinken und eine Weitung der Schulterblätter beseitigt werden. Für die meisten Menschen ist dies jedoch schwierig, ohne dabei ihren unteren Rücken krumm zu machen. Es müssen also nicht nur die Schulterblätter entspannt und geweitet werden, sondern gleichzeitig muß der Rücken gestreckt und gedehnt werden (ohne dabei zu einem Hohlkreuz gewölbt zu werden), um die Schultern zu unterstützen. Dieser Prozeß wird noch erleichtert, wenn der Brustkasten ausgedehnt wird, um auf der Körperrückseite weiter zu werden. Abbildung 49 zeigt die langsame Verbesserung der Verspannungen in der rechten (nicht jedoch der linken) Schulter.

Die Schultern drücken ziemlich viele emotionale Spannungen aus. Dorothy Tuton erzählte mir, daß sie die Jeanne d'Arc mit leicht hochgezogenen und steifen Schultern spielte, um sich ein hochmütiges Gehabe zu geben. Mit den Schultern wird eine ganze Reihe von äußerst subtilen Emotionen Ausdruck verliehen, etwa dem Achselzucken, aggressiven Drohgebärden oder Resignation, und Wehmut, etwa durch eine leichte Lösung der Muskeln im oberen Brustkasten, dort wo die Achseln in die Oberarme übergehen.

Die Arme

Die Innenseite des Ellbogengelenks sollte beim Stehen nicht nach vorne weisen. Die Oberarme sollten eigentlich nach innen gewandt sein, so daß sich die Ellbogen leicht nach außen und fort vom Körper drehen. Wenn die Schultern krumm sind, werden die Oberarme meistens auch zu dicht am Körper gehalten.
Die Außenseite des Ellbogens ist eine Region, die bei den meisten Menschen viel zu steif ist, so daß im Ruhezustand die Unterame zu sehr zu den Oberarmen angewinkelt sind. Die Arme werden für viele Aktivitäten im täglichen Leben gebraucht. Allmählich werden die Unterarme auch in einer Ruheposition zu stark angespannt, die Ellbogen sind dann ein wenig zu sehr angewinkelt, und die Hand ist nicht genügend ausgestreckt. Eine Linie von der Innenseite des Ellbogengelenks, die von diesem über den inneren Rand des Handgelenkes zur Spitze des Daumens verläuft, sollte fast gerade sein, so daß die Finger im Ruhezustand gestreckt und leicht vom Daumen abgewendet werden können. Aus dieser Ruheposition heraus kann man mit dem geringsten Aufwand Auto fahren, Musikinstrumente spielen und mit allen möglichen Werkzeugen und Gegenständen umgehen. Bei dieser Haltung sind die Handteller breiter und die Finger stehen leicht auseinander. Die Höhe und die Position von Schreibtischen, Musikinstrumenten, Schalttafeln an Werkbänken usw. sollten so eingerichtet werden, daß ein guter Gebrauch der Arme und der Hand nicht beeinträchtigt wird. Beim Schreiben und beim Schreibmaschineschreiben sollte es keine allzu großen Abweichungen von der Ruheposition der Schultern, Arme und Hände geben, den ich beschrieben habe. Und natürlich ist es bei den so häufig beschriebenen medizinischen Zustandsbildern wie den steifen »toten Schultern«, beim »Tennisarm« und bei der Sehnenscheidenentzündung des Handgelenks von allergrößter Bedeutung, den Patienten einen richtigen Gebrauch des ganzen Oberarmes zu zeigen und diesen eine ausreichende Stütze vom Rumpf aus zukommen zu lassen. Genauso ist es bei den verschiedenen Mannschaftssportarten und in der Leichtathletik von entscheidender Bedeutung, den Betreffenden zu zeigen, wie sie ihre Arme und ihre Schultern in einen entspannten Ruhezustand bringen können. Die Untersuchung von schlechten Körperhaltungen kann eine Erklärung für häufige Lochfehler beim Golf oder Golfbälle mit Rechtsdrall oder für eine Pechsträhne im Tennis beim Aufschlag und beim Schmettern usw. liefern.
Diese kurze Darstellung von einigen der offensichtlicher verkehrten Körperhaltungen hat das Problem gestreift. Diese Störungen

lassen sich besser an lebenden Personen demonstrieren. An einer Volkshochschule benötigte ich einmal ein verlängertes Wochenende, an dem ich sechs Vorträge hielt, vier Stunden lang Demonstrationen mit Schulkindern durchführte und jeden Kursteilnehmer individuell untersuchte, bevor ich das Gefühl hatte, alle wesentlichen Punkte, die ich darstellen wollte, erklärt zu haben. Abbil-

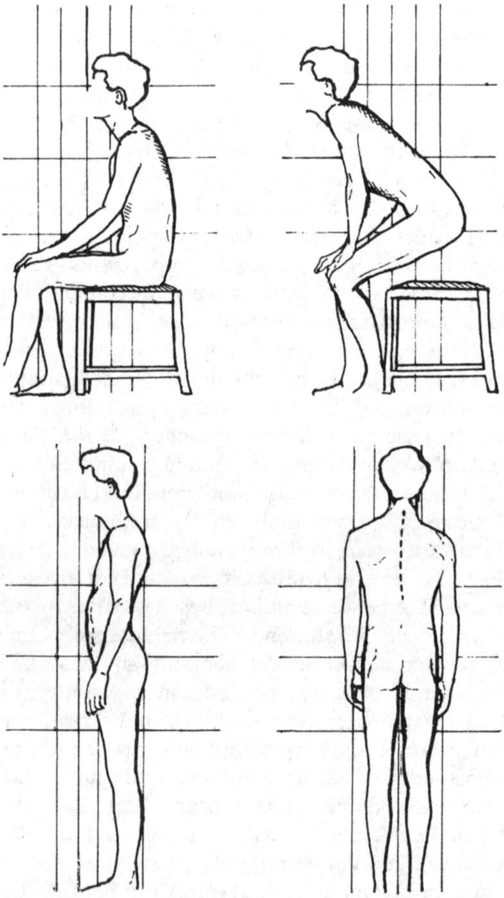

Abb. 50. Fast alle möglichen Haltungsschäden in einer einzigen Person! Buckel, Kopf zurückgezogen, Hohlkreuz, Skoliose, Schulter hochgezogen, rechte Hand hängt tiefer, Verdrehung des Unterschenkels.

dung 50 zeigt die häufigsten Haltungsschäden, die krumme Sitzhaltung, den beim Stehen nach hinten gezogenen Kopf, die hängenden Schultern und Arme, mit einer Verschiebung des Thorax, den nach vorne gesunkenen Hals, einen ausgeprägten Buckel, Hohlkreuz, Knie zu sehr durchgestreckt, und das alles bei einem einzigen jungen Mann, der dreiundzwanzig Jahre alt war.

Die Auftretenshäufigkeit von schlechten Körperhaltungen

Ein Individuum hat nicht nur auf makroskopischer, sondern wichtiger noch auf mikroskopischer Ebene seine individuellen Kombinationen und Permutationen der vielen alternativen schlechten Körperhaltungen, was eine saubere Klassifikation von Haltungsschäden gegenwärtig nicht möglich macht. Allerdings ist es möglich, sich unter Verwendung von allgemeinen Kategorien eine gewisse Vorstellung über das Ausmaß des Problems zu verschaffen.

Verschiedene Institute zur Leibeserziehung und einige örtliche Schulbehörden haben mir im Laufe der Jahre gestattet, an ihren Studenten und Schülern Untersuchungen durchzuführen. Vor einigen Jahren war ich medizinischer Beirat des »National Committee on Movement Training«. In diesem Gremium bemühten wir uns, die physiologischen Auswirkungen von verschiedenen Formen der Bewegungserziehung zu beurteilen.

Das vorliegende Formular (Abb. 51) hat sich bei der Beurteilung von Haltungsschäden als ein nützlicher Leitfaden erwiesen und wurde von den Erziehungsbehörden für den heilgymnastischen Bereich übernommen. Abhängig von der Schwere des Haltungsschadens werden einfach ein, zwei oder drei Noten vergeben. Die meisten dieser »Haltungsstudien« wurden mit Hilfe von Professor Tanner vom »Institute of Child Health« durchgeführt. Sein Buch *Growth at Adolescence*[39] vermittelt eine Vorstellung davon, bis in welche Details solche Untersuchungen gehen.

An einigen führenden Instituten zur Leibeserziehung, die für eine Aufnahme eine sehr gute körperliche Verfassung verlangen und die einige der besten Sportler und Mannschaftssportler des Landes anziehen, wurden Umfragen durchgeführt. Man kann durchaus behaupten, daß sich diese Studentengruppe von früh an der Entwicklung ihrer Körper gewidmet hat; sie werden für das ganze Land zu Sportlehrern ausgebildet.

Bereich	*Fehler*	*Wert*	*Fehler*	*Wert*
Kopf	vorgestreckt		gekippt	
	zurückgezogen		nach unten gezogen	
Schultern	hochgezogen		verdreht	
	hängend		zusammengezogen	
Becken	gekippt		zu weit vorne getragen	
	verdreht		gluteale Asymmetrie	
Rückgrat	Skoliose		Verbiegung des Thorax	
	Kyphose		Hohlkreuz	
Haltung	durchgestreckte Knie		nach vorne gebeugt	
	Verdrehung der Knie nach innen		Symmetrie	
Muskel-spannung	lokal			
	allgemein			

Abb. 51. Formblatt für die Aufzeichnung von Haltungsschäden.

Bei der Analyse ihrer Haltungsschäden anhand von Photographien ergab sich ein deutliches Muster (Abb. 52) nach eindeutigen Kategorien. Die Probanden mit den Werten 0–3 haben einen ausgezeichneten Körpergebrauch, jene zwischen 6–9 weisen schwere, jene zwischen 10–14 sehr schwere und jene über 15 wirklich schwere Haltungsschäden auf. Aus einer Gruppe von einhundertzwei Sportstudenten (Abb. 52b) hat die Mehrheit – 62% – schwere Schäden, 11,5% zeigen leichte und 26,5% sehr schwere Schäden. Bei einer Gruppe von männlichen (Abb. 52a) und weiblichen (Abb. 52c) Schauspielstudenten ergaben sich ähnliche Zahlen.

Auf dem Hintergrund solcher Studien wird deutlich, daß unabhängig von jeweiligen Verfahren, die an den Schulen und Instituten des Landes angewendet werden, das Resultat selbst bei den besten Schülern und Studenten nicht besonders gut ist. Die Vorstellung, daß eine gesunde natürliche Lebensweise im Freien mit viel frischer Luft und sportlicher Aktivität einen einigermaßen vernünftigen Gebrauch sicherstellt, trifft einfach nicht zu – man sieht ja, wie hoch die Häufigkeit von Haltungsschäden bei Sportstudenten ist. Selbst wenn dies jedoch anders wäre, bliebe noch das Hauptproblem ungelöst, nämlich breiten Bevölkerungsschichten einen Gebrauch beizubringen, mit dem Individuen den Belastungen einer Zivilisation trotzen können, die ein gesundes Leben nicht gerade leicht macht.

Die Zahlen über den schlechten Körpergebrauch von Studenten sind alarmierend; ebenso alarmierend sind jedoch die Zahlen, die das »National Committee on Movement Training« zum Körpergebrauch von Kindern in Hauptschulen ermittelte. Diese Untersuchung wurde in den Schulen von Hertfortshire durchgeführt. Zusätzlich zu einer ganzen Batterie von physiologischen und psychologischen Tests führte ich eine Studie über Haltungsschäden und Muskelverspannungen durch.[40] Es war ermutigend, daß die Empfehlungen des Komitees in den Schlußbemerkungen der Studie lauteten: »Die größte Hoffnung für die Zukunft liegt in jenen Messungen und Einschätzungen, die Dr. Barlow und seine Kollegen vornehmen können«.

In einer weltweiten Studie über Methoden zur Leibeserziehung, die in Großbritannien, den USA, Australien und der UdSSR durchgeführt wurde, schloß der Bericht mit einer Darstellung der Arbeiten, die Professor Tanner und ich durchgeführt haben; der Bericht erwähnte mich folgendermaßen: »Derzeit gibt der Sport-

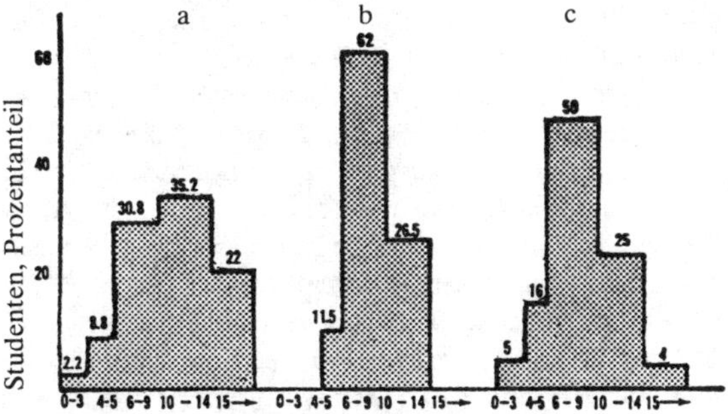

Abb. 52. Zahl der Körperschäden

unterricht den Schülern weder das Wissen noch das Bedürfnis mit, in kommenden Jahren körperlich aktiv zu bleiben. Die Probleme des körperlichen Abbaus von Erwachsenen in den Industrienationen sind viel wichtiger, als Jugendlichen eine Möglichkeit zu körperlicher Betätigung zu verschaffen. Der Sportunterricht hat versagt, wenn der spätere Erwachsene nicht das Bedürfnis hat und nicht in der Lage ist, über sein ganzes Leben hinweg einen guten Körpergebrauch aufrecht zu erhalten.«

Der Bericht schließt mit den Sätzen: »Beide Ärzte stehen in Verbindung mit den Mitgliedern der ›Physical Education Association‹, und man kann nur hoffen, daß ihr Interesse an den Problemen der körperlichen Entwicklung und die ihnen eingeräumten besseren Gelegenheiten zur Untersuchung von Körperbewegungen Sportlehrern bei ihrer pädagogischen Arbeit eine Orientierung sein und den heilgymnastisch tätigen Berufsgruppen eine gezielte Hilfe bieten werden.«[41]

Das Alexander-Prinzip läßt sich nur schwer ohne Anleitung lernen. Deshalb ist es von entscheidender Bedeutung, daß die Alexander-Technik bereits im Schulalter unterrichtet wird. Wie das in den Schulen im einzelnen aussehen soll, ist die Sache der jeweiligen Schulleiter. Die Vermutung liegt nahe, daß die Alexander-Technik von einigen Schulen zuviel verlangen würde. Durch die Geduld und das Können einiger Alexander-Lehrer, die still daran gearbeitet haben, ihren Lehrerkollegen zu beweisen, wie wertvoll dieses Verfahren sein kann, sieht es heute so aus, als ob doch immerhin einige Schulen das Alexander-Prinzip in ihren Lehrplan aufnehmen können, und daß beide Seiten davon Nutzen haben sollten.

In den vergangenen Jahren wurden Alexander-Lehrer an vier Colleges berufen – das »Royal College of Music« (an dem ich die meisten meiner frühen Untersuchungen durchführte), die »Royal Academy of Dramatic Arts«, das »New College of Speech and Drama«, und »Guildhall«. Die Schulbehörden von Zentral-London haben dem Alexander-Institut wichtige finanzielle Mittel zuerkannt. Dieser Schritt könnte dazu beitragen, die enorm gestiegene Nachfrage nach ausgebildeten Lehrern zu befriedigen. Im großen und ganzen gesehen wird der größte Teil des Alexander-Trainings noch immer von einzelnen Lehrern angeboten, die privat arbeiten. In der Vergangenheit war es häufig so, daß eine neu entstandene pädagogische Richtung zunächst auf privater Ebene und nicht vom Staat aufgegriffen wurde. Erst wenn die positiven Beweise unwiderlegbar geworden sind, ziehen die offiziellen Institutionen mit.

Inzwischen sprechen unumstößliche Beweise für das Alexander-Prinzip. Wir sind Zeugen einer allgemeinen Verschlechterung des Körpergebrauchs, der schon im frühen Alter beginnt und zu dessen Verhinderung die heutigen pädagogischen Verfahren wenig tun. Die meisten Menschen haben einen guten Körpergebrauch verloren. Der Gebrauch des Körpers ist zwar nicht bei allen, doch bei den meisten Aktivitäten und auch im ruhenden Zustand schlecht. Doch niemand kümmert sich darum weil die Schäden nicht bemerkt werden, bevor sie wirklich gravierend geworden sind. Die Situation in vielen Familien muß in Kindern einfach Spannungen verursachen; doch selbst die glücklicheren unter ihnen, deren Eltern ihnen ein harmonisches Zuhause gewähren, haben es schwer. Für Kinder ist es nicht leicht, »sich aufrecht zu halten«, wenn sie überall von Menschen umgeben sind, die monströse Zeugnisse für einen schlechten Gebrauch ablegen.
Alexander hat eine Methode entwickelt, durch die man einen besseren gewohnheitsmäßigen Gebrauch unterrichten kann, und sie ist weithin als die »Alexander-Technik« bekannt geworden. Das nächste Kapitel wird einige der Konzepte erklären, auf der seine Technik beruht, und die Verfahren beschreiben, die in einer Alexander-Stunde angewendet werden.

10 Die Unterrichtung im Alexander-Prinzip

Manche kommen voll der Hoffnung, manche voll der Furcht. Die Menge erscheint in vielfältiger Gestalt.

Pope

Anfangs findet die Unterrichtung der Alexander-Technik in Einzelarbeit mit einem Lehrer pro Schüler statt. Dabei kann nichts ausgelassen werden. Wenn der Unterricht nicht ins Detail geht, ist er sinnlos. Der Alexander-Lehrer arbeitet mit seinen Schülern eine halbe bis eine ganze Stunde. In dieser Zeit sind die beiden unablässig damit beschäftigt, einen neuen Körpergebrauch zu entwickeln. Bei den meisten Menschen sind dazu insgesamt mindestens fünfzehn Sitzungen erforderlich, bei vielen Menschen jedoch erheblich mehr. Die relativ stereotypen Verfahren der Krankengymnastik oder die manipulativen Verfahren der Chiropraktik bereiten weniger Mühe, und bei ihnen kann man eine größere Zahl von Patienten behandeln. Beim Alexander-Unterricht ist das jedoch nicht möglich. An einem Arbeitstag kann sich ein Lehrer nur mit einer vergleichsweise geringen Zahl von Menschen befassen.

Das Erlernen eines besseren allgemeinen Körpergebrauchs unterscheidet sich in keiner Weise vom Erlernen irgend einer anderen Fertigkeit. Mit oder ohne Lehrer findet dieser Lernprozeß jedoch gleichzeitig auf zwei Ebenen statt, auf einer rein geistigen, »begrifflichen« Ebene, und auf einer psychophysischen Ebene, bei der das direkte »Erleben« berührt wird. Um dies zu illustrieren, kann man sich eine Person vorstellen, der die Augen verbunden worden sind und die ein vor ihr liegendes Objekt (A) erkennen möchte.

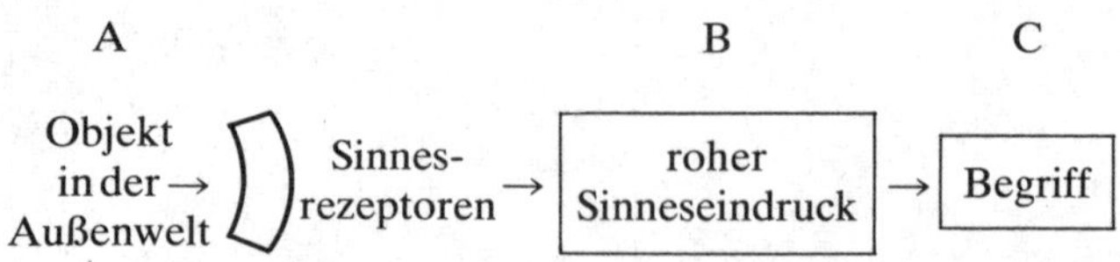

Die Sinnesrezeptoren melden der Person zunächst, daß der Gegenstand schwer, glatt, kalt, rund usw. ist. Die Sinne liefern der

Person einen »rohen«, noch nicht weiter ausgearbeiteten Sinneseindruck (B). Sehr rasch wird die Person meinen, den Gegenstand zu erkennen und ihm einen Begriff (C) zuordnen: Ein »Krug«, beispielsweise. Bei diesem zuordnenden Prozeß (C) müssen Eigenschaften wiedererkannt und unterschieden werden, die man aus Erfahrung mit einem Krug in Verbindung bringt. Der Begriff ist *nicht* die Erfahrung, das Wort ist nicht das Objekt. Diese beiden Ebenen dürfen nicht durcheinander gebracht werden, obwohl sie ineinander übergehen.

Die Begriffsbildung bei Tieren in der Natur ist vermutlich recht einfach. Wenn ein solches Tier beispielsweise ein Affe ist, der sich in allgegenwärtiger Gefahr befindet, von einem Tiger gefressen zu werden, ist es für ihn wichtig, den Tiger zu entdecken, bevor dieser tatsächlich auftaucht. Eine Witterung in der Luft (Ebene B) wird blitzartig mit dem Gedanken (Ebene C) an einen Tiger verbunden, und das stimuliert eine unmittelbare Reaktion – in diesem Fall wahrscheinlich, mit all den anderen Affen einen Baum zu erklimmen. Für einen wohlmeinenden Fremden wäre es ganz nutzlos zu schreien: »Aufgepaßt! Tiger, Tiger!«, weil der verbale Begriff »Tiger« einem Affen nichts, die Witterung in der Luft hingegen alles bedeuten würde. Worte und Ideen reichen für sich genommen als pädagogische Maßnahmen nicht aus, vor allem nicht bei Lernprozessen, bei denen die Sinne eine wesentliche Rolle spielen. Verbale Begriffe werden erst wirksam, wenn sie durch einen Lernprozeß mit einem unverarbeiteten Erlebnis verbunden wurden. Man könnte also mit der Zeit einem Affen beibringen, einen Baum zu erklettern, wenn jemand »Tiger« ruft.

Wenn ein neuer Körpergebrauch erlernt werden soll, ist es notwendig, mit vielen verschiedenen Empfindungen, die mit einem neuen Gebrauch entstehen (Ebene B), neue Begriffe zu assoziieren (Ebene C). Diese Begriffe lösen nach einiger Zeit einen besseren Gebrauch aus. Beim Menschen können neue Begriffe für den Körpergebrauch nicht so einfach sein wie bei einem konditionierten Tier. Zu allererst einmal müssen jedoch einfache Assoziationen zwischen den Namen für verschiedene Formen des Gebrauchs und den eigentlichen Körperhaltungen geknüpft werden. Der Schüler muß für den neuen Gebrauch seiner selbst neue Grundbegriffe erlernen. Diese Grundbegriffe sollen unter der Kontrolle des Individuums stehen, d. h. der Ruf »Tiger, Tiger« soll nicht unmittelbar zu einer Handlung führen, sondern das Individuum soll sich zu einer Reaktion nach eigenem Belieben entscheiden können und sich zuvor dazu eine innere Anweisung erteilen.

Dieser Vorgang zeigt sich deutlich bei einer elektrischen Aufzeichnung, die von einem Muskel während der Umerziehung gemacht wurde. Die Abbildung 53 zeigt eine Aufnahme der Aktivität von Nackenmuskeln, die trainiert wurden, sich zu entspannen, während sich der Patient gleichzeitig die verbale Anweisung sagte »Nacken entspannen«. Bei (a) ist die Grundspannung im Nacken sehr hoch. Bei (b) verringert sich die Spannung vorübergehend, aber sie kehrt zurück, sobald der Lehrer aufhört, den Kopf zu regulieren. Bei (c) wird das bessere muskuläre Gleichgewicht rascher erreicht. Aber die Verspannungen kehren noch immer zurück, wenn der Lehrer seine Regulation einstellt, ebenso in (d). Bei (e) ist der Patient in der Lage, den weniger verspannten Zustand aufrecht zu erhalten. Mit der Zeit wird er in die Lage kommen, diesen spannungsfreien Zustand einfach durch die Wiederholung der »Formel« herbeizuführen.
Dem Klienten wird eine ganze Reihe solcher verbalen Anweisungen beigebracht, während er gleichzeitig mit Hilfe des Therapeuten lernt, die Spannungen in seinem ganzen Körper besser und harmonischer zu verteilen. Die Sequenz der formelhaften Anweisungen ist so konzipiert, daß man den ganzen Körper der Reihe

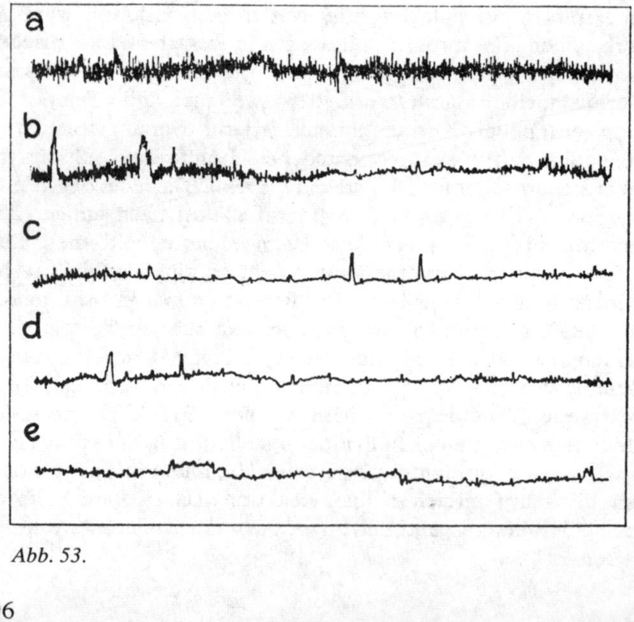

Abb. 53.

nach überprüft, ganz ähnlich wie eine Fernsehkamera ein Objekt absucht oder wie man ein Telefonbuch bei der Suche nach einer bestimmten Nummer überfliegt. Die Reihenfolge der Anweisungen bietet also ein Modell mit räumlichen und zeitlichen Koordinaten. Mit einer derartigen Sequenz von Formeln für den Körpergebrauch soll überprüft werden, ob zu starke muskuläre Verspannungen entstehen, und sie sollen gegebenenfalls die Wiederherstellung eines Ruhezustandes ermöglichen. Wenn man sich die Anweisungen bei öffentlichen Auftritten und in Leistungssituationen ins Gedächtnis ruft, geht man sicher, daß man sich nicht allzusehr von einem entspannten Ruhezustand entfernt.

Das Erlernen solcher neuen »Grundbegriffe« für den Gebrauch reicht jedoch für sich genommen noch nicht aus. Zwei weitere Faktoren müssen hinzukommen. Einmal muß die betreffende Person lernen, nicht rein »zweckorientiert« zu handeln – und dazu ist das erforderlich, was Alexander als »hemmen« bezeichnete.

Zweckorientiertes Handeln

Die meisten Menschen erzeugen bei der Vorbereitung auf Aktionen überflüssige muskuläre Spannungen. Eine der interessantesten und originellsten Ideen, die Alexander zur Erklärung solcher überflüssigen Spannungen hatte, war sein Konzept des »zweckorientierten Handelns«. Um zu verstehen, was in einer Alexander-Sitzung geschieht, ist es unerläßlich, dieses Konzept zu verstehen.

Alexander wollte das Konzept des zweckorientierten Handelns nicht nur auf schlechte Unterrichtsmethoden und ein verkehrtes Erlernen eines neuen Gebrauchs angewendet wissen, sondern verstand es in einem viel umfassenderen Rahmen. Mit zweckorientiertem Handeln ist die Gewohnheit gemeint, auf Ziele, auf einen Sollzustand, einen Zweck, auf Ergebnisse hin zu arbeiten, ohne an die dabei notwendigen Mittel zu denken und ohne sicherzustellen, daß die verwendeten Mittel keine schädlichen Nebenwirkungen haben.

Zweckorientiertes Handeln zeigt sich an vorschnellen und überschießenden Reaktionen. Wer nach solchen zweckorientierten Prinzipien lebt, möchte so rasch wie möglich ans Ziel gelangen, um daraufhin noch weitere Ziele zu erreichen. Das gilt nicht nur für große Zielsetzungen und Leistungen, sondern auch für ganz kleine Ziele, wie das Öffnen eines Wasserhahnes, das Aufheben von

Gegenständen, das Schlucken von Nahrung oder wenn man einem Gesprächspartner ins Wort fällt.
Handelt man zweckorientiert, so ist das Leben dann erfolgreich, wenn man immer mehr und mehr Ziele erreicht, und den Letzten beißen die Hunde. Diese Ziele sind entweder individuell gewählt oder die Gesellschaft hat einen dazu gebracht, sie anzunehmen. Aber ob es sich dabei nun um die Ziele eines »Geschäftsmenschen« oder eines Abenteurers handelt, jedenfalls bedeutet das zweckorientierte Handeln, daß der zum Erreichen dieser Ziele erforderliche Gebrauch nicht gebührend berücksichtigt wird.
Dieses Konzept des zweckorientierten Handelns wurde lebhaft von John Dewey[42], dem amerikanischen Pädagogen und Philosophen aufgegriffen. Dewey sah in diesem Konzept einen Weg, Schulkinder mehr für die Aktivität als solche zu motivieren, mit der sie gerade beschäftigt sind, als dies durch die zukünftige Bestätigung durch ein erfolgreiches Examen oder die Hoffnung, Klassenbester zu werden, möglich ist. Das Konzept des zweckorientierten Handelns wurde auch von Aldous Huxley aufgegriffen, der in seinem Buch *Ziele und Wege*[43] dazu schrieb:
»Wir alle handeln in Alexanders Sinn zweckorientiert. Wir folgen Zielen, die wir anstreben, ohne jemals die Mittel zu bedenken, mit denen wir unsere Absichten am besten erreichen können. Der ideale Mensch ist gelassen. Jede Erziehung sollte letztendlich Gelassenheit anstreben.«
Durch das jüngste Interesse an der Meditation sind einige Autoren dazu gekommen, im »zweckorientierten Handeln« wie Alexander es verstand, den gleichen Fehler zu sehen, den auch sie zu überwinden suchen. Aus diesem Grund haben einige Veröffentlichungen über Alexander einen gewissen mystischen, um nicht zu sagen sentimentalen Beigeschmack. Manche Leute halten die Erfahrungen, die bei einem Hemmen des zweckorientierten Handelns gemacht werden, für wichtiger als die übrigen Auswirkungen eines guten Gebrauchs seiner selbst.

Hemmen

»Hemmen« in Alexanders Sinn ist nicht mit Verdrängung oder einer herabgesetzten Reaktionsbereitschaft zu verwechseln, wie Psychotherapeuten sie verstehen. Alexander vertrat eine recht einfache Stimulus/Response-Psychologie, und sein Verhaltensdiagramm sah etwa so aus:

Input → Verarbeitung → Output

Alexander erkannte ganz richtig, daß das zweckorientierte Handeln eine Reflexhandlung ist, bei der das bewußt denkende Gehirn umgangen wird, und daß die meisten zweckorientiert handelnden Menschen automatisch auf einer Input/Output-Ebene operieren. Ihre Aktivitäten zielen darauf ab, auf den Input so schnell wie möglich zu reagieren, gleichgültig, ob die gewohnten Reaktionsweisen dazu zweckmäßig sind oder nicht. Deshalb bestand Alexander darauf, daß seine Schüler beim Eintreffen eines solchen Stimulus die unmittelbare muskuläre Reaktion hemmen, damit eine »Verarbeitung« möglich ist, um eine sinnvolle Reaktion vorbereiten zu können. Diese Hemmung wurde zu einem Eckpfeiler für Alexanders Methode.

Diese Beobachtung ist wichtig und grundlegend. Aber wenn man rigoros entschlossen ist, die Stimuli nicht sofort wahrzunehmen und auf sie zu reagieren, hat dies den Nachteil, daß es zu seltsamen desorientierten Bewußtseinszuständen kommen kann. Wie bei dem Philosophen, der am Flußufer zuschaut, wie jemand ertrinkt, und noch zu entscheiden versucht, ob menschliches Leben eigentlich wertvoll ist oder nicht, hat das Konzept der Hemmung in der Vergangenheit einige Anhänger von Alexander in einen passiven Zustand versetzt. Sie reagierten lieber überhaupt nicht, weil sonst ihre dystonischen Muskelverspannungen wieder auftreten könnten. Mit einer solchen »sensorischen Deprivation«, die aus einer übertriebenen Hemmung resultieren kann, sollte man natürlich vorsichtig umgehen. Das Problem stellt sich jedoch nicht, wenn man die Hemmungsphase dazu nutzt, um sich für die Entscheidung vorzubereiten, wie man anschließend reagieren will – eine Phase, auf die entweder eine körperliche Aktivität oder ein freier, ruhender Zustand folgen kann. Über das »Hemmen« wird noch einiges in Kapitel 11 (Das Erlernen des Alexander-Prinzips) zu sagen sein.

Die Alexander-Technik

Die Alexander-Technik ist, um sie in aller Kürze zu beschreiben, eine Methode, bei der Menschen lernen, wie sie ihren schlechten Körpergebrauch und allgemein schlechte Haltungen bei Bewegungen und im Ruhezustand erkennen und vermeiden können. Der Lehrer vermittelt dem Schüler durch direkte Arbeit am Körper Informationen über die individuelle Gebrauchsweise. Zu der Methode gehört auch das Erlernen von neuen Grundbegriffen für den Körpergebrauch; sie sind eine Reihe von formelhaften Sätzen, die der Schüler lernt, und die er mit dem neuen muskulären Gebrauch, der ihm durch die Körperarbeit beigebracht wird, zu assoziieren beginnt. Der Schüler lernt auch, sich diese Anweisungen nicht nur im eigentlichen Unterricht, sondern auch wenn er allein ist innerlich zu sagen.

Die Alexander-Technik ist *keine* manipulative Methode, bei der das Subjekt ein passiver Empfänger wäre, und hinterher nicht klüger ist als zuvor. Der Schüler lernt, wie er es vermeiden kann, sich wieder zu verspannen. Die Alexander-Technik ist eine Methode, um seinen wiederkehrenden gewohnten schlechten Körpergebrauch in Zukunft zu vermeiden. Mit dieser Technik ist es möglich, seinem Gebrauch eine neue Struktur zu geben.

Die Alexander-Technik ist *keine* Form der Hypnose, bei der die Psyche dazu konditioniert wird, Befehlen zu gehorchen, die eine fremde Person suggeriert. Die Methode könnte in ihrer Anfangsphase vielleicht als eine *Dekonditionierung* beschrieben werden, bei welcher der Schüler erkennen soll, wann er sich verspannt. Aber es gibt keine Gemeinsamkeiten mit den Dekonditionierungsverfahren der Verhaltenstherapie, bei denen Verspannungen, beispielsweise bei einem Schreibkrampf, durch das Erteilen von Elektroschocks bestraft werden, sobald der Füllfederhalter verkehrt gehalten wird.

Vielmehr muß der Patient ständig aufmerksam sein und bewußt lernen. Veränderungen, die nicht in ein neues, bewußtes Körperkonstrukt integriert werden können, das der Patient später absichtlich verwenden kann, gelten als sinnlos.

Die Alexander-Technik ist *keine* Entspannungstherapie. Natürlich lernen die Schüler auch, zuvor unbewußte Verspannungen zu lösen. Aber vom Schüler wird gleichzeitig verlangt, andere Muskelgruppen durch Übungen zu kräftigen, die zuvor unterentwickelt waren. Beispielsweise werden viele Menschen, die die schlechte Gewohnheit angenommen haben, zusammengesackt und mit übereinander geschlagenen Beinen dazusitzen, feststellen, daß sie den unteren Bereich des Rückens und die Oberschenkel kräftigen müssen, wenn sie Verspannungen lösen wollen, die in ihrem Nacken und in den Schultern bestehen. Verspannungen im Nacken und in den Schultern werden durch einen erhöhten Tonus der Muskulatur im unteren Rücken und in den Oberschenkeln ausgeglichen. Aber natürlich sind die Menschen individuell verschieden und jeder hat seine eigenen Spannungsmuster, die geändert werden müssen.

Behandlungsverfahren

Wie geht dieses Lernen nun vonstatten?
Jedenfalls nicht durch »Körperübungen« im herkömmlichen Sinne. Die »dehnenden« und »kräftigenden« Übungen aus der Krankengymnastik der Leibeserziehung sind für diese Belange wertlos*. Man könnte argumentieren, daß von seiner ursprünglichen Bedeutung her das Wort »Übung« (»exercitium«; ex-arcere bedeutet aus einem eingeschlossenen »Zustand« ausbrechen) eigentlich für ein Verfahren geeignet ist, durch das dystonische Muskelspannungen gelockert werden sollen. Aber bei der Umerziehung des Körpergebrauchs besteht das allergrößte Problem darin, Menschen davon abzuhalten, zu viel zu »tun«, und deshalb soll der Begriff »Übung« lieber für Begriffe wie »das Üben der Formel« vorbehalten bleiben. Das Wort »Praxis« hat keinen so negativen Beiklang, solange es nicht losgelöst von seinem eigentlichen Sinn gebraucht wird.

Mangelnde Aufmerksamkeit

Möglicherweise ist der Eindruck entstanden, daß das Erlernen der Alexander-Technik leicht fallen sollte, nachdem der Gebrauch richtig analysiert worden ist. Wenn der Gebrauch von Menschen gestört ist, muß man ihnen sicherlich nur zeigen, wie sie es besser machen können, und dann müssen sie diesen neuen Gebrauch praktizieren, und alles wird wieder gut werden.
Leider ist das Problem nicht ganz so einfach. Wenn sich Menschen einmal an eine bestimmte Art des Gebrauchs gewöhnt haben, werden sie sie als »richtig« empfinden, gleichgültig, wie verdreht und krumm sie auch sein mögen und obwohl ihnen ihre Haltung

* W. Barlow, *Proceedings of the Royal Society of Medicine*[27]. Über einen Zeitraum von zwölf Monaten hatten Studenten, die an solchen »Übungen« mitgemacht hatten, mehr Haltungsschäden entwickelt als sie zuvor gehabt hatten.

vielleicht sogar Schmerzen bereitet und ihre Bewegungen unökonomisch und unbeholfen wirken. Die meisten von uns hängen an ihrem »richtigen« Körpergefühl; schließlich ist es über ein ganzes Leben hindurch bis zum heutigen Tage entstanden. Unser ganzer Charakter ist eng mit den Bewegungsmustern und der Haltung, die wir entwickelt haben, verbunden. Auch unser Gedächtnis hängt eng mit dem Muskeltonus zusammen, der unserem Gebrauch zugrunde liegt. Das Gefühl für die räumliche Koordination unserer Körperhaltungen beeinflußt unser gesamtes Verhalten. Wir *sind* unsere Körperhaltung.

Das bedeutet, daß wir rasch gegen das uns liebgewordene alte Selbstgefühl ankämpfen müssen, wenn wir versuchen, unseren Gebrauch einer grundlegenden Veränderung zu unterziehen. Man kann im einzelnen aufweisen, wo Haltungsschäden vorliegen. Die meisten von uns werden auch bereitwillig zugeben, daß sie ihre Haltungen ändern sollten, und daß ihr allgemeines Körpergefühl nicht zuverlässig sein kann, wenn sie mit der Zeit so schlechte Haltungen angenommen haben. Trotzdem versuchen die meisten Menschen, ihren schlechten Gebrauch einfach zu korrigieren, indem sie eine neue Körperhaltung einnehmen, die nach ihrer Ansicht jetzt von ihnen verlangt wird. Dieser Versuch erregt nur eine neue Serie von dystonischen Spannungen, und es dauert nicht lange, bis vor allem bei Bewegungen die alten gewohnten Haltungen wiederkehren. Vielleicht erinnert sich der Leser daran, daß aus der von mir untersuchten Gruppe von einhundertfünf jungen Männern (Kapitel 2) nur elf in der Lage waren, ihre Gewohnheiten willentlich zu ändern, und selbst das nur unter meiner unmittelbaren Aufsicht.

Eine Alexander-Sitzung

Alexander hat beschrieben, wie er sich selbst ein neues Körperkonstrukt beibringen konnte, und wie er lernte, es mit einer neuen Gebrauchsweise seines Körpers zu assoziieren.[44] Aber das ist ein mühseliges Geschäft, wenn man auf sich allein gestellt ist. Mit der Hilfe eines guten Lehrers läßt sich die Alexander-Technik wie die meisten übrigen körperlichen Fertigkeiten viel leichter erlernen.

Vielleicht ist es zweckmäßig, eine Alexander-Sitzung zu beschreiben, obwohl natürlich jeder Lehrer die notwendigen Informationen auf seine eigene Weise darstellt, so deutlich er es nur kann.

Eine erste körperliche Untersuchung durch den Lehrer hat also ergeben, daß bestimmte, tiefverwurzelte Formen eines verkehrten Körpergebrauchs vorliegen. Dieser schlechte Körpergebrauch zeigt sich im Zustand und in der Stellung der Knochen der Wirbelsäule und der Beine, und er ist auch in einer Disposition der Muskeln zu erkennen, auf eine bestimmte, gewohnheitsmäßige Weise zu reagieren. Es wird vorausgesetzt, daß diese Diagnose den Schüler ausreichend überzeugt hat, daß er nun die neuen Anweisungen, die man ihm gibt, bereitwillig lernt.

Der Schüler wird gebeten, sich auf eine ziemlich harte Fläche zu setzen; eine gewöhnliche medizinische oder krankengymnastische Liege hat die richtige Höhe. Der Kopf braucht eine etwa zweieinhalb Zentimeter starke feste Unterlage, die manchmal bis zu siebeneinhalb Zentimeter stark sein muß, wenn sich der Buckel versteift hat und die Haltung sehr stark nach vorne gebeugt ist. Der Schüler wird aufgefordert, nichts zu tun, also mit anderen Worten alle Reflexbewegungen, die auftreten sollten, wenn er berührt oder bewegt wird zu hemmen.

Der Lehrer legt seine Hände an die beiden Seiten des Halses seines Schülers und bittet diesen, sich die Formel zu sagen: *Hals frei, Kopf nach vorne und aufwärts.* Vielleicht erklärt er, daß die Bewegung nach »vorne« das Gegenteil eines Zurückziehens des Schädels, also auf die Unterlage hin, bedeutet, und daß die Bewegung »aufwärts« das Gegenteil eines Zurückziehens des Schädels – wie bei einer Schildkröte – zwischen die Schultern und den Brustkasten bedeuten soll. (Im Stehen oder Sitzen können die Anweisungen lauten *nach vorne und oben,* was auf das Gleiche hinausläuft). Der Lehrer wiederholt diese Worte, während er den Kopf sanft in eine Position bringt, in der sich jene Nackenverspannungen lösen, die verhindern, daß der Kopf von alleine nach vorne und oben wandert. Diese Verspannungen im Nacken treten in vielen Varianten auf und sind bei allen Individuen verschieden. Eine Röntgenaufnahme des Halses (Abb. 32, S. 102) hat einige der möglichen verzerrten Haltungen gezeigt, in denen sich der Hals und der Kopf befinden können. Alle diese Verdrehungen werden zu einem gewissen Ausmaß vom Lehrer korrigiert, wenn er den Kopf des Patienten nach vorne und oben schiebt. Natürlich werden sich die Verspannungen und Verzerrungen eines ganzen Lebens nicht in einem einzigen, magischen Augenblick lösen. Genauso wenig ist die etwas bessere ausgeglichene Haltung, die so erreicht wird, die letzte und einzig richtige Antwort. Über einen Zeitraum von Tagen und Wochen hinweg wird der Schüler allmählich mit einem besseren und veränderten Gebrauch von Kopf und Hals vertraut gemacht.

Dieses Vertrautwerden mit einem neuen Gebrauch hat für sich genommen noch keinen allzu großen Wert. Der Schüler muß darüber hinaus lernen, wie er den besseren Gebrauch bewahren kann, wenn er auf Außenreize reagiert.
Zunächst wird der Lehrer nur einen kleinen Reiz anbieten. Er könnte den Schüler etwa bitten, daß er den Kopf des Schülers durch eine Rotation ein wenig zu einer Seite hin drehen darf. Viele Menschen, genau genommen sogar die meisten Menschen, sind nicht in der Lage, diese Bewegung durch den Lehrer an sich vornehmen zu lassen, wenn sie dazu aufgefordert werden, sondern sie wollen die Bewegung selbst vornehmen. Den Schülern wird deshalb gesagt, die Bewegung nicht selbst auszuführen, sondern er soll sie, in Begriffen der Alexander-Theorie ausgedrückt, »hemmen«.
In Begriffen des Input-Verarbeitung-Output-Diagramms (S. 199) ist es notwendig, beim Eintreffen eines Stimulus (Input) nicht unmittelbar mit einer muskulären Reaktion (Output) zu antworten, sondern den Reiz erst zu verarbeiten – sich selbst zu sagen »Kopf nach vorne und oben«. Während sich der Schüler diese Worte sagt (und vorausgesetzt, daß er die eigenständige Ausführung der Bewegung »hemmt« und sie dem Lehrer überläßt), kann der Lehrer entdecken, an welchem Zeitpunkt Verspannungen im Hals, um den Kopf und um die Kehle herum entstehen.
Irgendwann wird der Lehrer erklärt haben, wie wichtig die Anweisung *Hals frei* ist, damit der Schüler mit der Anweisung *Hals frei, Kopf nach vorne und nach oben* nicht mehr nur die räumliche Stellung des Schädels im Verhältnis zum Brustkasten und dem Buckel assoziiert, sondern auch die spürbare Lösung von Verspannungen des Halses und der Kehle.
Der Lehrer kann mit der Regulation des Kopfes beträchtliche Verspannungen des Halses und im Schulterbereich lösen. Der Schüler wird aber auch spüren, daß auf die Rückseite des Brustkastens und den unteren Rücken eine leichte Kraft einwirkt. Wenn dies der Fall ist, wird der Lehrer die Formel geben *Rücken dehnen und weiten,* während er gleichzeitig auf verschiedentliche und kunstfertige Weise eben diese Dehnung und Weitung bewirkt. Bei der Dehnung des Rückens wird der Lehrer sich bemühen, die Mitte des Rückens nicht zu einem übermäßigen Hohlkreuz werden zu lassen. Durch eine Arbeit an der Brust und im Becken wird der Lehrer dafür sorgen, daß der untere Rücken fast völlig flach auf der Couch ruht. Bei dieser Arbeit besteht er darauf, daß sich der Schüler die verbalen Anweisungen in der richtigen Reihenfolge sagt. Sollte der Schüler seinen Hals versteifen, wenn der Lehrer am

unteren Rücken arbeitet, wird er den Schüler nachdrücklich dazu auffordern, sich das Kommando zu sagen »Kopf nach vorne und oben«, bis diese Bewegungen deutlich verspürt werden; anschließend kommt die Formel für den Rücken »dehnen und weiten« hinzu. Mit seinen Händen wird er die muskulären Empfindungen wiederholt in der richtigen Reihenfolge auslösen. Diese Aufgabe mag komplex wirken, wenn sie so wie hier einfach nur beschrieben wird, aber in der Praxis ist sie ziemlich einleuchtend, wenn sie von einem geschickten Lehrer durchgeführt wird.

Es gibt noch viele Beispiele für solche »Formeln«, die zu den Grundbegriffen für den Körpergebrauch hinzukommen müssen. Der Lehrer könnte dem Patienten nun etwa sagen, daß er eines seiner Beine so bewegen möchte, daß es von der Hüfte aus gebeugt ist, wobei das Knie zur Decke zeigt. Wieder wird er darauf bestehen, daß der Schüler jede eigenständige Bewegung »hemmt«; und dann bittet er ihn darum, sich weiterhin die Formeln für den Hals, den Kopf und den Rücken zu sagen, und eine Formel hinzuzunehmen wie *Knie weg von der Hüfte, Hüfte frei oder Knie zur Decke* (bei der eigentlichen, klaren Formulierung der Formeln geht es nicht um richtig oder falsch. Formeln sollten lediglich die Aufmerksamkeit auf den Körper in einer richtigen Reihenfolge lenken)*[45, 46, 47].

Verschiedene Alexander-Lehrer unterscheiden sich hinsichtlich des Zeitpunkts, an dem sie die Schultern und die Arme in ihre Arbeit einbeziehen. Ich persönlich bin der Meinung, daß die Arbeit an den Armen und den Schultern schon sehr bald und zwar zusammen mit der Anweisung, den Hals frei werden zu lassen begonnen werden sollte, weil sich Verspannungen im Nacken und in der Brust nicht lösen werden, bevor am Schultergürtel, zu dem die Schulterblätter und die Schlüsselbeine gehören, gearbeitet wurde. Im allgemeinen empfehle ich die Formel: *Schultern lösen und weiten.* Diese Anweisung bewirkt immer eine drastische Veränderung, und deshalb ist es nach meiner Erfahrung sinnvoll, sie bereits in der ersten Sitzung zu geben, weil sich dadurch ein spürbares Gefühl einer körperlichen Veränderung einstellt und

* Professor G. E. Coghill, dessen *Anatomy and the Problem of Behaviour* von Leuten wie Le Gros Clark und J. Z. Young seinerzeit als klassisches Werk angesehen wurde, äußerte, die richtige Reihenfolge sei kephalo-kaudal, vom Kopf zum Schwanz. Sein Buch ist zusammen mit Judson Herricks Biographie *G. E. Goghill: Naturalist and Philosopher* eine interessante Lektüre, weil er Alexander rückhaltlos unterstützte. Ich bin auf Coghills Darstellung der sequentiellen Reihenfolge in einem Artikel in *The Lancet* mit dem Titel »*Psychosomatic problems in postural re-education*« eingegangen.

selbst die (kinästhetisch gesehen) schwerfälligsten Schüler merken für gewöhnlich, wenn nun eine Schulter fünf Zentimeter weiter und tiefer liegt als die andere. Weil der Trapeziusmuskel an der Seite des Halses von der Rückseite des Kopfes abwärts zum Schultergürtel verläuft, ist es möglich, dem Probanden eine leichte und offensichtliche Demonstration zu geben. Wenn er nicht daran denkt, wie sein Kopf »nach vorne und oben« geht, während an seinen Schultern gearbeitet wird, wird der Kopf wegen der Kontraktion des Trapezius zusammen mit der Schulter nach unten gezogen werden. Die meisten Menschen erkennen bei dieser Prozedur, daß sie eine bessere Haltung von Kopf, Hals und Schultern bewahren können, wenn sie ihre Aufmerksamkeit auf ihren Körper (durch die formelhaften »Befehle«) richten.

Aber auch beim Gebrauch des Schultergürtels gibt es viele Variationen. Langsam kann man versuchen, eine Haltung zu finden, die einer anatomischen Norm entspricht. Den Patienten wird immer wieder erklärt, daß er eine neutrale »Ruheposition« erlernen soll, in welcher sich die verschiedenen Teile seines Körpers in einem Gleichgewichtszustand befinden, analog zum Leerlauf bei Autos, in den man zurückschalten kann, nachdem man einen Gang eingelegt hatte. Der Lehrer wird darauf hinweisen, daß für jede mögliche Körperstellung oder Körperbewegung ein gewisses Ausmaß an Muskelspannungen erforderlich ist. Beim Sitzen ist mehr Muskelarbeit nötig als beim Liegen, beim Heben eines Hammers wird mehr Arbeit geleistet als beim Heben einer Zahnbürste. Aber an einer muskulären Aktivität, die größere Kraft erfordert, sollte der ganze Körper und nicht nur ein lokaler Bereich beteiligt werden.

Wenn der Unterarm mehr Arbeit leisten muß, sollte man dabei nicht die Schultern krumm machen und nicht eine Seite des Nackens stärker verspannen. Es ist von allergrößter Bedeutung, daß Alexanders »primäre Kontrolle« bei Aktivitäten und im Ruhezustand nicht gestört wird.

In den ersten beiden Sitzungen wird wahrscheinlich nicht sehr viel mehr geleistet werden können, als den Patienten mit den Formeln für eine neue Körperlehre vertraut zu machen, und ihn daran zu gewöhnen, an sich auf eine bestimmte Weise und in einer bestimmten Reihenfolge zu arbeiten. Die Wirkung dieser ganzen Prozedur ist jedoch beträchtlich, und die meisten Menschen erkennen, daß von ihnen verlangt wird, auf eine ganz neuartige und individuelle Weise an die Welt heranzugehen. Mir haben Patienten geschrieben, die als Kinder bei mir waren, welchen immensen Eindruck eine »Unterrichtsstunde« auf sie gemacht hat,

und sie erwähnten auch das Gefühl von Sicherheit und die Beachtung ihrer Individualität, an die sie sich noch erinnern.
Der Patient oder der Schüler wird schließlich durch praktische Unterweisung und durch die gezielte Aufmerksamkeit darauf vorbereitet, tiefverwurzelte unbewußte Verspannungen loszulassen. Wenn man das persönliche, vertraute Empfinden der eigenen Körperbalance einer anderen Person ausliefert, ist es möglich, daß man ängstlich wird. Wie ich bereits im Kapitel 7 bemerkt habe, verfügen die meisten von uns über vielfältige Tricks, um sich mit der Muskelpanzerung vor Kontakten zu schützen, von denen wir befürchten, daß sie schmerzlich sein könnten. Wenn sich Verspannungen lösen, können alle möglichen Gefühle, wie Angst, Weinen, oder Lachen oder Wut ausgelöst werden, um die Aufmerksamkeit von den ungewohnten Empfindungen, die mit sich lösenden Verspannungen einhergehen, abzulenken. Das gilt für anscheinend recht normale genauso wie für ängstliche oder traurige Menschen.
Eine gut konzipierte Alexander-Sitzung erweckt beim Probanden nicht den Eindruck, »daß es ihm jetzt an den Kragen geht«, sondern daß er und der Lehrer gemeinsam daran arbeiten, den schlechten Gebrauch seines Körpers zu verstehen. Es trifft nicht zu, daß es einen Passepartout gibt, etwa Alexanders »primäre Kontrolle«, mit dem man das Gefängnis der Körperpanzerung aufsperren könnte. Vielmehr gibt es nur einen Schlüsselrohling, aus dem sich mit Hilfe des Alexander-Prinzips ein individueller Schlüssel feilen läßt, mit dem man überflüssige Abwehrmechanismen aufschließen kann, und der damit einen Weg eröffnet, um mit zukünftigen Belastungen fertig zu werden. Denn wenn man intensiv lebt, wird einen das Leben immer wieder belasten und erschüttern.

Sitzen und Stehen

Viele Alexander-Lehrer bevorzugen es, wenn der Patient bei ihrer Arbeit die aktivere sitzende oder stehende Position einnimmt. Der Proband kann gebeten werden zu stehen. Er wird darauf hingewiesen, daß er sich nicht um eine neue Körperhaltung »bemühen« soll; sondern er soll sich diese Haltung einfach vorstellen und sich die entsprechenden Formeln sagen. Der Patient soll die Befehle niemals »tun«, sondern einfach nur daran denken. Man erklärt ihm, daß dieses innere Erteilen von »Anweisungen« eine Probe-

handlung ist, die man ausführen sollte, wenn einen Reize aus der Außenwelt erreichen (oder wenn einem selber irgendeine Idee plötzlich einfällt oder ein Gedanke kommt). Alle Menschen neigen dazu, vor einer Aktivität mit einer Erwartungsspannung zu reagieren. Mit ihr bereitet man sich auf die geplante Aktion vor. Doch die Erwartungshaltung erzeugt häufig eine viel zu große Anstrengung, bevor die eigentliche Bewegung ausgeführt wird*.
Wenn der Proband weitgehend bewegungslos dasteht, wird der Lehrer versuchen, durch seine sanften manuellen Beeinflussungen eine möglichst ruhige Erwartungshaltung zu bewirken, und dann bittet er den Probanden, sich diese neue Körperhaltung ununterbrochen als Formel zu sagen, und die Knie zu beugen, um sich zu setzen. Diese Erfahrung ist zunächst ungewohnt, und das gewohnte Körpergleichgewicht droht auf eine alarmierende Weise durcheinander zu geraten. Bei den spezifischen Bewegungsabläufen des Hinsetzens und Aufstehens ist es möglich, schlechte gewohnheitsmäßige Verspannungen zu erkennen, und man kann auch sehen, wie die neuen Haltungen auch unter Streß beibehalten werden können. Wenn die bessere Stellung von Kopf, Hals und Rücken beibehalten wird, kann man kleine, vor- und rückwärts gerichtete Bewegungen des Rumpfes vom Hüftgelenk aus dazu verwenden, dem Patienten beizubringen, wie er auf seinen Gebrauch achten kann. Man erklärt dem Schüler, daß er durch diese Aktivitäten nicht lernen soll, wie er richtig sitzt und steht, sondern wie er besser auf seinen Gebrauch achten kann, um unnötige Verspannungen zu vermeiden. Diese Lernerfahrung überträgt sich mit der Zeit auf andere Situationen.
Alexander hat viel über eine »mechanisch günstige Körperstellung« geschrieben. Eine einfache Möglichkeit, diese Stellung zu finden, besteht darin, den Rücken – wie in Kapitel 9 beschrieben – an einer Wand abwärts gleiten zu lassen, gleichzeitig die Knie

* Ein Gegenstand, der über eine Fläche gleitet, wird von der Reibung gebremst. Bevor er sich aber überhaupt über die Fläche bewegt, muß der von Ingenieuren so bezeichnete »Reibungswiderstand« überwunden werden. Ein Auto muß zunächst im kleinen Gang anfahren, um die Trägheit der Masse zu überwinden. In ganz ähnlicher Weise besitzen auch die Körpergelenke diese Eigenschaft des »Reibungswiderstandes«. Wenn die Gelenke ruhen und sich einige Zeit lang nicht bewegen, werden sie relativ leicht steif. Und dann ist eine gewisse zusätzliche Anstrengung erforderlich, um eine Bewegung auszuführen. Man kann daraus die Lehre ziehen, daß man es in einem Ruhezustand vermeiden sollte, allzu steif zu werden. Wenn man sich von einem Stuhl erhebt oder irgendeine andere Bewegung durchführt, bei der man die Körperstellung verändert, sollte man lieber langsam aus dem »Leerlauf« in den ersten Gang schalten.

auseinander zu bringen und das Becken zu neigen, bis der ganze Rücken flach an der Wand liegt. Wenn in dieser Haltung das gesamte Rückgrat – vom Kopf bis zum Becken – gedehnt ist, beugt man den Rumpf von der Wand aus nach vorne, wobei die Gesäßbacken noch immer die Wand berühren sollen (Abb. 54). In dieser Stellung lauten die Formeln »Kopf nach vorne und aufwärts; Rücken dehnen und weiten; Knie nach vorne und auseinander«. Daneben kann man für den Hals die Formel sagen: »aufwärts und nach hinten«, damit sich dieser dehnt, und die gleiche Formel gibt man auch dem Rückgrat, damit es im Bereich der Lendenwirbel ebenfalls »aufwärts und nach hinten« bewegt wird (wie in Abb. 16, S. 50).
Bei dem gesamten Vorgang sollte man darauf achten, überhastete Reaktionen zu hemmen und an das neue Körperbild zu denken; dazu ist es nötig, sich die Formeln für die Knie, die Knöchel, die Ellbogen, die Hände zu sagen.
Wenn die Aufmerksamkeit derart auf einzelne Details gerichtet wird, führt dies zu einem erhöhten Bewußtsein für den gesamten Körper. Die meisten Probanden werden ein Gefühl der Leichtigkeit und eine »Aufwärtstendenz« ihres Körpers spüren, wenn sie

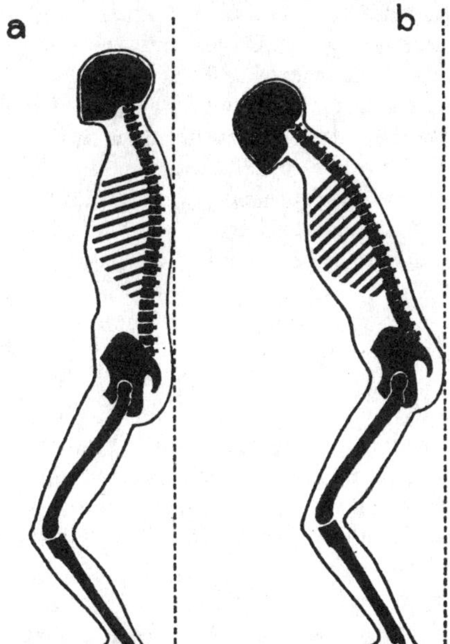

Abb. 54.

ihre Aufmerksamkeit auf die beschriebene Weise lenken.*[48] Diese Empfindungen sind zwar ungewöhnlich, aber sie überzeugen häufig Menschen davon, daß sie sich mit einer sehr wertvollen Angelegenheit befassen.

Der Alexander-Lehrer

Natürlich unterscheiden sich verschiedene Alexander-Lehrer in ihrer Arbeitsweise. Aber im Unterschied zu anderen Ausbildungsverfahren haben sie doch eines gemeinsam: Sie müssen den eigenen pädagogischen Zielen entsprechen, wenn sie ihre Schüler beeinflussen wollen. Aus diesem Grund wird bei der Ausbildung von Alexander-Lehrern besonderer Nachdruck darauf gelegt, daß die angehenden Lehrer ihren eigenen Gebrauch soweit verbessert haben, daß er hohen Ansprüchen genügt und auch unter der großen Belastung beibehalten wird, die der Alexander-Unterricht darstellt. Das bedeutet nicht, daß sich der Lehrer selbst absichtlich in den beschriebenen »schwebenden« Körperzustand versetzen muß, um gut unterrichten zu können. Aber der Unterricht darf auch nie schematisch und über den Daumen gepeilt durchgeführt werden, denn jeder Schüler hat seine eigenen individuellen Probleme und Schwierigkeiten.

Ein gleichgültiger Unterrichtsstil, bei dem man sich einfach auf eine lehrerhafte Position zurückzieht, ist einfach nicht möglich. Wenn der Lehrer während einer Sitzung den Eindruck erweckt, daß er einen theoretischen Aspekt erläutern oder irgend etwas beweisen möchte, oder den Schüler tadelt, wenn er unaufmerksam ist oder einmal nicht zustimmt, wird die Angelegenheit extrem langweilig.

Der Schüler muß seinerseits erkennen, daß er sich aktiv am Lernprozeß beteiligen muß. Er sollte wissen, daß sein Organismus »neu geeicht« und neu »gestimmt« wird, und – im Idealfall – daß er seinen Gebrauch über den ganzen Tag hinweg beachten muß, damit er bei seinen Interaktionen mit der Außenwelt frei ist und auch weiß, wie er nach solchen Interaktionen zu einem ausgeglichenen Ruhezustand zurückfinden kann. Der Schüler und sein Lehrer sollten nie vergessen, wie schwer es ist, alte Gewohnheiten aufzugeben.

* Diese »aufwärts gerichtete« Komponente gibt es auch bei vielen mystischen Erfahrungen (*Ecstasy*, Marghanita Laski, Cresset Press, 1961).

Daraus folgt, daß es im Verlaufe des Unterrichts zu einer Übertragung von verschiedenen Gefühlen auf den Lehrer kommen kann. Häufig gibt es zunächst »Flitterwochen«, eine freudvolle Phase, da etwas entdeckt wurde, was eine Erklärung für frühere Schwierigkeiten und auch einen Lösungsweg bietet. Viele Menschen setzen ihre glücklichen Flitterwochen fort und führen eine lange und erfolgreiche »Ehe« mit den neuen Ideen und Praktiken. Aber für viele und wahrscheinlich sogar die meisten Menschen, gibt es Rückschläge, die zu einem gewissen Ausmaß zu Depression und dem unbefriedigenden Gefühl führen, daß ein bestimmter Alexander-Lehrer sich nicht klar genug ausdrückt oder nicht genügend hilft. Außerdem muß man meistens seine sozialen Verpflichtungen zumindest zeitweise einschränken oder ändern, wenn man sich so erkennen will, wie man wirklich ist. Nur wenige Menschen dürfen erwarten, tiefgehende Veränderungen an sich selbst vornehmen zu können, ohne dabei Phasen der Angst und Depression durchzustehen. Es kann sich das Gefühl einstellen, den neuen Anforderungen und den Herausforderungen des Alexander-Prinzips nicht gerecht werden zu können, ohne zumindest zeitweise eine andere Beziehung aufzugeben. Darüber hinaus fühlen sich die meisten Menschen mit ihrem neuen Körpergebrauch ein bißchen komisch, denn die neuen Bewegungskomponenten sind noch nicht in vertraute Bewegungsabläufe integriert. Die Mühelosigkeit von Bewegungen ergibt sich aus einem Empfinden eines fortlaufenden Bewegungsablaufes. Ein jeder wird sich an die Schwierigkeiten beim Erlernen des Autofahrens oder des Skifahrens erinnern. Der neue Alexander-Gebrauch hat in den gewohnten Bewegungsabläufen zunächst keinen eindeutigen Platz. Wenn die neuen Bewegungsmuster jedoch in neu entstandene, zeitlich aufeinander abgestimmte Abläufe integriert werden, stellt sich ein Gefühl der Leichtigkeit ein, das zunächst nur mit Hilfe des Lehrers empfunden wird. Das schöne Gefühl der »Anmut« das sich nach der Arbeit mit einem guten Lehrer ergibt, schwindet anfangs gleich wieder. Wenn es nicht zu einer Abhängigkeit vom Lehrer kommen soll, der einem zu diesem Gefühl der »Anmut« verhelfen kann – und zwar mit den ganzen Problemen, die mit der Übertragungssituation und Abhängigkeit einhergehen – dann muß der Schüler lernen, unabhängig und allein zu arbeiten. Gegenwärtig sind die Mehrzahl der Alexander-Schüler Erwachsene und Jugendliche, die ihren Weg zu einem Lehrer entweder durch die Empfehlung ihres Arztes oder einfach durch Mundpropaganda gefunden haben. Sie bilden eine enorm vielfältige Stichprobe aus der Bevölkerung, und auch ihre Körperprobleme sind sehr unterschiedlich. Deshalb kann es keinen allein richtigen Weg geben, um das Alexander-Prinzip zu erlernen. Jeder Mensch wird auf dem Hintergrund seiner eigenen Ausbildung mit dem Alexander-Training seinen eigenen Weg finden. Nach meinen Erfahrungen ist die Frage-und-Antwort-Methode ein nützliches Mittel, um viele offene Fragen gleichzeitig zu beantworten. Das nächste Kapitel ist in der Form von solchen Fragen und Antworten geschrieben.

Die meisten Leser haben höchstwahrscheinlich selbst keinen Alexander-Unterricht genossen. Für ein Verständnis des folgenden Kapitels ist dies jedoch nicht erforderlich.

11 Das Erlernen des Alexander-Prinzips

In diesem Kapitel stellt ein Schüler oder ein angehender Schüler eine Reihe von Fragen, auf die ein Alexander-Lehrer Antworten gibt.

* * *

Welche Art von Arbeit wird von mir persönlich erwartet, um eine Körperbalance zu erlangen?
Die Alexander-Technik hat zum Ziel, dem Schüler beizubringen, eine Reihe von Formeln mit einem neuen Gebrauch des Körpers zu assoziieren. Vielleicht bemerken Sie bereits, wenn Sie die neu erlernte Folge von Formeln der Reihe nach innerlich durchgehen, daß Ihnen die erheblichen unnötigen Verspannungen bei körperlicher Ruhe und die unnötigen Spannungen bei Bewegungen bewußt werden.

Das klingt gut, aber bei der fast unablässigen Reizflut in meinem geschäftigen Leben sehe ich nicht, wie ich die Zeit oder die Neigung haben sollte, an derartige Dinge zu denken. Trotzdem bin ich mir bewußt, daß ich meine alten Gewohnheiten ändern muß. Nur wo genau soll ich anfangen?
Die folgenden Situationen bewirken bei der Mehrheit der Menschen Muskelverspannungen und bringen sie aus einem ausgeglichenen Ruhezustand:

a. Mit anderen Menschen reden, vor allem mit Menschen, die man gut kennt – insbesondere, wenn Ihr Beruf oder Ihre Lebensumstände Sie dazu zwingen, mit diesen Menschen eine gute Beziehung zu haben.
b. Der Stimulus, der vom Umgang mit vertrauten Dingen aus Ihrer Umgebung ausgeht – von der Zahnbürste, der Türklinke, Kleidungsstücken, einer Schreibmaschine, einem Schaltknüppel, dem Klavier, Nahrungsmitteln, sowie allen Körpervorgängen, vom Schlucken bis hin zu den Ausscheidungsfunktionen.
c. Verpflichtungen, die Sie bereits eingegangen sind, zum Beispiel ein Tennisspieler in seinem Team; ein Bürogehilfe, der unterwürfig sein muß; ein leitender Angestellter, der meint, energisch auftreten zu müssen; ein Tänzer oder Sportler, der sich so

bewegt, daß er sich dabei verspannt; eine Lehrerin, die ihren Unterricht mit einem Lehrplan abstimmen muß und den Unterrichtsstoff in einer bestimmten Zeit zu bewältigen hat.

d. Gefühlsausbrüche: Gereiztheit, Furcht, sexuelle Erregung, Weinen, Tränen in den Augen, Depression, Mißtrauen, Nervosität.

e. Zwanghafte, sich wiederholende innere Zustände: Tag-Träume, »Ohrwürmer«, Selbstgespräche usw. Solche Zustände treten vor dem Hintergrund vorhandener Spannungen auf. Der Versuch, sie zu unterdrücken, kann zu weiterer Spannung führen.

f. Übersteigerte Begierde, etwa zu rauchen, zu trinken, Schokolade zu essen usw. Das soll nicht heißen, daß diese Dinge schädlich sind, wenn sie mäßig gebraucht werden. Aber viele Menschen befinden sich in Spannungs- und Konfliktzuständen, bei denen diese Mittel eine ungeeignete Abhilfe schaffen.

g. Ermüdung: Nach starker Belastung ist es verlockend, sich fallen zu lassen und in sich zusammenzusinken. Es ist verkehrt, sich in einen Stuhl sinken zu lassen. Wenn man müde ist, sollte man sich lieber flach hinlegen.

h. Neue unbekannte Empfindungen; beispielsweise das Gefühl, ein neues Körperkonstrukt zu haben und nicht weiter zu kommen, oder sich mit ihm nun ganz anders zu fühlen.

i. Hektik: Die wirkliche oder vermeintliche Notwendigkeit, Aufgaben rasch erledigen zu müssen.

j. Frustrationen: Jede Form von Kultur bringt meist einen Aufschub zwischen Bedürfnis und Befriedigung mit sich; unter diesen Bedingungen kann es zu einer Stauung von Spannungen kommen, wenn man mit ihnen nicht bewußt umgeht.

Aber wie soll ich diese Gewohnheiten verändern?
In Ihrem bisherigen Unterricht haben Sie sicherlich die Bedeutung des »Hemmens« verstanden, nämlich eine unmittelbare Reaktion auf einen Reiz, den Ihr Lehrer ihnen gegeben hat, »abzustoppen«. Sie werden bemerkt haben, daß Sie auf eine verspannte und disharmonische Weise reagieren, die geändert werden muß, wenn Sie nicht den Stimulus, beispielsweise sich zu setzen oder aufzustehen »hemmen«. Sie werden aber auch bemerkt haben, daß Sie durch das »Hemmen« und die neuen »Anweisungen« meist verhindern können, daß es dazu kommt. Gleichermaßen sollte es Ihnen nun möglich sein, Ihre unmittelbaren Reaktionen in vielen der vorhin beschriebenen Situationen zu überprüfen. Wenn Sie feststellen sollten, daß Sie den harmonischeren Gebrauch nicht

beibehalten können, wissen Sie doch immerhin, daß Sie ihn verloren haben, und können zu einem besseren Ruhegleichgewicht zurückkehren, wenn der unmittelbare Streß vorüber ist.

Wird von mir erwartet, den ganzen Tag daran zu denken?
In der Anfangsphase ist es unwahrscheinlich, daß Sie den ganzen Tag an dem »Hemmen« von überhasteten Reaktionen arbeiten können. Beginnen Sie mit den einfachsten Aktivitäten und legen sie eine bestimmte Tageszeit fest, in der Sie daran und nur daran arbeiten wollen. Darüberhinaus gibt es viele Stunden am Tag, an denen man sich notgedrungen bewegungslos an einem Ort befindet, zum Beispiel beim Warten auf einen Bus oder in vielen anderen Situationen, in denen offene Aktivitäten verhindert werden oder unmöglich sind.

Was soll ich denn in diesen besonderen Augenblicken machen?
Sie haben wahrscheinlich in Ihren Sitzungen gelernt, daß »Empfinden« wichtiger ist als »Probieren«. Wenn Sie sich eine kurze Zeit intensiv konzentrieren, führt das zunächst nicht zu bleibenden Veränderungen ihres Körpergebrauchs; doch diese Erfahrungen summieren sich allmählich und es kommt zu einer anhaltenden Übertragung auf Ihr alltägliches Leben. Es ist eine gute Idee, es sich zur Gewohnheit zu machen, für kurze Zeiträume folgendermaßen an sich zu arbeiten:
1. Suchen Sie sich einen Ort, an dem Sie wahrscheinlich nicht gestört werden, und an dem Sie sich hinlegen können, wenn dies erforderlich ist – der Fußboden und ein Buch als Unterlage für den Kopf genügen vollauf.
2. Legen Sie sich hin, mit einem Buch unter dem Kopf, wobei Ihre Knie zur Decke weisen. Beschließen Sie bewußt, ganz ruhig liegen zu bleiben, das heißt rutschen Sie nicht umher und kratzen Sie sich nicht, und gehen Sie nicht irrelevanten Gedanken nach. Sagen Sie sich die folgenden Formeln:
(a) »Hals locker, Kopf nach vorne und oben«. Während Sie sich diese Formeln sagen, werden Sie zunächst nicht »erkennen«, was die Formeln bedeuten. Aber wenn Sie weitermachen, werden Sie diese Worte mit einem bewußten Empfinden Ihres Halses und Ihres Kopfes assoziieren. Wenn Sie keinen Kontakt zu Ihrem Körper haben, können Sie das gleiche Körperbewußtsein wiedererlangen, das Sie früher einmal gehabt haben, als Sie entweder gut an sich gearbeitet haben oder wie es in einer Sitzung mit ihrem Lehrer vorhanden war. Mit »Bewußtsein« wird ein normales Empfinden des »In-sich-selbst-Seins« bezeichnet, im Gegensatz

zu einer Trennung von Leib und Seele, die bei Erwachsenen, wenn nicht gar bei Kindern, so häufig vorhanden ist.
(b) Richten Sie Ihre Aufmerksamkeit mit Hilfe der Formeln weiterhin auf das Körperbewußtsein von Kopf und Hals. Die Formeln tragen zu diesem Körperbewußtsein wesentlich bei, weil sie Ihre Wahrnehmung lenken. Nehmen Sie nun die Formel »Rücken dehnen und weiten« hinzu. In Ihren Sitzungen wird man Ihnen bereits die Bedeutung dieses Satzes erklärt haben. Doch wahrscheinlich spüren Sie nun neue Bedeutungsaspekte, und bestimmte Empfindungen werden zusammengefaßt, wenn Sie diese Sequenz innerlich durchgehen. Beispielsweise können Sie spüren, wie sich der gesamte Rücken als eine Einheit dehnt, anstatt daß Sie sich den oberen Rücken als getrennt von dem unteren Rücken vorstellen. Oder vielleicht bemerken Sie plötzlich beim »Weiten« des Rückens auch eine Entspannung der Schulterblätter und Achseln. An diesem Punkt kann sich herausstellen, daß Sie über Ihrem Interesse an den neuen Empfindungen die Formel für den Kopf vergessen haben; in diesem Fall sollten erst diese Formeln wiederholt werden, bevor Sie damit fortfahren, sich die Anweisungen den Rücken zu dehnen und zu weiten zu sagen.
(c) Dieses allmähliche Zusammenfügen der einzelnen Anweisungen für den Kopf und für den Rücken kann mehrere Minuten oder auch länger dauern. Wenn Sie weniger Zeit brauchen, haben Sie höchstwahrscheinlich muskuläre Veränderungen durch eine willkürliche Bewegung vorgenommen, statt daran zu denken sich die Formeln nur zu wiederholen, bis sich das entsprechende Körperempfinden von allein einstellt. Denken Sie daran, daß man den Körper nicht auf die gleiche Weise bewegt, wie einen Gegenstand, wie eine Bürste etwa oder einen Füller oder einen Eimer. Den Unterarm zu »bewegen« ist nicht das gleiche wie einen Löffel zu bewegen. Wenn man sich oder einzelne Körperteile bewegt, geht es im Gegensatz zu der Bewegung von Gegenständen immer darum, die Bewegung einfach *geschehen* zu lassen, anstatt etwas absichtlich zu tun. Wenn man beispielsweise zuläßt, daß sich ein Arm einfach bewegt, sollte dabei ein totales allgemeines Körperbewußtsein vorhanden sein, bei dem die Bewußtheit der eigentlichen aktiven Armbewegung einen verhältnismäßig geringen Teil ausmachen sollte. Auch beim Aufstehen und dem Setzen, also bei Bewegungen, bei denen vor allem die Stellung der Beine verändert wird, sind nicht alleine die Beine aktiv, sondern es geht vor allem darum, sich des übrigen Körpers bewußt zu bleiben, während man die nötigen Beinbewegungen einfach geschehen läßt.

Als ich gestern darüber nachdachte, bemerkte ich, daß bestimmte muskuläre Veränderungen stattfanden. Sie haben mir gesagt, daß ich mich nicht auf meine Empfindungen verlassen sollte, und auch, daß ich nichts absichtlich »tun« soll. Habe ich diese muskulären Veränderungen, die ich gespürt habe »getan«; habe ich also verkehrt gearbeitet?
Wenn Sie sich die »Formeln« gesagt haben, ist es möglich, daß es zu wirklichen Veränderungen gekommen ist. Die meisten Menschen hören jedoch auf, sich die »Formeln« zu sagen, wenn Sie bemerken, daß es Veränderungen gibt, und sie bemühen sich, die Veränderungen durch ihr »Tun« zu unterstützen. Wenn Sie bemerken, daß sich Ihr Körper verändert, ist es wichtiger als je zuvor, an die Formeln zu »denken« und nichts zu »tun«. Nachdem Sie sich die »Formeln« recht lange gesagt haben, können Sie jedoch bemerken, daß sich muskuläre Verspannungen lösen, wenn Sie sich bewegen. Das setzt allerdings voraus, daß Sie sich bei den Bewegungen weiterhin die Formeln sagen. Mit anderen Worten beeinflussen die Anweisungen, die Sie gelernt haben, die »Bereitschaft« (die Erwartungsspannung) Ihrer Muskeln.

Hilft es, wenn ich mir bildhaft vorstelle, was Sie mir beschrieben haben?
Nein. Der kinästhetische (Muskel-)Sinn ist vom visuellen Sinn unabhängig. Visuelle Vorstellungen sind fast immer mit alten verkehrten Vorstellungen verbunden und führen zu einer Verwechslung der alten mit den neuen muskulären Empfindungen, die sie lernen sollen. Es ist viel sicherer, brandneue Symbole mit den neuen, besseren kinästhetischen Empfindungen zu verbinden. – Aus den neuen Grundbegriffen für den Körpergebrauch, die Sie gelernt haben, entwickeln Sie ein neues »Körperkonstrukt«.

Könnten Sie deutlicher erklären, was Sie unter »Körperkonstrukt« verstehen?
In der Vergangenheit wurden viele Begriffe für die Vorstellung vorgeschlagen, die man von sich besitzt. Henry Head verwendete 1911 den Begriff »Haltungsmodell« und schrieb: »Mittels einer fortwährenden Veränderung der Körperhaltung erzeugen wir unaufhörlich ein Haltungsmodell von uns, das sich ständig wandelt«. Er sprach auch von einem »Körpergedächtnis«, das unsere Wahrnehmungen auf einer unbewußten Ebene modifiziert, so daß unser räumliches Bewußtsein von zuvor gemachten Erfahrungen beeinflußt wird.

Der Begriff »Körperbild« wurde von Schilder für die visuellen psychischen Gedächtnisbilder geprägt, die man von seinem Körper haben könnte. MacDonald Critchley verwendete den Begriff in einer ähnlichen Bedeutung. Viele Jahre lang haben Neurophysiologen einen »Homunkulus« gezeichnet, das Bild von einem kleinen Mann in der Gehirnrinde, der verschiedene Körperregionen repräsentieren soll.
Der Begriff »Körperkonzept« wird gebraucht, wenn Menschen der Meinung sind, zu groß oder zu klein zu sein, oder daß ihre Brüste oder ihr Hintern zu groß sind.
Andere Autoren haben vom »Körperkonzept« gesprochen, womit sie die unmittelbare Wahrnehmung meinen, die wir zu einem Zeitpunkt vom Körper haben, ungeachtet der Bedingungen, die zu dem besonderen Perzept geführt haben.
Aus vielen Gründen bevorzuge ich den Begriff »Körperkonstrukt«[49]. Er spielt nicht nur auf die Art an, wie wir unsere Vorstellungen von den Dingen »konstruieren«, sondern auch darauf, wie wir unsere Reaktionen »konstruieren« und aktiv die Wahrnehmung der Außenwelt organisieren, bis sie einem so erscheint, wie wir sie gern hätten. Das »Körperkonstrukt« erzeugt den gewohnheitsmäßigen Gebrauch unseres Körpers (und beruht auf diesem) und es bildet einen allgemeinen Bezugsrahmen für unsere Wahrnehmung.
Es ist eine allgemein bekannte Erfahrung, daß man sich nicht mehr vorstellen kann, eine Handlung anders auszuführen, nachdem man sich einmal auf einen bestimmten Handlungsablauf eingestellt hat. Das »set« unserer Erwartungen beeinflußt unsere Wahrnehmungen so, daß sie mit unseren Erwartungen übereinstimmen. Ein jeder von uns hat bereits einmal die Erfahrung gemacht, mit einer bestimmten Handlung zu beginnen; und irgendein beliebiger Stimulus, der eine zufällige Ähnlichkeit mit der erwarteten Reizkonfiguration hat – oder wenn man lange hingehalten wurde auch keinerlei Ähnlichkeit mit dieser besitzt – löst dann die Aktion vorzeitig aus. Wenn wir derartige Reaktionen beherrschen möchten und das Antwortverhalten nur dann geben wollen, wenn der richtige Zeitpunkt gekommen ist, müssen wir die Erwartungshaltung beherrschen können. Unser subjektives Empfinden dieser Erwartungshaltung verstehe ich unter dem »Körperkonstrukt«.

Heißt das, daß ein neues »Körperkonstrukt« schließlich unbewußt wird?

Nein. Ein Mensch funktioniert nicht wie eine Einbahnstraße – er reagiert nicht entsprechend seiner früheren Konditionierungen unbewußt auf einer Stimulus/Response-Ebene. Der Mensch wählt aus der Umwelt jene Reize aus, die er wahrnehmen möchte. Wir sitzen nicht herum und warten darauf, Speichel abzusondern, wenn eine Glocke ertönt. Wir sind ständig damit beschäftigt, bevorzugte Wahrnehmungen zu organisieren. Diese ergeben das »Körperkonstrukt« und sind in den gewohnten Ruhezustand eingebunden. Die Form unseres Körpergebrauchs bestimmt auch, wie wir die Welt wahrnehmen und konstruieren. Die Organisation unserer bevorzugten Wahrnehmungen hat ihre Grundlage im Gebrauch der Muskeln, sei dies nun bei Körperhaltungen, bei Bewegungen oder in sozialen Situationen.

Die bevorzugten Wahrnehmungen liegen meist auf einer unbewußten, nicht absichtlich gewählten Ebene. Unsere charakteristisch bevorzugten Wahrnehmungen hängen von der Verteilung von muskulären Spannungsmustern in unserem Körper ab. Das Alexander-Prinzip behauptet, daß wir bewußt am »Körperkonstrukt« arbeiten müssen und daß dazu eine »Hemmung« von gewohnten Reaktionen erforderlich ist.

Das wiederholte »Hemmen« und das Anweisen eines bewußten Körpergebrauchs wäre im Alltag ohne eine zuvorige Übertragung von Lernerfahrungen unmöglich. Zunächst muß man neue Einzelheiten für den Gebrauch der Muskeln »planen«. Mit der Zeit aber kommt es zu »bedachten Bewegungen« an Stelle der »vorausgeplanten Handlungen«.

Um zu verstehen, wie das vor sich geht, müssen wir uns anschauen, wie man eine bestimmte Fertigkeit erlernt, wie beispielsweise das Autofahren. Viele Leute wissen, wie einem das Autofahren in Fleisch und Blut übergehen kann. Zuerst ist es mühsam, sich an das richtige Kommando für jede einzelne Bewegung zu erinnern, bis diese Handlungen zu einer vertrauten Routine geworden sind, an die man nicht jedesmal denken muß. – Das Autofahren wird zu mehr als einer vertrauten Routinehandlung. Die Ausmaße des Autos werden schließlich zu einer erweiterten Körpergrenze. Das Körperkonstrukt ist reifer geworden, und man kann nun den planenden Teil des Gehirns von der Kontrolle des Autofahrens im Verkehr entlasten. Es besteht nicht mehr die Notwendigkeit, jede detaillierte Bewegung »vorauszuplanen«.

Noch immer aber sind »bedachte Bewegungen« notwendig, also Gedanken, die sich mit dem allgemeinen *Gebrauch* und auch mit Arm- und Fußbewegungen beschäftigen.

Wenn man einmal ein neues »Körperkonstrukt« erlernt hat, kann man es dazu verwenden, sich »bedacht« zu bewegen. Aber immer muß man sich absichtlich in diesen Zustand versetzen. Dazu muß man sich den jeweiligen Umständen entsprechend immer wieder von neuem entscheiden. Das Körperkonstrukt ist nicht unmittelbar als Teil des normalen Bewußtseins verfügbar, sondern man muß es sich innerlich durch die »Anweisungen« vergegenwärtigen.

Wird mir eine derartige Arbeit helfen, besser mit den alltäglichen Dingen zurechtzukommen?
Ja, aber nur wenn Sie bereit sind, hart an sich zu arbeiten und erhebliche Eigeninitiative aufzubringen. Zweifellos wird es entmutigende Erfahrungen geben, die Sie dazu verleiten werden, in gewohnte Körperhaltungen zurückzufallen. Sie können in eine Phase kommen, in der Sie bestimmte Aspekte ihres Lebens weniger erfolgreich bewältigen als früher, weil Sie die neuen Reaktionsmuster erst lernen müssen. Genauso müssen Tennisspieler, Kricketspieler oder Golfspieler ihre Technik immer wieder überprüfen und umlernen, um »Mängel« auszubügeln, und sie haben dann eine gewisse Zeit lang weniger Erfolg. Diese Arbeit am eigenen Körper kann zunächst zu einem unbehaglichen Gefühl und einem Wunsch nach Veränderung statt zu einem gutem Gefühl und einer besseren Bewältigung der Gegenwart führen. Immerhin lassen möglicherweise körperliche Schmerzzustände recht bald nach, obwohl durchaus zeitweilig auch die Situation eintreten kann, daß sich die Schmerzen legen, wenn man an sich auf diese neue, ungewohnte Weise arbeitet, aber der Schmerz wiederkehrt, wenn man ein vertrautes »bequemes« Reaktionsmuster wieder aufgreift, wie zum Beispiel die zusammengesackte Haltung, das Übereinanderschlagen der Beine oder übertrieben aufgeregte Reaktionen.

Können Sie mir einen Rat für meine Atmung geben?
Es ist leichter, die feineren Fehler beim Atmen im Liegen zu entdecken. Doch betrachten Sie sich zunächst einmal im Stehen. Legen Sie nach Möglichkeit alle Kleidungsstücke ab, stellen Sie sich vor einen hohen Spiegel und lassen Sie die Arme hängen. Befinden sich die Fingerspitzen der beiden Hände auf der gleichen Höhe?
Wenn eine Hand tiefer hängt, schauen Sie einmal auf Ihre Schultern. Eine Schulter wird tiefer sein als die andere. Vergleichen Sie die beiden Linien, die von den beiden Seiten Ihres Halses gebildet werden. Die Linie auf der Körperseite, die tiefer liegt, wird länger sein als die auf der anderen Seite.

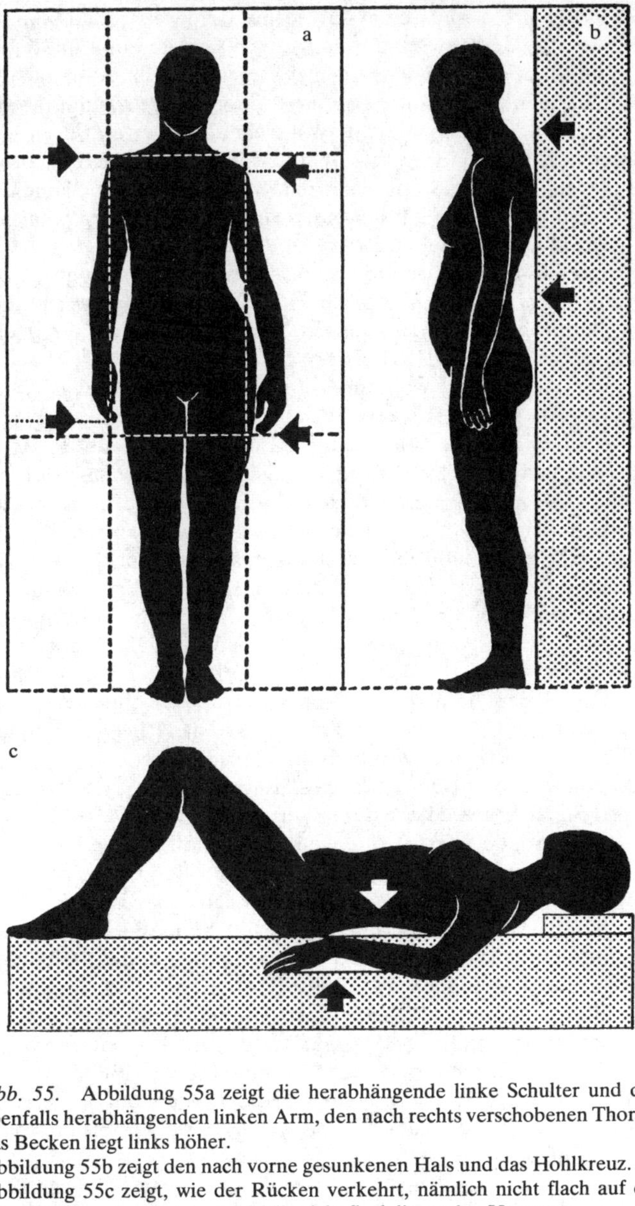

Abb. 55. Abbildung 55a zeigt die herabhängende linke Schulter und den ebenfalls herabhängenden linken Arm, den nach rechts verschobenen Thorax; das Becken liegt links höher.
Abbildung 55b zeigt den nach vorne gesunkenen Hals und das Hohlkreuz.
Abbildung 55c zeigt, wie der Rücken verkehrt, nämlich nicht flach auf der Oberfläche ruht, und den gleichfalls nicht flach liegenden Unterarm.

Nun stellen Sie sich eine senkrechte Linie vor, die von der Außenspitze der etwas tiefer hängenden Schulter zum Fußboden geht (Abb. 55a). Wahrscheinlich geht sie durch ihren Oberschenkel. Beachten Sie nun die entsprechende senkrechte Linie, die von der anderen Schulter ausgeht. Wahrscheinlich verfehlt diese den Oberschenkel um cirka zweieinhalb Zentimeter. Wie kommt das? Betrachten Sie einmal Ihren ganzen Brustkasten. Ihre Hände und Ihre Schultern liegen auf der einen Seite deshalb tiefer, weil Ihre Brust seitlich verschoben ist (siehe Abbildung 34, S. 106–107). Diese seitwärtige Verschiebung beeinflußt die Atmung auf der nach unten hängenden Körperseite. Die Atmung kann auch durch eine Verdrehung der Brust nach hinten auf einer Körperseite beeinträchtigt werden.

Schauen Sie sich nun von der Seite an (Abb. 55b). Beachten Sie den Halsansatz am Rücken. Wenn die Halswirbel zu weit nach vorne sinken und die Wirbelsäule auf der Rückseite des Brustkastens nach vorne verkrümmt ist, entsteht ein zu stark ausgeprägter Buckel. Der nach vorne sinkende Hals übt auf die Luftröhre Druck aus. Der Kopf sollte so auf dem Hals getragen werden, daß die nach vorne gerichtete Verkrümmung des Halses korrigiert wird.

Beachten Sie nun den unteren Bereich Ihres Rückens. Wenn Ihr Rücken ein Hohlkreuz bildet (Abb. 55b und 55c) und Ihr Unterleib zu weit nach vorne steht, wird auch Ihr Brustkasten meist nach vorne verschoben sein. Bei den meisten Menschen ist der Winkel, den die vorderen Rippen bilden, zu schmal geworden. Es ist schwierig, voll Atem zu holen, bevor das Rückgrat und das Hohlkreuz korrigiert worden sind. Und zwar sollte das so geschehen, daß der Buckel am Halsansatz nicht stärker hervortritt.

Legen Sie sich mit dem Rücken auf eine harte Oberfläche; die Knie sollten dabei nach oben zeigen, und Sie sollten eine Unterlage unter dem Kopf haben. Achten Sie auf Ihre Ellbogengelenke. Der Musikantenknochen sollte vom Körper nach außen zeigen und die Innenseite des Ellbogens zum Körper hin, damit die Achseln und die Unterarme von den Seiten her die Brust weiten. Wenn Ihre Unterarme und Hände in dieser Position nicht flach auf der Oberfläche liegen (Abb. 55c), ist Ihr Schultergürtel zu stark angespannt und muß vom Halsansatz aus gelockert werden.

Atmen Sie? Die meisten Menschen halten beim Studieren oder wenn sie sich konzentrieren lange Zeit den Atem an. Tun Sie das nicht. Atmen Sie im Ruhezustand wenigstens zehn- bis zwölfmal pro Minute.

Bewegen sich Ihre Brust und Ihr Bauch, wenn Sie beginnen, einzuatmen? Das Einatmen geht vom *Rücken* aus. Wenn Sie

versuchen einzuatmen, indem Sie den oberen Bereich der Brust heben, ist das so, als ob Sie einen Regenschirm öffnen wollen, indem Sie von oben an der Stoffbespannung ziehen. Natürlich kann man das so machen, aber es ist unpraktisch.
Legen Sie Ihre Handflächen an die Seiten Ihrer Brust (Abb. 56a). Stellen Sie sich die Kiemen eines Fisches vor, die auf beiden Körperseiten die Hälfte Ihres Rückens nach unten hin einnehmen. Das Einatmen sollte an dem unteren Punkt dieser Kiemen beginnen, und die Rippen sollten sich nach außen gegen Ihre Hände bewegen. Wenn Ihr Brustkasten seitwärts verdreht ist, wird sich eine Seite mehr bewegen als die andere. Befindet sich der untere Teil des Brustkastens auf der einen Seite näher am Becken als auf der anderen?

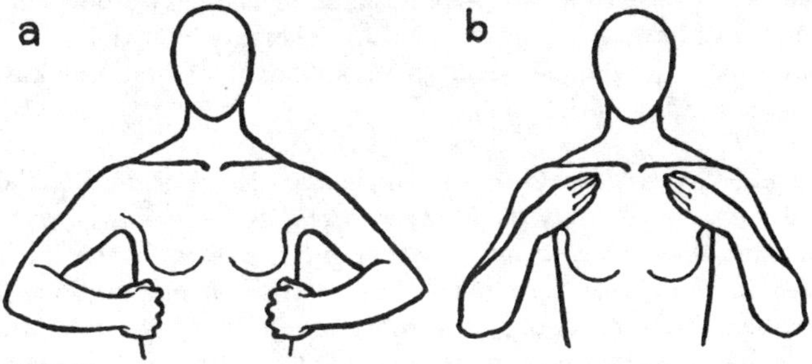

Abb. 56.

Legen Sie Ihre Hände auf die obere Brust (Abb. 56b), gerade unterhalb der beiden Schlüsselbeinknochen an beiden Körperseiten, und zwar so, daß sie fast das Brustbein berühren. Zu Beginn der Ausatmung sollte die Spannung in der oberen Brust leicht nachlassen und die Brustbeine sollten sich senken. Wenn Sie sehr verspannt sind, wird ihnen ein tiefer Seufzer ein Gefühl dafür vermitteln, wie sich die obere Brust lockert. Heben Sie die Brust nicht, wenn Sie einzuatmen beginnen.
Im Ruhezustand sollte das Ausatmen wenigstens zweimal so lange dauern wie das Einatmen. Gegen Ende des Ausatmens können Sie spüren, wie sich Ihre Bauchmuskeln leicht kontrahieren. Um vom Rücken aus den nächsten Atemzug zu holen, müssen Sie zuerst diese Bauchspannung lösen. Viele Atemstörungen rühren daher, daß auch im Ruhezustand die obere Brust und die Bauchmuskeln zu sehr verspannt sind.
Schauen Sie auf Ihre Nasenlöcher. Ist das eine Nasenloch weniger geweitet als das andere? Wenn Sie es berühren, wird es sich ein wenig öffnen. Wo ist Ihre Zunge? Im Ruhezustand sollte sie nicht

gegen den Gaumen drücken, sondern flach auf dem Mundboden liegen. Das geweitete Nasenloch und die flache Zunge werden Ihnen das Luftholen erleichtern.
Denken Sie einen Moment an Ihre Kehle. Wenn ein Baby schreit oder wenn Sie zu defäkieren versuchen, läßt sich eine vermehrte Spannung in der Kehle bemerken. Einige Menschen spannen beim Einatmen diese Region an und entspannen sie nicht völlig beim Ausatmen. Das führt zu einer Versteifung der oberen Brust, eine Haltung, die häufig Furcht vor Aggressionen anzeigt. Diese Spannung kann beim Ausatmen gelöst werden, indem die Kehle lockerer wird und man den oberen Brustbereich ein wenig absinken läßt.
Schauen Sie auf Ihre Schultern. Die Schulterblätter sollten auf der Rückseite des Körpers niemals zusammengezogen werden – in der Vergangenheit wurden zu diesem Thema sehr viele falsche Ratschläge gegeben –, sondern sie sollten flach am Brustkasten anliegen (Abb. 15d, S. 49).

Nachdem, was Sie geschrieben haben, kann ich mich des Eindrucks nicht erwehren, daß nach Ihrer Meinung niemand langfristig gesehen wirklich glücklich und gesund sein kann, der nicht das Alexander-Prinzip anwendet. Die meisten medizinischen und pädagogischen Neuerungen werden nach ihrer Entdeckung allzusehr angepriesen. Meinen sie nicht, daß Sie Ihrer Sache schaden, wenn Sie etwa sagen »es scheint mir das wichtigste einzelne Problem zu sein, daß sich der Medizin heute stellt«.
Dieser Einwand wäre sicherlich begründet, wenn ich behauptet hätte, daß das Alexander-Prinzip ein Allheilmittel ist. Aber das behaupte ich nicht. Die Erkenntnis, daß Bakterien überall vorhanden sind, war auch kein Allheilmittel, sondern diese Entdeckung zeigte einfach eine Richtung auf, in der geforscht werden mußte. Das Gleiche gilt für den schlechten Gebrauch des Körpers. Die Manifestationen von schlechten Haltungen müssen genauso sorgfältig tabelliert werden wie die Arten von Bakterien. Die Erkenntnis, daß schlechte Körperhaltungen weithin verbreitet sind, eröffnet ein ganz neues Feld für die präventive Medizin. Gleichzeitig verweist sie auf bestimmte medizinische Störungen, insbesondere die rheumatischen und psychischen Störungen, bei denen sich das Alexander-Prinzip unmittelbar anwenden läßt.
Es wäre tatsächlich wenig hilfreich, etwas zu versprechen zu wollen, was man in Wahrheit nicht halten kann, oder Menschen große Dinge zu versprechen, die zwar theoretisch möglich sind, aber die von den betreffenden Personen im Ernstfall doch nicht

erreicht werden können. Die Alexander-Technik ist so klar und so wertvoll, daß es töricht wäre, zuviel versprechen zu wollen. Der Einfluß des Gebrauchs auf psychische und körperliche Funktionsabläufe (und damit auf die »Gesundheit« und das »Glück«) ist ganz offensichtlich. Weniger deutlich hingegen ist, inwieweit man mit einer bestimmten Person arbeiten kann und welche Bereitschaft der Betreffende besitzt, sich auch auf das einzulassen, was wir ihm beibringen können. Bei der Mehrzahl der Menschen gibt es jedoch einen Bereich, und mag er auch noch so klein sein, in dem sich ihr Gebrauch verbessern läßt, mit einer daraus resultierenden Besserung der Funktionsweise des Körpers (obwohl dies noch keine »Heilung« ihrer »Erkrankung« ist).

Im Erziehungswesen besteht nicht die Gefahr, das Alexander-Prinzip zu sehr anzupreisen. Die Ausbildung von Alexander-Lehrern wurde von der Schulbehörde von Zentral-London anerkannt, und ausgewählte Schüler des Alexander-Instituts erhalten Ausbildungsstipendien. Das Problem besteht vielmehr darin, eine ausreichende Zahl von gut ausgebildeten Lehrern bereitzustellen, die die Nachfrage befriedigen können.

12 Die Anwendung des Alexander-Prinzips

> Warum sind wir so abgeplackt, so geplagt, so betrogen, so beschwert,
> Da doch was wir freiwillig aufgeben, gehütet ist mit zärtlicher Sorge?
>
> *Hopkins (Das Goldene Echo)*

Die meisten polemischen Bücher – und dieses Buch wurde zumindest teilweise in polemischer Absicht geschrieben – geben eine treffende Analyse einer mißlichen Lage, aber sie sind weniger gut, was Lösungen betrifft. Das Alexander-Prinzip bietet einen Ausweg aus der mißlichen Lage. Das Alexander-Prinzip formuliert eine umfassende Hypothese, mit der sich viele unserer heutigen Probleme zusammenfassen lassen. Das Alexander-Prinzip besagt, daß man lieber nach einem schwierigen, aber einheitsstiftenden Prinzip leben sollte als nach einer Reihe von untergeordneten Regeln, die ständig miteinander in Konflikt geraten.
Wie alle Hypothesen hat auch das Alexander-Prinzip seine Grenzen und muß erprobt und verbessert werden. Aber eine ausreichende Zahl von Menschen hat mit dem Alexander-Prinzip lange genug gelebt, damit es als ein ernst zu nehmender Vorschlag gelten kann.

Reife Rebellion

Im Leben der meisten Menschen kommt eine Zeit, in der sie das Gefühl haben, ihren Lebenswandel einer kritischen Prüfung unterziehen zu müssen. Die Jugendrebellion ist vor allem eine Rebellion gegen äußere Lebensbedingungen, gegen Eltern, Lehrer, Arbeitgeber und Politiker. Diesen Personen wird die Schuld für die Probleme und Ungerechtigkeiten der Welt gegeben, die nur allzu deutlich sichtbar sind, wenn man der Kindheit entwachsen ist. Die extrem unpersönliche Welt geht an einer Jugendrebellion ungerührt vorüber; der Wunsch, wenigstens von einem Menschen beachtet zu werden, und der Wunsch, nicht so eingebildet wie die Erwachsenen zu werden, sowie die Hoffnung, nicht »zu verkalken«, führt in der Jugendzeit zu einem inneren Aufruhr und provokativem Verhalten. Die Jugendlichen leben und entwickeln sich, und das Leben ist ja auch dazu da, um gelebt zu werden und sich seiner zu erfreuen. Die heutige Jugend ist nicht länger bereit, sich mit der Kasernenhofeinstellung »verdammt noch mal, du tust, was man dir verdammt noch mal *sagt,* genau wie ich« (ein Satzfetzen, der in den Kriegsjahren durch das Fenster meines ärztlichen Untersuchungszimmers hereingetragen wurde) zufrieden zu geben. Die Jugendlichen möchten den abstumpfenden Ballast der Vergangenheit, die einengenden Sitten und den falschen Respekt, den dumme Menschen von ihnen verlangen, ablegen.

Man kann jedoch nicht dabei stehen bleiben, immer den älteren Menschen und der Umwelt die Schuld zu geben. Eine reife Rebellion hört auf zu sagen: »Die Welt macht mich fertig, sie ist grundlos gegen mich«. Sie sagt stattdessen: »Die Verantwortung liegt hier bei mir. Was ist eigentlich los mit mir? Warum verhalte ich mich nicht so, wie ich es könnte? Warum schmerzt mein Rücken? Warum ist mein Sexualleben durcheinander? Warum bin ich zehn verschiedene Personen gleichzeitig? Wie kann ich für meine eigenen Probleme Verantwortung übernehmen?«

Diese *innere* Rebellion ist geprägt vom Wunsch nach gültigen Prinzipien und nicht nach Revolution. Ein Rebell ist nicht unbedingt auch ein Revolutionär. Der Rebell beugt sich keineswegs dem Druck äußerer Autoritäten, aber das führt ihn nicht in die revolutionäre Welt des Terrors. Der Rebell will niemanden ausbeuten, sondern er möchte einfach der tödlichen Umklammerung einer Mittelmäßigkeit entkommen, die ihn so stumpf werden läßt wie alle anderen Leute.

Um dieser Abgestumpftheit entrinnen zu können, braucht man einen Handlungsplan. Man braucht Prinzipien, die einem helfen, dem »System« zu entkommen.

Wohlgemeinte Ratschläge gibt es genug. Priester, Psychiater und Dichter haben viel zum Innenleben des Menschen zu sagen. Der Soziologe und der Arzt mögen einen neuen Beruf, eine neue Ehefrau, ein neues Freizeitverhalten, eine andere Diät, oder Medikamente und Drogen verschreiben. Aber nach zwei Jahrtausenden Religion, Kunst und Wissenschaft leben die Individuen noch immer ein still verzweifeltes Leben. Sie kennen freudige und fröhliche, aufregende und erfolgreiche Zeiten. Im großen und ganzen aber gehen die Lebenspläne von viel zu vielen Menschen daneben. Ihre Gesundheit und ihre Glücklichkeit verkümmern, und ihr Antrieb verarmt in frustrierter Langeweile. Diese Men-

schen leben zwei getrennte Leben: ein Privatleben daheim, mit ihrer Familie, wo sie sich immerhin echt, wenn auch elend fühlen, und das Arbeitsleben mit sozialen Werten wie dem Streben nach Geld und sozialem Status, wo eine ganz andere Wirklichkeit erlebt wird. Und wenn sie arbeitslos sind und mangels besserer Alternativen einem Allerweltsberuf nachgehen, werden sie zu unwirklichen Menschen, die an ein mühevolles Leben gebunden sind.
So sieht also das Los vieler scheinbar gesunder und normaler Menschen aus. Aber auch »normale« Menschen kommen in Schwierigkeiten und versagen, wenn sie in eine scheinbar unlösbare Situation geraten. Wegen der Schwierigkeit ihrer Probleme werden sie depressiv und niedergeschlagen, und der gewohnheitsmäßige latente schlechte Körpergebrauch wird ausgeprägter.

Die Kernstruktur

Mit dem Begriff »Kernstruktur« habe ich die Entwicklung einer persönlichen Norm für einen guten Gebrauch bezeichnet. Die Kernstruktur schützt uns davor, uns »niedergeschlagen« zu fühlen. Mit ihrer Hilfe können wir Schwungkraft und Vitalität bewahren, auch wenn äußere Belastungen das schwierig machen. Die Kernstruktur gibt uns auch einen Rückhalt in der Übergangszeit, in der die lange erforderliche Lernperiode uns noch nicht die nötige Kompetenz und Selbstvertrauen gegeben hat.
Die Kernstruktur erlaubt es uns, im sozialen Austausch, beim »Austausch von Körperhaltungen« und bei der Rollenübernahme den Bedürfnissen anderer Menschen und ihren Einstellungen den gebührenden Respekt entgegen zu bringen, ohne den schlechten Gebrauch dieser Leute nachzumachen. Die Kernstruktur beseitigt auch das Bedürfnis, sich dem Konformitätsdruck zu unterwerfen, was die Bezugsgruppe von uns erwartet. Die Kernstruktur gibt uns aber auch die Fähigkeit zu Kompromissen, denn bei vorhandenen Konflikten und in der Gegenwart von unangenehmen, zweckorientiert lebenden Menschen können wir durch sie ein inneres Gleichgewicht bewahren. In einer Welt, in der wir mit manchen Menschen wenig gemein haben, hilft sie uns, Gemeinsamkeiten zu finden.
Die Kernstruktur hilft einem vor allem, mit unliebsamen Gefühlen umzugehen. Eine meiner Patienten beschrieb den Rückhalt, den ihre Kernstruktur ihr gegeben hatte, folgendermaßen.

»Häufig hatte ich ein *unsicheres* Gefühl. Es ist ein Gefühl, das sich nicht leicht beschreiben läßt, aber es muß bis in die Kindheit zurückreichen. Das Gefühl wird durch andere Menschen ausgelöst und überkommt mich ziemlich plötzlich. Ein Blick oder ein Wort reichen aus, um das Gefühl auszulösen. Es trifft mich mitten im Zwerchfell. Ich fühle mich ganz verwirrt und ängstlich. Seit ich mit Ihnen arbeite, habe ich entdeckt, daß sich dabei der Teil meines Körpers zusammenzieht, der gerade unterhalb meiner Rippen liegt (das muß die Region sein, die als Sonnengeflecht bezeichnet wird). Außerdem hat es die Wirkung, daß ich die Mitte meines Rückens krumm mache. Das ist also anscheinend die Weise, wie ich in mir ein Gefühl der Unsicherheit erzeuge. Wenn ich mich ertappe, bevor diese Kontraktion beginnt, hält das unsichere Gefühl nur für einen Augenblick an. Ich habe entdeckt, daß ich verhindern kann, daß dieses Gefühl meinen Körper überkommt, wenn ich daran denke, mir die »Formeln« zu sagen. Dadurch wird verhindert, daß ich dieses dumme unsichere Gefühl bekomme, bei dem ich meine, daß alle Personen auf eine bedrohliche Weise gegen mich sind. Das Erteilen von »Formeln« scheint mich in die Lage zu versetzen, mich auf andere Personen einzustellen, – nicht unbedingt sehr gut, aber immerhin auch nicht völlig blöde. Ich kann von einem sicheren Gefühl ausgehen, bei dem sich der Rücken und die Schultern weiten, anstatt von einem panischen Gefühl im Bauch. Häufig erkenne ich, daß überhaupt keine Reaktion nötig ist, und daß ich mit dem Geschehen perfekt zurechtkomme, wenn ich nur ruhig sitzen bleibe, mit dem Gefühl, vom Rücken gestützt zu werden. Ich kann erkennen, wann es sinnvoll ist zu reagieren, und wann ich dies nicht zu tun brauche.«

Das Gefühl der Sicherheit oder der Mangel eines solchen Sicherheitsgefühls gehen auf die früheste Kindheit zurück und beruhen auf dem Empfinden des Körpergebrauchs. Eine liebevolle heitere häusliche Atmosphäre mit sehr viel herzlichem Körperkontakt kann sicherlich dazu beitragen, einem Kind ein inneres Sicherheitsgefühl mitzugeben. Aber leider ist dieses Gefühl der inneren Sicherheit meist auch mit einer Nachahmung der Haltungen und Stimmungen der Bezugsperson verbunden. Das »richtige« Körpergefühl und das Gefühl von Sicherheit, die sich aus der Körperhaltung ergeben, können sicherlich wie ein vertrauter Boden wirken (und viele Menschen verlassen niemals vertrauten Boden). In manchen Situationen, die wir erkunden müssen, wenn wir wachsen wollen, ist dies unter Umständen nicht sehr zweckmäßig. Ohne einen Körpergebrauch, der uns in *allen* Situationen eine Grundlage für unsere Handlungen bietet, werden wir uns leicht

unsicher fühlen und uns mit dem zufrieden geben, was wir bereits kennen – ein Rezept für ein eintöniges Leben.
Wenn Eltern über die Prinzipien eines guten Körpergebrauchs Bescheid wissen, kann auch die innere Sicherheit eines Kindes auf einem guten Körpergebrauch beruhen, und damit auch eine liebevolle kommunikative und aggressionsfreie Beziehung.

Der Vernunftsmensch

Die oben erwähnte Patientin mit ihrem Gefühl der Unsicherheit und der Panik im Bauch sagte, sie könne diese Empfindungen verhindern, wenn sie sich ihre »Formeln« sagte. Was genau hat sie damit gemeint? In den Kapiteln 10 und 11 habe ich beschrieben, wie eine Reihe von »Formeln« erlernt und unterrichtet wird, die allmählich mit einem besseren Ruhegleichgewicht und einer Kernstruktur assoziiert werden, die einem bei Bewegungen und in sozialen Situationen ein sicheres Körpergefühl geben. Alexander war der Auffassung, daß die Schulung von Menschen in diesem inneren Aufsagen von Formeln sie »mit ihrer Vernunft« in Berührung bringt, im Gegensatz zum Gefühl von Panik und Unsicherheit, die sich einstellen können, wenn man instinktiv und zweckorientiert reagiert.
Die »Vernunft« ist in den letzten Jahren nicht sehr populär gewesen. Die Handlungsweisen und Gewohnheiten des Vernunftsmenschen wurden genau wie die Figur des »guten Menschen« gering geachtet. Der Holocaust der Gewalt, der im zweiten Weltkrieg entfesselt wurde, und die Bedrohung der über unseren Köpfen schwebenden Atombombe hat eine Stimmung des »eßt, trinkt und seid unvernünftig« entstehen lassen, und den Eindruck erweckt, daß uns Religion und Verstand an den Rand des Abgrundes geführt haben.
Die letzten fünfzig Jahre wurden auch vom »kleinen Mann« bestimmt. Die unterdrückten Klassen sind belesener geworden und erheben häufiger ihre Stimme. Aber oft sind sie nicht gebildet genug, um sich selbst zu verstehen und sich Gehör zu verschaffen. Ein merkwürdiges Phänomen ist die weitverbreitete Übernahme der Stimmung, die in den sozial unterdrückten Klassen dominiert. Diese wird durch ihre Körperhaltung bedingt – eine schwerfällige zusammengesackte Haltung mit einer aggressiven muskulären Verspannung der Schultern und Arme. Diese Haltung wurde von weiten Teilen der Jugendlichen aus der Mittelklasse übernommen,

um eine Gemeinsamkeit mit einer Bevölkerungschicht herzustellen, mit der sie sich solidarisch fühlen, und um der starren »Zwangsjacke« zu entkommen, die die üblichen Körperhaltungen in der Armee und der Oberschicht bieten.

Der moderne Mensch ist gefangen zwischen einer viktorianischen Ethik, die an die Vernunft und die eigene Kraft glaubte, und einer freudianischen Ethik, die besagt, daß Vernunft und eigene Kraft an den Klippen des Unbewußten scheitern müssen. Damit standen ihm wenige Prinzipien zur Verfügung, an die er sich halten konnte. Stattdessen ist der moderne Mensch auf eine Stufe der unmittelbaren Befriedigung der Bedürfnisse, wann und wo immer sie entstehen mögen, zurückgefallen. Er verläßt sich hauptsächlich auf seinen Instinkt und auf Gewohnheiten, die sich in der Vergangenheit bewährt haben.

Instinktives und gewohnheitsmäßiges Verhalten haben eines gemeinsam – durch sie reagieren wir lediglich auf einen *einzigen* Aspekt der sich bietenden Situation. Vernünftiges Handeln andererseits bedeutet, daß wir möglichst viele unserer relevanten Bedürfnisse berücksichtigen, bevor wir reagieren. Und deshalb ist es wichtig, das der rationale Mensch möglichst viel über seine »relevanten Wünsche und Bedürfn-isse« weiß. In der schulischen und universitären Ausbildung werden viele Jahre dem Erkennen dieser relevanten Handlungsmotive gewidmet, bis man theoretisch die Freiheit besitzt, geeignete Handlungsalternativen zu finden und sich eigene »Normen« und Gebote setzen kann.

Aber die Kluft zwischen Theorie und Praxis muß erst noch überbrückt werden. Der Verstand hat sich tatsächlich als unzureichend erwiesen, wenn er nur auf einer abstrakten Ebene gelehrt wird. Diese Unzulänglichkeit ist zum Teil für die heutige allgemeine Unzufriedenheit mitverantwortlich, die bis hin zur Forderung nach einem »Abbau« des Schulsystems reicht.

Und die Kluft zwischen Theorie und Praxis hat auch zu einem wachsenden Bedürfnis nach dem Alexander-Prinzip geführt. Mit Aldous Huxleys Worten:[50]

»Es ist nun möglich, sich eine ganz andere Form der Erziehung vorzustellen, die den gesamten Bereich von menschlichen Aktivitäten umfaßt, von physiologischen Vorgängen über die intellektuelle, moralische und praktische bis hin zu spirituellen Sphäre, eine Erziehung, die Kinder und Erwachsene durch eine Schulung im richtigen Gebrauch vor den meisten Krankheiten und schlechten Gewohnheiten bewahrt, die sie heute befallen. – Eine Erziehung, die Männer und Frauen in die Lage versetzen könnte, sich rational zu verhalten.«

Das vernunftsbezogene Wissen, wie es in Schulen und Universitäten gelehrt wird, wird so lange irrelevant bleiben, wie der Verstand nicht für die praktische Aufgabe genutzt wird, *Entscheidungen zu fällen*. Alexander und natürlich viele viele Menschen vor ihm haben erkannt, daß wir den denkenden, Entscheidungen fällenden Teil unseres Bewußtseins auch dazu benutzen können, uns Handlungsanweisungen (Formeln) zu erteilen. Aber vor Alexander wurde das Erteilen solcher Anweisungen niemals so sorgfältig ausgearbeitet, wie es nach Alexanders Erkenntnissen notwendig ist. Das war auch gar nicht möglich, weil über die Art des Gebrauchs nicht genug bekannt war, auf die solche rationalen Anweisungen praktisch angewendet werden konnten. Die Anweisungen für den Gebrauch sind das fehlende Werkzeug, dessen der Verstand bedarf, wenn er nicht »an den Klippen unbewußter Gewohnheiten scheitern soll«.

Bedachtes Handeln

In der Praxis mag etwas sehr leicht sein, aber es theoretisch zu beschreiben ist lange nicht so einfach. Manchmal muß man viele kleine Einzelheiten kennen, um die Beschreibung überhaupt verstehen zu können. So ist es auch recht einfach, sich den Gebrauch des Körpers »anzuweisen«, aber die Beschreibung dieses Vorganges wird durch die vielen verschiedenen schlechten Gebrauchsweisen kompliziert.

Weil die praktische Seite des Alexander-Prinzips so schwer darzustellen ist, haben einige Leute seine Darstellung vereinfacht und behauptet, es käme nur darauf an, gerade zu sitzen oder eine bessere Haltung im Stehen anzunehmen. Aber diese Körperhaltungen sind nur das äußerlich sichtbare Zeichen für eine harmonische Verteilung von Spannungsmustern, die man durch absichtliche Befehle bewirkt hat. Die Formeln sind ein ganz wichtiges Werkzeug für den Verstandesapparat des Menschen, nicht mehr, aber auch nicht weniger. Und es ist klar, daß es schwer ist, sich beispielsweise in einem Zustand der körperlichen Depression einen Ausweg vorzustellen, und noch schwieriger ist es, entsprechend zu handeln. Zur praktischen Anwendung des Alexander-Prinzips gehört sehr viel mehr als einfach gerade dazusitzen.

Stellen wir uns eine perfekte Umwelt vor, eine Art wissenschaftliches Kloster, in der man nicht so leicht von der Außenwelt gestört wird. In dieser Welt haben Verstand und Vertrauen noch Geltung, das Vertrauen, sich von Althergebrachtem freizumachen, und der Verstand, um an unbekannten Bereichen zu arbeiten; eine Welt, in der man sich bemüht, nach Prinzipien und nicht nach Gewohnheiten zu handeln.

Diese perfekte Umwelt wird in einem gewissen Ausmaß in einer Alexander-Trainingsgruppe verwirklicht, obwohl dies natürlich nur für wenige Stunden am Tag der Fall ist und nicht weit ab von den gewohnten Belastungen durch Geld, Familie und Zukunftssorgen geschieht. Nachdem ich solche idealen Unterrichtsbedingungen beschrieben habe, unter denen der Körpergebrauch sorgfältig und gründlich verbessert wird, kann man anschließend von diesen idealen Bedingungen Abstriche machen und sehen, was einem gewöhnlichen Menschen in seinem alltäglichen Leben möglich ist.

Unter idealen Bedingungen befaßt sich der Schüler – unabhängig davon, ob ihm ein Lehrer in einem gegebenen Augenblick individuelle Anweisungen erteilt oder nicht – mit seinen Gedanken und Körperbewegungen. Zweckorientiertes Handeln, bei dem nicht auf die Gebrauchsweise des Körpers geachtet wird, kommt unter solchen Bedingungen nicht so leicht vor, weil die Reize der geschäftigen Welt fehlen, die eine unmittelbare Reaktion verlangen. Subjektiv wird sich ein Verständnis des Unterschieds zwischen dem »Inhalt« des Denkens und der eigentlichen »Funktion« des Denkens einstellen (in dem Sinn, daß ein Auto funktionieren muß, um an diesen oder jenen Ort fahren zu können). Der Schüler wird erkennen, daß das Denken mehr ist als die Manipulation von Ideen, mehr als Bilanzen zu ziehen, mehr als sexuelle Absichten zu haben, mehr als Briefe und Liebe und Musik und wie man die Möbel stellt. Bei einem gesteigerten Bewußtsein kommt es zu einer anderen Form des Denkens, ein Denken, das bei Bewegungen und bei körperlicher Ruhe vorhanden ist und deren Grundlage bildet.

Mit dieser Form des Denkens befaßt sich der Alexander-»Schüler« in seiner Trainingsgruppe. Ein Zustand der körperlichen Ruhe wird angestrebt, in dem er eine individuelle Organisation der Wahrnehmung seines Körpergebrauches findet. Er wird feststellen, daß zu dieser persönlichen Organisation durch das Erteilen von »Formeln« auch eine ganz leichte muskuläre Aktivität gehört, in Form kleiner Ausgleichsbewegungen, die sowohl im ruhenden Zustand als auch bei körperlicher Aktivität vorkommen. Wie wir gesehen haben, hört die muskuläre Aktivität nie auf. Man kann sie immer feiner untersuchen, aber die Abstufung zwischen Ruhe und

Aktivität ist nur relativ. Leichte Schwankungen (Kapitel 3) sind immer vorhanden, selbst in einem entspannten Ruhezustand.
In diesem Zustand des gerichteten Denkens wird sich der Schüler zunehmend der muskulären Matrix seiner Entscheidungen sowie des Einflusses bewußt, den seine Aufmerksamkeit auf kleine Veränderungen von Muskelspannungen haben kann, die seine Gefühle und seine Einsichten begleiten. Das Empfinden dieser Veränderungen ist so fein wie das leiseste Streichen eines Geigers. Zuerst ist dieses gerichtete Denken eine mühsame Angelegenheit. Die geringsten Anzeichen von Ermüdung und jedes Nachlassen der Aufmerksamkeit können sie beenden.
Wir sind bisher davon ausgegangen, daß wir unseren Geist nur auf zweierlei Weise bewußt verwenden können – als inhaltliches Denken (das heißt mit Worten, Sätzen, Musik, Vorstellungswillen usw.) und zur Verhaltenskontrolle. Aber zwischen dem inhaltlichen Denken und dem offenen Verhalten gibt es noch einen weiten Bereich des Innenlebens, eine ungeheure Seinswelt, die durch Bewußtheit und Aufmerksamkeit bewältigt werden muß (obwohl »bewältigen« ein zu aktiver Begriff für die dabei gemeinte achtsame Lebensweise ist).
In Alexander-Gruppen wird seit vielen Jahren Arbeit in dieser Form geleistet. Das verlangt jedoch eine Ruhe und einen Frieden, die nicht leicht zu finden sind, außer vielleicht in einem Krankenhaus, an einer Schule oder an einer Universität. Für einen Durchschnittspatienten (oder Durchschnittsschüler), der das Alexander-Prinzip auf sich alleine gestellt lernt, ist eine solche intensive Hinwendung zum »Erteilen von Formeln« in der heutigen Welt schwierig. Mit der Verkürzung der Arbeitszeit sollte dies jedoch einfacher werden. Viele Menschen sind in Wahrheit weniger beschäftigt als es ihre »Dienstzeiten« glauben machen. In der ersten Lernphase ist es sicherlich entscheidend, nicht von Störungen behelligt zu werden. Aber die meisten Menschen finden trotz der Anwesenheit von anderen Menschen einen Weg, ihren »inneren« Dialog fortzusetzen. Dieser innere Dialog könnte sinnvoller für das gelegentliche Erteilen der Formeln zum Körpergebrauch genutzt werden. Wir können nicht unserer Eigenschaft entgehen, aufmerksame menschliche Wesen zu sein, außer wenn wir in einem abgestumpften passiven Zustand leben. Die gesamte normale Wahrnehmung wird mehr oder weniger von einem kritischen Auswahlprozeß bestimmt. Wenn man sich die »Formeln« sagt, entspricht das dem Einstellen der Blende und der Verschlußzeit einer Kamera. Wenn die Blende falsch eingestellt ist, gibt es ein verschwommenes Bild, das auf viele verschiedene

Weisen verkehrt interpretiert werden kann. Die Zeit, die man mit dem Anweisen verbringt, ist niemals vergeudet. Wenn der Fokus der Wahrnehmung durch die inneren Anweisungen scharf eingestellt wird, sind viele gezieltere Reaktionen möglich.

Das Realitätsempfinden

Ein solchermaßen geschärftes Selbstbewußtsein wird notwendigerweise mit einigen sozialen Täuschungsmanövern in Konflikt geraten und zwingt einen dazu, sich der Realität zu stellen.*[51]
Die meisten Menschen suchen in ihrem Innersten nach der Wirklichkeit. Aber wenn der Körper schlecht gebraucht wird, muß die Wirklichkeit erst *erlernt* werden. In einer Alexander-Sitzung kann einem der Lehrer in dem Unterricht eine Ahnung von der Wirklichkeit geben, einen Ansatzpunkt, von dem aus man weiterarbeiten kann.
Zunächst ist diese Ahnung jedoch nur ein Schimmer der Realität. Ein großer Teil der ersten Lernphase ist noch unspezifisch, und unter Umständen muß man sich einstweilen mit einem intellektuellen Vertrauen auf die Diagnose und das Alexander-Verfahren zufrieden geben.
Während langsam das Fundament für einen besseren Gebrauch gegründet wird, entsteht anfangs statt der erhofften Erweiterung der Möglichkeiten vielleicht das Gefühl, »ein Potential nicht verwirklicht zu haben«. Den meisten Menschen ist dieses Empfinden, ein Entwicklungspotential nicht verwirklicht zu haben, unangenehm. Deshalb bevorzugt man die Gegebenheiten des alten, schlechten Körpergebrauchs, so un-wirklich sie auch sein mögen. Das Aufgeben dieser un-wirklichen Gegebenheiten mag zunächst als ein Verlust erscheinen, und der Verlust von etwas Vertrautem ist immer traurig. Wir werden entdecken, daß wir an dem alten schlechten Körpergebrauch hängen und an den Stimmungen, die er aufrechterhält.
Wir fürchten uns vor neuen Dingen, denn wir haben Angst, die vertraute Kontrolle über eine Situation zu verlieren. Durch das Erlernen einer neuen Beherrschung des Körpergebrauchs können

* Boris Pasternak: »Die große Mehrheit der Menschen führt ein ständiges Doppelleben. Zwangsläufig muß Ihre Gesundheit darunter leiden, wenn Sie Tag für Tag das Gegenteil von dem sagen, was Sie denken, wenn Sie vor den Dingen kriechen, die Sie verabscheuen.« In: Dr. Schiwago.

wir ein bleibendes Gefühl der inneren Geschlossenheit erlangen und das Bedürfnis nach einer vertrauten konstanten Außenwelt aufgeben. Der Schüler muß eine Bereitschaft haben, das Unbekannte zu akzeptieren, und das tiefe implizierte Gefühl haben, daß das Leben offen steht und verändert werden kann.

Natürlich sind immer bestimmte Routinehandlungen erforderlich – alles vernunftbestimmte Leben hat individuell gewählte Routinehandlungen zur Voraussetzung. Aber eine Routinehandlung läßt sich immer verändern, während Gewohnheiten oft noch fortbestehen, wenn sie nicht mehr zweckmäßig sind und zu einem unwirklichen Leben führen.

Gegen dieses unwirkliche Leben muß man ständig angehen. Um das zu *sein,* was wir sein können, müssen wir erst herausfinden, was wir sind. Das zu *sein,* was wir sind, bedeutet lebendig, glücklich und für das Leben von Augenblick zu Augenblick gewappnet zu sein, oder mit anderen Worten »ganz da« zu sein. Dieses Gefühl, ganz in der Wirklichkeit zu sein, fällt Kindern leicht, die mit ihrer lebhaften Sensibilität die Umwelt, in der sie leben, ständig »erkunden«. Wenn wir als Erwachsene nicht darauf achten, wie es um den Gebrauch unseres Körpers bestellt ist, und das auch weiterhin tun, wenn wir Fortschritte machen, – werden wir uns immer unwirklicher fühlen und das Gefühl haben, nicht »ganz da« zu sein.

Zu entdecken, was wir sind, bedeutet natürlich, nur das Gewöhnliche und nicht das Übernatürliche zu finden. Wenn wir die Wirklichkeit erkennen, ist sie gewöhnlich und alltäglich – aber an dieser Gewöhnlichkeit können sich die geschärften Sinne durchaus erfreuen. Es geht nicht darum, vom Alltäglichen zum »Wunderbaren« zu gelangen, sondern von einem unwirklichen zu einem wirklichen Leben.

Das Alexander-Prinzip behauptet, daß wir wirklichkeitsnäher leben können, wenn wir einen besseren Gebrauch erlernen.

Das neue Wirklichkeitsgefühl wird sich nicht sofort einstellen, oder bestenfalls als eine Ahnung. Aber wenn die erstrebte Körperhaltung während der langen Lernperiode ständig im Bewußtsein bleibt, wird sie sich schließlich durchsetzen und an dem unvermeidbaren Wachstums- und Veränderungsprozeß teilhaben.

Für die meisten Menschen ist es nicht einfach, sich in ihrem alltäglichen Leben solche detaillierten Anweisungen zu geben. Doch die Formeln müssen ja auch nicht ständig so detailliert sein. Es besteht ein Unterschied zwischen der Lernsituation und der Lebenspraxis (obwohl ein ausgefülltes Leben nicht denkbar ist ohne das Streben, aus dem, was wir gerade tun, etwas zu lernen). Wenn wir den realen Anforderungen des Lebens jedoch für eine gewisse Zeit enthoben sind, – sei es weil wir einen psychischen oder körperlichen Zusammenbruch erlitten haben oder weil wir uns absichtlich in eine geschützte Lernsituation begeben haben – werden Leben und Lernen miteinander synonym.

Hypnose und Entspannung

Ich werde oft gefragt, warum ich nicht Hypnose verwende, um Menschen dabei zu helfen, ihre unbewußten Verspannungen zu lösen. Vor kurzem meinte eine junge Frau, sie würde akzeptieren, daß die Verspannungen in ihrem Nacken und ihrer Brust auf irgendein frühkindliches Trauma zurückgingen, und ob sie sich nicht an das ursprüngliche traumatische Ereignis erinnern könnte, wenn sie hypnotisiert würde? Und ob sie nicht, nachdem ihr hinterher diese vergessene Ursache benannt worden sei, die Verspannungen leichter lösen könnte (eine Kombination von Vorhypnose und Hypnose)? Ich erklärte ihr folgendes:

»Alle diese Verfahren haben den Nachteil, daß Ihr Brustpanzer heute nicht mehr aus einer einzigen spezifischen Haltung besteht, obwohl es ursprünglich einmal so begonnen haben könnte. In den inzwischen verstrichenen Jahren ist ein äußerst ausgeklügeltes System kompensierender muskulärer Reaktionen entstanden. Die Entdeckung einer ursprünglichen »auslösenden« Situation wird heute die übrigen kompensierenden Reaktionen Ihres Körpers nicht beseitigen. Ihre Brustspannungen konnten sich übrigens nur deshalb so festsetzen, weil Ihr *allgemeiner* Körpergebrauch bereits dadurch gestört war. Der Boden war bereits vorbereitet. Viele Menschen haben extreme Furcht- und Streßsituationen durchgemacht, als sie klein waren. Wenn der Körpergebrauch gut ist, schüttelt man sie einfach ab. Das gleiche gilt für extreme Streßerfahrungen, die man als Erwachsener macht.

Es besteht keine Notwendigkeit, Hypnose anzuwenden. Sie könnte nur zu einer weiteren unbewußten Abhängigkeit führen. Anstatt nach den ursprünglichen Bedingungen zu suchen, aus denen heraus die Verspannungen entstanden sind, ist es nützlicher, einen *neuen* Zusammenhang zu konstruieren, durch den die alte Haltung gleichgültig wird. Sobald Sie einen gelasseneren Ruhezustand des Körpergebrauchs entwickelt haben, werden Ihnen in Ihren Alexander-Sitzungen viele Einsichten kommen. In einem

solchen Ruhezustand können Sie fast alle nur möglichen Reize an vergessene Ereignisse erinnern. Eine Reklame in der U-Bahn, ein zufälliger Gesichtsausdruck, ein Vers oder eine zunächst überhörte Bemerkung können dazu führen, daß Ihr Bewußtsein mit Erinnerungen an irgendeine vergessene Haltung überflutet wird.
Diese vergessene Haltung hat sich zuvor in Ihrem alten schlechten Körpergebrauch manifestiert. Durch die Alexander-Schulung haben sie zeitweilig den alten schlechten Gebrauch abgelegt. Aber beispielsweise durch das Plakat in der U-Bahn sind Sie in diese Haltung zurückgefallen. Auf dem Hintergrund Ihres neu entstandenen Körperbewußtseins haben sie den abrupten Übergang zu dem alten vertrauten, zuvor überhaupt nicht gespürten »schlechten« Körpergebrauch bemerkt.
Daraus folgt, daß Ihnen beim Alexander-Unterricht viele flüchtige Erinnerungen kommen können, die Sie für sich allein und auch mit Ihrem Lehrer durcharbeiten sollten. Eine solche Erinnerung kann äußerst schwach sein, und sie muß auch nicht unbedingt als eine klare Erinnerung an diese oder jene Person oder Situation kommen. Sie kann auch die Form einer Empfindung annehmen oder eine weitere Lösung von Muskelverspannungen bewirken oder sich in einem neuen räumlichen Bewußtsein zeigen, beispielsweise wie der Brustkasten in den unteren Rückenbereich übergeht, oder wie das Becken sich mit dem übrigen Körper harmonisch bewegen oder loslassen kann.
Wenn sich allmählich der Nebel zu lichten beginnt, der das volle Empfinden Ihres schlechten Körpergebrauchs verhindert, hat dies beträchtliche Auswirkungen. Sie werden das Bedürfnis haben, diesen nebellichtenden Mechanismus einzusetzen, sobald der Nebel wieder fallen sollte; und er wird wieder fallen, obwohl sie nun Hoffnung haben und eine Methode besitzen, um mit ihm umzugehen.«
Was hier über die Hypnose gesagt wird, gilt genauso für die »Entspannungstherapie«. Ich habe in einer neueren Veröffentlichung über Entspannungstherapie gelesen: »Die Übungen sind nicht schwierig, sie sind eigentlich ganz einfach«. In einem gewissen Sinne stimmt das. Sie sind einfach und unwirksam, außer vielleicht auf einer trivialen Ebene. Wie sollten auch gewohnheitsmäßige Spannungen, die über Jahre hinweg entstanden sind, durch irgendein über den Daumen peilendes Verfahren geändert werden? In der jüngsten Zeit ist es unter Psychotherapeuten zu einer beunruhigenden Sitte geworden, Patienten durch verschiedene Formen des Körperkontraktes und sanfte Berührungen in einen entspannten Zustand zu bringen. Die Therapeuten haben diese

Techniken meist nach einigen wenigen Ausbildungssitzungen bei diesem oder jenem Guru gelernt. Es überrascht mich nicht, daß diese Verfahren in den Ruf gekommen sind, gefährlich zu sein. Die technischen Probleme, einen Gebrauch zu erlernen, bei dem der Körper in einem harmonischen Gleichgewicht ruht, sind enorm schwierig. Ich selbst habe mich zehn Jahre lang in Ausbildung befunden, bevor ich mir zutraute, ohne Supervision zu arbeiten.
Für solche simple Entspannungstherapie kann es auf einer ernsthaften Ebene keinen Platz geben. Es geht nie darum, ein und für allemal Verspannungsmuster zu entdecken, und sie durch Hypnose oder Entspannungsverfahren zu dekonditionieren und dann verschwinden zu sehen. Es geht vielmehr darum, in unzähligen verschiedenen Situationen und immer wieder von neuem Verspannungen zu entdecken und allmählich die kompensatorischen Verspannungen herauszufinden, die sich wie Schalen einer Zwiebel nacheinander zeigen, wenn man eine Schale nach der anderen abzieht. Wie weit man die verschiedenen Schalen entfernen kann, hängt von den Fortschritten des Patienten und der persönlichen Neigung des Lehrers ab. Es ist entscheidend, daß der Psychotherapeut oder Lehrer genau weiß was er tut, und wieviel der Patient tolerieren kann.
Der Gebrauch darf nie ignoriert werden, gleichgültig wie die psychotherapeutische Situation aussehen mag. In der modernen Linguistik gibt es einen Ausspruch: »Frag nicht nach der Bedeutung, frag nach dem Gebrauch«, was heißen soll, daß Worte nicht losgelöst von den Sätzen, in denen sie gebraucht werden, untersucht werden sollen. Auch wir sollten sagen: »Suche nicht nach der Erinnerung an ein Trauma, sondern suche nach dem Gebrauch des Körpers«. Der Körper muß in Aktion untersucht werden, bei einem lebendigen Gebrauch, und nicht in Träumen verborgen oder auf dem Seziertisch. Die Bedeutung von Erinnerungen ist abhängig vom Gebrauch im jeweiligen Augenblick. Wenn durch die Formeln ein schlechter Gebrauch für einen harmonischen entspannten Ruhezustand beseitigt worden ist, werden auch belastende Erinnerungen verschwinden.
Das Unbewußte ist irrelevant, wenn wir lernen, bewußter zu leben – das ist eine Tautologie, aber das Eine geht aus dem Anderen hervor. Für die meisten Menschen *ist* der Körpergebrauch das »Unbewußte«. Wenn dieser Gebrauch bewußter wird, verlieren unbewußte Gewohnheiten ihren Einfluß.

Eine angemessene Lebensweise

Diese Kapitel sollten deutlich gemacht haben, daß sich das Alexander-Prinzip auf vielen Ebenen anwenden läßt. Nur wenige Menschen haben heutzutage die Zeit oder die Lust, sich mit einer sorgfältigen Analyse ihres Körpers zu befassen. Doch mit der Alexander-Methode wurden bereits viele Erfahrungen gemacht, die weiter gegeben werden können, ohne daß die Schüler sich ähnliche Mühen unterziehen müßten. Viele Menschen – wahrscheinlich die Mehrzahl – werden sich damit zufrieden geben und dankbar sein, dieses Wissen für eine Verbesserung ihres Gesundheitszustandes anzuwenden. Der Körper ist anpassungsfähig; er kommt ziemlich lange zurecht, ohne sich den ganzen Tag in einem absichtlich eingenommenen gelösten Zustand zu befinden, vorausgesetzt, daß bestimmte klare allgemeine Prinzipien für einen guten Gebrauch befolgt werden. Der Unterschied zwischen der Anwendung des Alexander-Prinzips auf dem pädagogischen und dem medizinischen Bereich ist nur graduell; Ärzte sehen wohl eher Bakterien als daß sie über die »Unendlichkeit in einem Sandkorn« spekulieren. Es ist nicht so, daß die Verwendung des Alexander-Prinzips zur Linderung von Schmerzen und Krankheit der eigentlichen Bedeutung des Prinzips nicht gerecht würde, wie einige Anhänger von Alexander meinen.

Nur wenige Menschen wollen oder können das Alexander-Prinzip anwenden, ohne zumindest einige ihrer elementaren Lebensgewohnheiten zu ändern. Nach einer gewissen Zeit schätzen viele Leute es mehr wegen seiner Auswirkung auf ihren allgemeinen Lebensstil als wegen seiner Wirkung auf ihre Hühneraugen.

Ein Prinzip, das gewohnheitsmäßige Reaktionen gerade an dem Punkt ändern soll, wo sie durch einen Stimulus ausgelöst werden, muß auf jeden, der es anwendet, eine tiefe Wirkung haben. Verschiedene Menschen haben vielfache und unterschiedliche Versuche unternommen, das Alexander-Prinzip in eine äußere Form zu bringen, die zu ihrem eigenen Temperament paßt. Huxleys »Gelassenheit«, Deweys Form des Pragmatismus, Bernard Shaws Lebenskraft, Ludovicis »Rasse geistiger Riesen«, der Rationalismus einiger der weniger bedeutenden Aufklärer, der Opportunismus einer ganzen Schar von europäischen und amerikanischen »Therapeuten«, die das Alexander-Prinzip zunächst für das richtige Zugpferd hielten, das sich für sie jedoch als Nagelbrett erwies; im Bereich der Logopädie und der Körpererziehung jene Personen, die eine Abkürzung suchten und dem Gerede über das »zweckorientierte Handeln« ungeduldig zuhörten, und vor allem die Spinner, die Fleischesser, Vegetarier, Astrologen und Gläubigen, die in Alexanders Ausspruch »Nil a me alienum puto – solange Sie ruhig bleiben und nicht Ihren Kopf zurückziehen« das Höchste finden. Er sagte mir einmal: »Wenn es im Umkreis von achtzig Kilometern einen Spinner gibt, wird er zu mir finden«. Es ist ein Wunder, daß sein Prinzip einige dieser Leute überlebt hat. Weil in der Anfangsphase jeder Patient, der etwas schwerfällig oder mit seinen eigenen Lernerfolgen unzufrieden war, das Alexander-Prinzip als einen ausgemachten Blödsinn bezeichnen durfte, war Alexander der Gnade von übelwollenden Menschen ausgeliefert, und es gab niemanden, der ihnen widersprochen hätte. Die meiste Zeit seines Lebens mußte er gegen eine widrige öffentliche Meinung ankämpfen, und es überrascht nicht, daß Alexander dankbar den Beifall jeder unbedeutenden »Autorität« annahm, die willens war zu erklären, daß seine Arbeit wertvoll war. Und es überrascht auch nicht, daß er der menschlichen Rasse mißtraute – »ein niedrig entwickeltes Schwein« war einer seiner Aussprüche in seinen letzten Lebensjahren. Ich kann persönlich bezeugen, daß er wirklich in seinem Zimmer eine Flinte bereithielt, um Straßenmusikanten und Marktschreier abzuschrecken – ein großartiges Schauspiel seines eduardischen Zornes. Und er erschreckte mit seiner Flinte diejenigen Kunden, die in ihm ihren »kleinen Mann um die Ecke, der *Wunder* wirken kann« sehen wollten.

Glücklicherweise bewahrte Alexander immer eine kräftige Portion Alltagsvernunft. Der eigentliche praktische Unterricht wurde einzeln und in Gruppen fortgesetzt, unabhängig, was irgend jemand sonst darüber behauptet (und was auch unabhängig von dem, was ich hier schreibe in Zukunft behauptet werden wird).

Das soll nicht heißen, daß alle frühen Anhänger von Alexander auf dem Holzweg waren. John Dewey, Aldous Huxley, Raymond Dart, Canon Shirley, Irene Tasker, Lord Lytton, Isobel Cripps, Dr. Peter Macdonald und Fred Watts (sein Verleger) waren alle bedeutende Menschen, die dem Alexander-Prinzip zu unterschiedlichen Zeiten wichtige Impulse gaben. Und in den letzten Jahren gab es viele weitere Menschen, die der Meinung waren, daß das Prinzip auch an ihren Institutionen eine wichtige Rolle spielen sollte, und die darum kämpften, ihm Platz zu verschaffen, neben einer großen Zahl von Laien, die versucht haben, das Alexander-Prinzip zu einem integralen Bestandteil ihres persönlichen Lebens zu machen.

Diese Menschen haben entdeckt, daß Alexanders Ansatz, dieses »Mittel zu einem Zweck«, wie er es bezeichnete, auch bei ihnen funktioniert. Sie erkennen, daß sie ihre meisten Probleme lösen können, wenn sie sich die richtigen »Mittel« dazu verschaffen; daß sich fast jedes Problem auf das reduzieren läßt, was »als nächstes« zu tun ist, wenn man sich mit einer Entwicklungsmöglichkeit zufrieden gibt, die nicht sofort in bare Münze eingetauscht werden kann, und daß viele winzige Sandkörner zusammen schließlich einen ansehnlichen Strand ergeben können.

Wie ich bereits angedeutet habe, hatte Alexanders Charakter zwei Seiten. Er selbst schaffte es nie ganz, sein Bedürfnis nach den »Medien« zu überwinden. Er mußte seine Sache irgendwie bekannt machen. Er mußte genug Geld verdienen, um sein Leben als Wissenschaftler zu finanzieren. Ursprünglich war er Schauspieler, und deshalb brauchte er den Beifall; und er glaubte, daß sein Erfolg am Ausmaß dieses Beifalls gemessen würde.

Mindestens acht Stunden am Tag war das alles jedoch gleichgültig. Er arbeitete sorgfältig und intensiv an dem, was augenblicklich für die Umerziehung seiner Schüler anstand und war mit seinen Gruppen beschäftigt, humorvoll und mit Verstand, und er widmete den Bedürfnissen der besonderen Person, mit der er gerade arbeitete, endlos viel Zeit. Diese Vorgehensweise schien mir genial zu sein, denn nie zuvor hatte jemand solche Arbeit geleistet.

Wie die meisten Ärzte hat mich mein Leben mit sehr viel intelligenten Menschen in Kontakt gebracht, mit teilweise sehr hochbegabten Menschen. So unmaßgeblich meine Meinung sein mag, sollte ich doch bezeugen, daß ich in Alexander ein einfallsreiches Genie fand und Anhänger einer wissenschaftlichen Methode wurde, die in meinen Augen noch von keiner anderen übertroffen worden ist. Ich glaube, daß Alexander das Befinden der Menschheit verändert hat – wenn auch bis heute erst in sehr bescheidenem Umfang.

Schluß

Als ich jung war, besuchte ich begierig
Ärzte und Heilige, und hörte große Argumente
Über dieses und jenes:
Doch immer verließ ich sie
Durch dieselbe Tür, durch die ich zu ihnen gekommen war.

Edward FitzGerald

Alexander war kein Heiliger, aber er glaubte, daß sein Prinzip allen Menschen eine Chance bieten könnte. Viele Menschen haben erkannt, daß ihnen sein Prinzip eine neue Tür geöffnet hat. Nicht unbedingt eine Tür zu Wohlstand und Erfolg, sondern eher einen Notausgang und einen möglichen Weg zu einer vermeintlich unmöglichen persönlichen Entwicklung.

Abgeplackt, geplagt, betrogen, beschwert, festgefahren in einer trostlosen Kette von Verpflichtungen und Gewohnheiten – man muß einfach einen Ausweg suchen, um aus dieser elenden Situation ein würdiges und von Freude erfülltes Leben zu machen. Einige wenige Menschen haben sich in den vergangenen Jahren dazu entschlossen, etwas ganz Neues auszuprobieren. Die letzten fünfzig Jahre gehörten dem kleinen Mann und dem Einzelnen, der für sich selbst verantwortlich ist. Vielleicht werden die nächsten fünfzig Jahre dem außergewöhnlichen Menschen gehören, der sich nicht nur von den Zwängen der Gesellschaft befreit hat, sondern auch eine Möglichkeit gefunden hat, sich von seinen inneren Zwängen zu befreien. Dieser Weg kann ihn über die Entwicklung eines bewußten harmonischen Körpergebrauchs zu dem Leben eines »ganzheitlichen Menschen« führen. Dieser Mensch – *capax universi* – wird in dem, was Alexander zu bieten hat, eine vielseitige und unendlich reizvolle Welt finden.

Anhang

Eine kurze Biographie von F. M. Alexander

Einige dieser Daten sind einem unveröffentlichten autobiographischen Fragment entnommen.

Frederick Matthias Alexander wurde 1869 in Wynyard an der Nordwestküste von Tasmanien als ältester Sohn von John und Betsy Alexander geboren. Sein Großvater Matthias Alexander besaß ein großes Anwesen, zu dem Table Cape zwischen dem Meer und dem Ingris-Fluß gehörte. Er verbrachte seine Kindheit mit landwirtschaftlichen Aufgaben, und vor allem mit der Dressur und dem Zureiten von Pferden.

Im Alter von siebzehn Jahren begann er für die Mount Bischoff Tin Mining Company zu arbeiten. – »Voll tiefem Bedauern beendete ich eine Lebensweise, die mir bis dahin gefallen hatte, die Erfahrung der freien Natur, der Felder, des Meeres und der Strände.« Bei Mount Bischoff war sein Hauptinteresse »mir das Geigespiel beizubringen, und an Aufführungen von Laienbühnen teilzunehmen.«

Im Alter von zwanzig Jahren ging er mit 500 Pfund, die er gespart hatte, nach Melbourne und lebte dort bei seinem Onkel, James Pearce. »Ungefähr drei Monate lang war ich hauptsächlich daran interessiert, das Beste zu sehen und zu hören, was es im Theater, den Kunstgalerien und der Musik gab. Zu diesem Zeitpunkt hatte ich mich bereits entschlossen, mich auf eine Laufbahn als Vortragskünstler vorzubereiten.«

In Melbourne verdiente Alexander seinen Lebensunterhalt durch verschiedene Jobs – er erwähnt ein Grundstücksmaklerbüro und eine Teehandlung – und gleichzeitig erlerntc er das Geigespiel, und war »an den Abenden sehr mit Theaterspielen und dem Schreiben von Stücken beschäftigt«.

Sein Interesse, Vortragskünstler zu werden, nahm zu – »während dieser Zeit unternahm ich alles nur Mögliche, um mich für eine Laufbahn als Vortragskünstler vorzubereiten, mit einem kleinen

ausgewählten Repertoire an dramatischen und humoristischen Stücken«. Aber schon bald machte er sich Sorgen wegen »Heiserkeit und verringerter Spannkraft«, und er begann mit der Untersuchung seines Körpergebrauchs. »Ich hielt den Gebrauch meiner Stimmorgane für die Ursache meiner Schwierigkeiten.«
Trotz seiner Sprachschwierigkeiten begann er seine Karriere als Vortragskünstler und hatte anscheinend sofort beträchtlichen Erfolg bei Auftritten in verschiedenen Städten in Tasmanien und Australien. Aber seine Stimme machte ihm immer mehr zu schaffen, und er begann nach einer Methode zu suchen, um diesen Schwierigkeiten vorzubeugen.*
Nachdem sich seine Sprachstörungen gelegt hatten, ließ sich Alexander in Auckland nieder, wo er eine Karriere als Vortragskünstler mit dem Unterricht in der von ihm entdeckten Methode verband – er »praktizierte ein Verfahren, das einen befähigt, den Körpergebrauch zu verändern und zu verbessern«. Während seiner Zeit in Auckland entschied er sich, den Unterricht in seiner Methode zu seinem eigentlichen Beruf zu machen, und mit diesem Ziel siedelte er 1894 nach Melbourne über.
In Melbourne gab Alexander weiterhin Auftritte und gründete eine Lehrpraxis, in der er sowohl Einzel- als auch Gruppenunterricht gab. 1899 zog er nach Sydney, wo er sich fest als Lehrer seiner Methode etablierte. »Mein Unterricht bestand grundsätzlich aus der Veränderung und Kontrolle von Körperreaktionen.« Zwischen 1900 und 1904 war er Direktor des Opern- und Schauspielkonservatoriums in Sydney.
Einer seiner Freunde in Sydney, Dr. McKay, ermutigte ihn, nach London zu gehen, um dort seine Methode zu unterrichten. Die Entscheidung zur Übersiedlung fiel nicht leicht – »bei dem Versuch, in London eine Praxis aufzubauen, wo der Wettbewerb beträchtlich und ich unbekannt war, würde ich ein erhebliches Risiko eingehen«.
Im Jahre 1904 – ohne schnelle Flug- oder Seeverbindungen – war Australien kulturell und auch kilometermäßig weit von England entfernt; trotzdem »wuchs der Wunsch, den Sprung zu wagen, und ich entschied mich positiv«.
Es war ein gewagtes Spiel, und sofort geriet Alexander in finanzielle Schwierigkeiten. In gewissem Ausmaß hatte er sein ganzes Leben lang finanzielle Schwierigkeiten. Vielleicht war es bedauerlich, daß er sich fürs Wetten zu interessieren begann.

* Eine umfassende Darstellung seiner Untersuchungen findet sich in seinem Buch *The Use of the Self,* London: Re-Educational Publications, 1955, und in *The Alexander Journal,* Nr. 7, 1972.

Pferde waren schon immer eine seiner Leidenschaften gewesen, und in einer Situation, in der »allein der finanzielle Aspekt noch offen war«, erhielt er einen Tip für die Doppelwette beim Newmarket Handicap und dem Australia Cup zu den Konditionen einhundertfünfzig zu eins, der ihm siebenhundertfünfzig Pfund Gewinn einbrachte, als er gerade noch fünf Pfund besaß. Dies schien ein Wendepunkt für seine Entscheidung gewesen zu sein, sich in London niederzulassen.

In den Jahren vor dem ersten Weltkrieg arbeitete Alexander hauptsächlich mit Schauspielern, unter anderem waren Henry Irving, Viola Tree, Lily Langry, Constance Collier, Oscar Asche und Matheson Lang seine Schüler – und er schrieb sein erstes Buch *Man's Supreme Inheritance,* das 1910 veröffentlicht wurde.

Von 1914 bis 1924 lebte Alexander die Hälfte der Zeit in den USA und die andere Hälfte in England, und er schrieb zwei weitere Bücher, *Conscious Control* und *Constructive, Conscious Control of the Individual,* mit einem Vorwort von John Dewey, dem amerikanischen Pädagogen und Philosophen.

Ungeachtet seiner beträchtlichen Lehrerfolge hielten seine finanziellen Schwierigkeiten offensichtlich an, vielleicht wegen seiner Gewohnheit, sich in den Monaten zwischen Mai und Oktober »zu erholen und zu wetten«! Als ich ihn 1938 zum ersten Mal traf, war er von einem Bankrott noch nicht entlastet worden, obwohl er seine Lehrerpraxis in London, Ashley Place 16, weiterführte. Damals glaubte ich ihm, daß er lieber den Bankrott in Kauf genommen hatte als eine Schuld zu bezahlen, die er für unfair hielt. Aber er brachte seine finanzielle Situation niemals ganz ins Reine, und er hatte eine gewisse Neigung, sich auf ein kompliziertes Geflecht von finanziellen und sozialen Transaktionen einzulassen.

Nach dem ersten Weltkrieg hatte Alexander das Glück, die Hilfe zweier Lehrerinnen, Ethel Webb und Irene Tasker zu finden. Eine Unterrichtsgruppe für Kinder wurde 1924 in London eingerichtet, und danach eine Schule in Penhill in Kent, wo seine Methode Grundlage des Lehrplanes wurde.

In seinen Räumen in London, Ashley Place 16, wurde 1930 mit einer Ausbildungsgruppe begonnen; sie wurde dort weitergeführt, bis er 1940 mit seiner Schule nach Amerika übersiedelte. In Amerika wurde sein viertes Buch, *The Universal Constant in Living* veröffentlicht.

In der Zeit in den USA von 1940 bis 1943 war er nicht sehr glücklich. Damals schien es so, als ob sein Prinzip leicht verloren gehen könnte, denn beinahe alle seine Lehrer waren beim Militär.

Schließlich konnte Alexander die Trennung von England nicht länger ertragen, und er kehrte in der Mitte des Sommers 1943 nach London zurück. Er wurde nun alt, und er war verbittert über die Weigerung der Medizin und der Pädagogik, seine Ideen anzuerkennen. Gerade die Eigenschaften, die ihm seine wissenschaftlichen Entdeckungen ermöglicht hatten, seine Eigenwilligkeit und seine Neugier, wurden nun leicht zu Mißtrauen. Diese Tendenz besserte sich nicht gerade durch einen Angriff gegen seine Arbeit in Südafrika, der seinen Höhepunkt in einer Verleumdungsklage hatte, die Alexander 1948 erfolgreich gegen die Regierung von Südafrika führte.
Ihm wurde eine hohe Entschädigung zugesprochen, aber der Urteilsspruch war durchaus gerecht – seine Methoden seien fundiert, aber seine Darstellung dieser Methoden wäre irreführend. Glücklicherweise erkannten die Richter hinter seiner Darstellungsweise den Wert seiner eigentlichen praktischen Tätigkeit. Alexander bewahrte in seinem Alter seine enormen praktischen Fähigkeiten bis zum letzten Augenblick. Aber in den Jahren vor seinem Tod begann er zu zweifeln, ob seine Ideen jemals anerkannt werden würden.
Nachdem er 1943 aus den USA nach England zurückgekehrt war, wurde 1945 in London ein neuer Ausbildungskurs eingerichtet. Im Jahr 1948 wurde, wie Sir Stafford Cripps bei einem Essen zur Feier von Alexanders achtzigstem Geburtstags bemerkte, die »Society of Teachers« (Verband der Alexander-Lehrer – d. Ü.) gegründet, »eine zentrale Körperschaft zur Förderung des Unterrichts und zur Wahrung qualifizierter beruflicher Standards. Diesen Lehrern hat Alexander die Weiterführung seiner Arbeit in der Form, wie er sie ihnen weitergegeben hat, anvertraut.«
Alexander starb 1955, noch immer unterrichtend, in seiner Wohnung in Ashley Place. In den folgenden Jahren gab es ein wachsendes Interesse für das Alexander-Prinzip. Leider haben einige Leute, die das Prinzip angeblich unterrichten, keine ausreichende Ausbildung erhalten. Eine Mitgliedschaft in der »Society of Teachers of the Alexander Technique (STAT)« oder der Besitz eines von Alexander unterschriebenen Zertifikats ist Beweis, daß der Inhaber an einer dreijährigen Ausbildung an einem von der Gesellschaft anerkannten Ausbildungsinstitut teilgenommen hat. Wenn es Zweifel über die Qualifikation eines Lehrers geben sollte, ist es ratsam, sich nach diesen Zertifikaten zu erkundigen.
Die kurzen biographischen Einzelheiten können durch das Lesen der älteren Nummern des *The Alexander Journal* (herausgegeben

von der STAT) ergänzt werden, die Artikel von vielen Lehrern und Ärzten enthalten, die Alexander gut gekannt haben. Die vielleicht anschaulichste Darstellung, die je gegeben wurde, war die Gedächtnisvorlesung, die meine Frau Marjory Alexander Barlow 1965 an der Medical Society of London hielt, und die danach vom Alexander-Institut als Nachdruck erschien.

Niemand kann eine vollständige Darstellung von Alexanders Persönlichkeit geben. Die meisten Menschen hatten mit ihm über das Medium seines Unterrichts, das heißt hauptsächlich durch nonverbale Kommunikation Kontakt. Von seiner Anwesenheit, von seinen Händen und den ganzen Rahmenbedingungen der Behandlungssituation hing so viel ab, daß man verzweifeln könnte, wenn man einer dritten Person eine anschauliche Darstellung von ihm geben wollte. Die Erinnerung an diesen Mann bleibt in den Fertigkeiten erhalten, die er nachfolgenden Generationen von Alexander-Lehrern weitergeben konnte.

Worterklärungen

Arbeitswissenschaft (Ergonomie)
Die Erforschung des Körpergebrauchs und der Körperhaltungen im Bereich der Arbeitswelt oder in sozialen Umgebungen, und die Entwicklung von Apparaten, die eine körpergerechte Funktionsweise erleichtern sollen.

Diagnose
1.: Zustandsdiagnose: Die Klassifikation von Berichten über Ereignisse in der Vergangenheit und im heutigen Leben eines Menschen.
2.: Prognose: Eine Diagnose, die Auswirkungen für Präventivmaßnahmen hat.

Dystonie
Ein Gebrauch des Körpers, bei dem übermäßige oder/und verkehrt verteilte muskuläre Spannungen entstehen.

Elektromyographie
Die Aufzeichnung von geringer muskulärer Aktivität mit Hilfe von Elektroden, die im oder an einem Muskel angebracht werden.

Formeln
Die Formeln, die man sich innerlich aufsagt, haben sowohl eine anatomische als auch eine funktionelle Komponente, z. B. »Schultern entspannen«. Der anatomische Teil der Formel (»Schultern«) ist ein Signal, die Aufmerksamkeit auf die Schultern zu lenken. Die funktionelle Komponente (»entspannen«) ist ein Signal, um den verkehrten Gebrauch zu ändern, der unter Umständen bei der Benennung des anatomischen Teiles der Formel bewußt geworden ist.

Gebrauch
Die charakteristische und gewohnheitsmäßige Weise, auf die der Körper gebraucht und bewegt wird. Die Beziehung von einem Körperteil zu einem anderen in Reaktion auf die Umwelt und besondere Umstände.

Haltung
Das äußere Erscheinungsbild des Körpers in Ruhe und in Bewegung, wie es von einer anderen Person beobachtet werden kann. Es ergibt sich aus der Wirkung eines mehr oder weniger guten Gebrauchs auf den genetisch bedingten Körperbau.

Hemmen
1. Bestimmte reflexhafte Reaktionen beherrschen, um die Möglichkeit zu einer Willensentscheidung zu erhalten.
2. Auf einer höheren Ebene der Alexander-Theorie bedeutet »Hemmen« einen Augenblick inne zu halten und zu einer Handlung »nein« zu sagen, die man eigentlich ausführen wollte.

Hohlkreuz
Eine zu starke Wölbung im Bereich des unteren Rückens.

Homöostase
Die Eigenschaft von bestimmten Körpersystemen, sich in einem relativ stabilen, neutralen Gleichgewichtszustand zu befinden, mit größeren oder geringeren Abweichungen von einem zentralen Ruhepunkt, zu dem das System nach Streß zurückzukehren sucht.

Kernstruktur
Ein bewußter Gebrauch des Körpers, bei dem die Koordination von Kopf, Hals und Rücken nicht von den Beinen, der Atmung, der Tätigkeit der Sinnesorgane, dem Akt des Kommunizierens und verschiedenen biologischen Funktionen gestört wird.

Kinästhesie
Die Wahrnehmung des Körpers und des Gebrauchs.

Körperkonstrukt
Der Bezugsrahmen für die Wahrnehmung einer Person, (der sich aus ihren erlernten Erfahrungen ergibt), mit dem sie ihre Wahrnehmungen (durch den muskulären Gebrauch) so verarbeitet, daß die von ihr bevorzugten Wahrnehmungen entstehen.

Kyphose
Ein übermäßiger »Buckel« irgendwo zwischen dem unteren Hals und dem mittleren Rücken.

Negatives Feedback
Die Beseitigung von Regelabweichungen durch einen Servomechanismus.

Primäre Kontrolle
Ein Begriff von Alexander, der das Verhältnis vom Schädel zum Hals und von Schädel und Hals zum restlichen Körper beschreiben soll.

Prinzip
Eine Hypothese, die einer Reihe von weiteren Fragen logisch vorgeordnet ist. Eine Antwort, die sich aus keiner anderen zuvor gegebenen Antwort ergibt.

Reflex
Eine Körperreaktion, die fast immer durch dieselbe Form von Reizen ausgelöst wird.

Schlechter Gebrauch
Ein Gebrauch des Körpers, bei dem bedingt durch geringe oder zu hohe Muskelspannungen das Verhältnis von einem oder von mehreren Körperteilen zum übrigen Körper ungünstig ist.

Servomechanismus
Ein System, das von den Auswirkungen des eigenen Verhaltens gesteuert wird.

Skoliose
Eine seitwärtige Verbiegung der Wirbelsäule.

Spondylose
Eine Gelenksentzündung in einem Teil der Wirbelsäule.

Stimulus
Ein Ereignis, auf das eine Verhaltensreaktion folgt.

Tun
Beim Versuch, die Formeln absichtlich zu »tun«, entstehen unnötige Muskelspannungen; Nichts-tun = die Muskeln auf die Formeln reagieren lassen. Lösen = unnötige Muskelverspannungen entspannen.

Verhalten
1. Stimulus/Response-Verhalten: Einen Telefonhörer abheben, wenn es klingelt.
2. Operantes Verhalten: Einen Telefonhörer abheben, um jemanden anzurufen.
3. Verhalten anweisen: Das Telefon etwas länger klingeln zu lassen und dabei etwas warten, um vorschnelle reflexhafte Reaktionen zu beherrschen und um beim Abnehmen des Hörers und dem Beantworten des Anrufs, auf den Gebrauch des Körpers achten zu können.
4. Feedback-Verhalten: Sich bei einem Verhalten von den bekannten Folgen der Handlung leiten lassen anstatt von Erwartungen.
5. Konditioniertes Verhalten: Verhalten, das in der Vergangenheit durch eine bewußte Entscheidung angenommen oder wiederholt ausgeübt wurde, aber das inzwischen unbewußt und unwillentlich geschieht.

Zweckorientiertes Handeln
Handeln, um bestimmte Ziele zu erreichen, ohne dabei auf den Gebrauch des Körpers (die »Mittel«) und die Belastungen und die Verspannungen zu achten, die erforderlich sind, um eine bestimmte Aktivität auszuführen. Auf einer höheren Betrachtungsebene jede Form von Verhalten, das eine Rückmeldung von Information verhindert, außer den Informationen, die einen Bezug zu dem einen spezifischen angestrebten Ziel haben.

Literaturnachweise

[1] Barlow, W., »An Investigation into Kinaesthesia«, *Medical Press Circular* 215, 60, 1946.
[2] Sherrington, C., *Man on his Nature,* Cambridge University Press 1951.
[3] Ryle, G., *Collected Papers,* Hutchinson 1971.
[4] Cannon, W., *The Wisdom of the Body,* Kegan Paul 1932.
[5] Morris, D., *Der nackte Affe,* München, Knaur/Droemer 1968.
[6] Sir Keith, A., »Man's Posture: Its Evolution and Disorders«, *British Medical Journal I,* 451, 1923.
[7] Hooton, E., »Why Men behave like Apes and Vice Versa«, *Science* 83, 271, 1936.
[8] Le Gros Clark, W., *The Antecedents of Man,* Edinburgh University Press 1959.
[9] Campbell, B., *Entwicklung zum Menschen,* 2. Auflage, Stuttgart, G. Fischer 1979.
[10] Schopenhauer, A., *Die Welt als Wille und Vorstellung,* Leipzig 1819.
[11] Spencer, H., »Gracefulness«, in: *Essays,* Williams 1857.
[12] Barlow, W., »Postural Homeostasis«, *Annals of Physical Medicine* I, No. 3, 1952.
[13] Eysenck, H. J., *Dimensions of the Personality,* Routledge and Kegan Paul 1947.
[14] Granit, R. A., *The Basis of Motor Control,* London and New York Academic Press 1970.
[15] Roberts T., *Basic Ideas in Neurophysiology,* Butterworth 1966.
[16] Merton, P. A., »Nervous Gradation of Muscular Contraction«, *British Medical Bulletin* 12, 214–218, 1956.
[17] Broadbent, D. E., »Introduction«, *British Medical Bulletin on Cognitive Psychology* 1971.
[18] Barlow, W., »Posture and the Resting State«, *Annals of Physical Medicine* vol. II, No. 4, 1954.
[19] Hare, R. M., *Freedom and Reason,* Oxford University Press 1963.
[20] Gowers, W. R., »Lumbago: its lessons and anlogues«, *British Medical Journal* I, S. 117, 1904.
[21] Halliday, J. L., »Psychological factors in Rheumatism«, *British Medical Journal* I, S. 213, 1937.
[22] Ellman, I. P., »Fibrositis«, *Annals of the Rheumatic Diseases* 3, S. 56, 1942.
[23] Hench, P., »The Management of Chronic Arthritis and other Rheumatic diseases among soldiers of the U.S. Army«, *Annals of the Rheumatic Diseases* 5, S. 106, 1946.
[24] Barlow, W., »Anxiety and Muscle-Tension Pain«, *British Journal of Clinical Practice* vol. 13, No. 5, S. 339, 1959.
[25] Eysenck, H. J., *Dimensions of the Personality, Routledge and Kegan Paul 1977.*

[26] Barlow, W., in: *Modern Trends in Psychosomatic Medicine,* Butterworths 1954.
[27] Barlow, W., »Postural Deformity«, *Proceedings of Royal Society of Medicine* vol. 49, No. 9, S. 670, 1956.
[28] Barlow, W., »Anxiety and Muscle Tension«, *British Journal of Physical Medicine* 10, 81, 1947.
[29] Gregg, A., »What is Psychiatry?«, *British Medical Journal* 5, I, 551, 1944.
[30] Wolff, H., *Headache,* Oxford University Press 1948.
[31] Davis, Buchwold und Frankman, »Autonomic & Muscular Responses and their relation to simple Stimuli«, *Psychological Monographs* No. 405, S. 69, 1955.
[32] Goldthwaite, J. E., *Body Mechanics,* Lippincott 1952.
[33] Darwin, C., *Der Ausdruck der Gefühle bei Tier und Mensch* (1. Aufl. Stuttgart 1872), Düsseldorf, Rau 1964.
[34] Bull, M., »Attitude Theory of the Emotions«, *New York Nervous Disease Monograph* 1951.
[35] Young, W., *Eros denied,* Corgi 1967.
[36] Corbin, L., *Avicenna,* Routledge and Kegan Paul 1960.
[37] Gardner, H., »Figure and Ground in Aesthetic Perception«, *British Journal of Aesthetics* 1972.
[38] Sparshott, T., *An Enquiry into Goodness,* University of Toronto Press 1958.
[39] Tanner, J. M., *Growth at Adolescence,* Oxford, Blackwell Scientific Publications 1962.
[40] Barlow, W., »Rest and Pain«, *Proceedings of IV International Congress of Physical Medicine, Excerpta Medica International,* Series 107, S. 494, 1964.
[41] Swain, M., »Survey of Physical Education«, *Australian Journal Physical Education,* Juni 1961.
[42] Dewey, J., *Experience and Nature,* Open Court 1925.
[43] Huxley, A., *Ziele und Wege,* Berlin/W., Cornelsen Verlag 1949.
[44] Alexander, F. M., *The Use of the Self,* Methuen 1932.
[45] Coghill, G. E., *Anatomy and the Problem of Behaviour, Cambridge University Press 1929.*
[46] Herrick, J., *G. E. Goghill: Naturalist and Philosopher,* Chicago University Press 1949.
[47] Barlow, W., »Psychosomatic Problems in Postural re-education«, *The Lancet,* S. 659, 2. Sept. 1955.
[48] Laski, M., *Ecstasy,* Cresset Press 1961.
[49] Mair & Bannister, *The Evaluation of Personal Constructs,* Academic Press 1968.
[50] Huxley, A. »End-gaining and Means Whereby«, *Alexander Journal,* No, 4, S. 19, 1965.
[51] B. Pasternak, *Dr. Schiwago,* Frankfurt/M., S. Fischer 1958.

Register

[erstellt von H. E. Grove]